피부미용사가 꼭 알아야 할

무통괄사

피부미용사가 꼭 알아야 할

무통괄사

예나루

피부미용사가 꼭 알아야 할
무통괄사

초판 인쇄 ǀ 2011년 8월 17일
초판 발행 ǀ 2011년 8월 22일

지은이 ǀ 청월스님
펴낸이 ǀ 한미경
펴낸곳 ǀ 예나루

등록 ǀ 2004년 1월 5일 제106-07-84229호
주소 ǀ 서울특별시 용산구 갈월동 10-3 한성빌딩 별관 202호
전화 ǀ 02-776-4940
FAX ǀ 02-776-4948

ⓒ 청월스님, 2011

ISBN 978-89-93713-20-6 03510
일원화 공급처 ǀ (주)북새통 서울시 마포구 서교동 384-12
              전화 ǀ 02-338-0117 FAX ǀ 02-338-7160~1

머리말

〈따주기 대백과〉와 〈염력혁명〉에 이어서 〈무통괄사〉를 내게 되었다.

이로써 처음 〈따주기 대백과〉 서문에서 독자들에게 약속하였던 책들을 하나씩 출판하게 되어 무척 기쁘다. 또 다른 한편으로는 내가 배운 것들을 책으로 정리하여 우리나라 사람들에게 알리고 다시 해외로 나가겠다고 다짐했는데, 그 시기가 다가오는 것 같아 섭섭한 마음 또한 버릴 수 없다. 3년 전 한국에 도착하여 막막하기만 하던 시절이 엊그제 같은데, 이제는 김사민 기자님과 김정구 원장님, 50여 명의 청심회 제자들과 그간 청심선원淸心禪院을 다녀간 수백의 일반 수련 제자들, 신도들의 성원과 후원으로 선원이 안정화되고 〈무통괄사〉까지 출판하게 되었으니, 위의 모든 분들께 진심으로 감사의 말씀을 드린다.

20년 기공氣功 수련의 결실이 〈염력혁명〉으로 맺어졌고, 5년간의 미국 유학을 하면서 사우스베일로 한의과대학에서의 공부가 〈따주기 대백과〉로 결실을 맺었다. 또한 많은 이의 병고를 해결하고, 누구나 쉽게 자신과 가족의 병을 예방 · 치료하여 경제적 도움을 주고자 했던 서원의 결실 또한 〈무통괄사〉로 이루어질 것이라 확신한다.

필자가 괄사요법을 처음 접한 것은 20여 년 전인 1994년이었다. 아는 형님 한 분이 다단계 회사에서 물소뿔로 만든 괄사도구를 30만 원에 사 와서는 긁기만 하면 모든 병이 낫는다고 하였다. "중국에서는 괄사가 유행하면서 의사들이 크게 위기의식을 느끼고 있다."는 말도 덧붙였다. 호기심에 받아서 시술을 해 보았다. 같이 있던 친한 형과 누나는 피부가 검붉어지고 멍이 들면서 사痧가 나왔는데, 필자는 살짝 붉어지는 정도였지 사痧는 나오지 않았다. 그 후 괄사가 청혈淸血요법으로 〈건강 다이제스트〉와 같은 잡지에 소개가 되면서 붐이 이는 것을 알았지만, 그 당시 필자는 한참 기공수련에 빠져있어서 그저 그런 민간요법으로만 생각하고 잊어버렸다.

정식으로 괄사요법을 배우기 시작한 것은 미국 한의대 유학 중에 미주괄사협회 이건일 회장님을 만나고부터이다. 처음 괄사에 대한 얘기를 들었을 때는 학교를 다니던 중이었고, 수기手技요법인 치료지압으로 한의원에서 일을 하면서, 저녁에는 '퓨어스피릿 명상센터Pure Spirit Meditation Center'에서 기공氣功수련을 가르칠 때라 시큰둥했다. 정식으로 한의학을 공부할 때이다 보니 숟가락 같은 도구로 피부를 긁어서 멍들게 하는 것이 꼭 원시적인 치료법인 것 같아 무시하는 마음도 있었다. 그러다가 괄사를 직접 시술해서 치료하는 것을 몇 차례 보고는 그 효과에 깜짝 놀라지 않을 수 없었다. 몇 차례의 침 시술로도 호전이 없던 오십견이 긁기 몇 번에 사痧가 나오면서 팔이 번쩍 올라간다든가, 감기로 열이 펄펄 끓던 환자가 목을 뜯어 주자 거짓말처럼 열이 싹 가신다든가, 평생을 포기하고 살아온 피부병이 낫는 것 등을 보았다. 특히, 같이 수업을 듣던 한 유학생의 치료 효과를 보고 호기심이 생겼다. 10차례의 괄사시술로 180 이상이던 혈압이 130으로 떨어지고, 살이 8kg이나 빠졌다. 효과를 본 그 유학생이 괄사 강의를 신청하는 것을 보고 나도 배워보겠다는 결심을 하게 되었다. 그 외에 간암말기 환자가 6개월의 괄사시술로 완치가 되고, 피부가 꼭 마른 논두렁 같던 여자분(이분은 피부가 쩍쩍 갈라져 있는 희귀 피부병을 앓던 분인데, 이 증상으로 인해 남편과 이혼하고 혼자 식당에서 일을 하던 안타까운 분이었다)이 20회의 괄사치료 후 매끈한 피부를 가지게 되어 울먹이던 모습도 보았다. 거의 모든 질환에 괄사가 탁월한 치료 효과를 내는 것을 보고, 어렵게 한의학 공부를 했던 것이 허무하다는 생각마저 들었다. 괄사 과정 전체를 배우는데 하루 2시간씩 15회면 특별한 의학 지식 없이도 많은 병을 고칠 수 있으니 어렵게 의학 공부를 하는 것이 과연 의

미가 있는 것인지 의심스러웠던 것이다.

당시 괄사 강의는 한의대생이나 한의사만을 대상으로 진행되었다. 선배 한의사 중 한분이 베이커스필드에 한의원을 열었는데, 막 개업을 한 터라 침에 대한 자신감이 크게 없었다. 그때 20년 이상을 두통으로 고생하다가 내원한 한 백인 남성을 괄사로 치료하게 되었는데, 한 번 시술로 크게 좋아졌다고 한다. 그 환자는 지역 방송국의 PD였는데, 괄사로 효과를 크게 보고 선배의 한의원을 취재하였다. 이로 인해 그 병원은 지역에서 크게 소문이 나 환자가 넘쳐났다. 그 지역 사람들은 침을 놓아 주려고 하면 긁는 시늉을 하면서 괄사를 해 달라고 요구했다고 한다.

이건일 회장님은 30분 괄사치료에 100불을 받으셨는데, 환자가 하루에 10여 명이 넘었다. 당시 한인타운에 몰려 있는 한의사들의 수입이 신통치 않을 때라 고소득이라 할만 했다. 또, 환자에게 500불씩 하는 한약까지 팔 수 있었으니 괄사로 인한 한의원의 수입이 실로 높았었다.

이회장님의 괄사는 일반적인 괄사와는 많은 차이가 있다. 가장 큰 차이점이 다른 괄사요법에 비해 통증이 무척 적다는 것이다. 괄사가 좋다는 것은 알아도 너무 아파서 꺼려하는 사람들이 많다. 우리나라에서 한참 유행했던 '경락'이 바로 괄사요법이다. 피부미용실에서 은접시 등으로 오일을 발라 온몸을 문지르던 경락이 괄사요법 중 긁기에 해당한다. 경락은 살이 많이 빠지고 피부와 건강에도 좋기 때문에 치료를 받고 싶기는 한데 통증이 너무 심해서 꺼리는 사람들이 많다. 그래서 '경락은 아프다'는 통설까지 생겨났다. 또 피부미용실에는 기계에 부항컵 같은 것이 달려서 바람을 빨아들이는 원리로 피부에 사痧를 일으키는 석션기가 있는데, 이는 괄사의 뜯기법을 응용한 것이다. 그러나 이 석션기 역시 효과는 좋지만 고통으로 인해 관리받기가 쉽지 않다.

그러나 무통괄사는 말 그대로 다른 괄사법에 비해 통증이 적다는 큰 장점이 있다. 일반적으로 괄사라 하면 괄법刮法(긁기법)만을 알고 있는 경우가 많다. 정작 괄사를 전문적으로 교육하는 분들조차 괄사의 촬법撮法(뜯기법)과 타법打法(때리기법)을 아는 사람이 드물다. '긁기보다 뜯기가 10배, 뜯기보다 때리기가 10배'라는 말이 있다. 이 말은 괄법刮法법보다 타법打法법이 100배의 효과가 더 있다는 말이다. 중국 사람들은 자신들의 비방을 외부에 잘 알리지 않는다. 기공법이나 쿵푸 등의 무술에서도 장문 제자가 배우는 것과 1대 제자나 2대 제자, 3대 제자가 배우는 것이 다르다.

중국의 뛰어난 무술가이자 배우였던 이소룡은 다른 나라 사람들에게 쿵푸를 가르친다고 하여 중국 무술계에서 매국노 취급받기까지 받았다. 그래서 이소룡의 죽음에 중국 무술계가 개입했다는 음모설까지 있었다. 의학 역시 마찬가지이다. 한국에는 촬법撮法과 타법打法을 쓰는 분이 거의 없고 대부분 괄법刮法만을 사용하고 있다. 필자가 한국에서 괄사를 가르치거나 책을 쓰신 저자들을 대상으로 문의를 해 본 결과, 두 분 정도가 촬법撮法과 타법打法을 알고 계셨다. 그러나 이 두 가지 방법을 아는 분들도 직접 손으로 꼬집는 수법이나 손으로 때리는 수타手打를 사용한다고 하였다. 이 두 가지는 전통적인 괄사법이긴 하나 받는 사람의 통증이 너무 심하고 하는 사람도 무척 힘이 드는 방법이다.

시중에 10여 권의 괄사책이 나와 있는데, 모두 괄법刮法에 대한 내용이 있을 뿐 촬법撮法과 타법打法에 대한 내용은 없었다. 괄법刮法만으로는 치료에 한계가 있다. 다리 같은 곳을 긁었을 때 아무런 사痧가 나오지 않다가 다리를 때리자 보기도 흉측할 정도로 사痧가 나오는 경우가 많다. 괄법은 사痧가 피부에서, 촬법撮法은 피부와 근육 사이에서, 타법打法은 근육과 근육 사이의 깊은 곳에서 나온다. 이 세 가지 방법을 자유자재로 쓸 수 있어야 진정한 괄사를 안다고 할 것이다.

괄사요법으로 암癌을 포함한 파킨스병, 악성 아토피 피부염, 근위축증, 강직성 척수염 등의 여러 불치병들을 다스릴 수 있다. 사실 세 번째 책으로는 괄사가 아닌 필자가 창안한 수기요법인 EPHEnergy Point Healing에 관한 책을 쓰려고 했다. 그러나 최근에 합법적인 피부미용사 제도가 생겼고, 시중에 있는 책에서는 촬법撮法과 타법打法에 대한 언급이 아예 없거나 가벼이 다루고 있어서 이 책을 쓰게 되었다. 또한 중국의 전통 괄사보다 한층 발전이 된 무통괄사요법이 한국인에 의해 창안이 되었으니 이 또한 묻어두기가 무척 아까웠다.

이건일 회장님은 어렸을 때 몸이 무척 약하셨다고 한다(선천적으로 작은 신장腎臟을 갖고 태어나셨다고 한다). 당시 만주에 가족들이 살고 있었는데, 어머니는 큰아들이 몸이 약해 오래 살지 못할 것을 염려하셔서 당시에 큰돈을 주고 괄사로 유명한 한 중국 노인에게 어렵게 그 비법을 배우셨다고 한다. 1년간 그 노인 옆에서 임상을 하고 완전히 익힌 후에 아들인 이 회장님께 시술을 하셨다고 한다. 그렇게 배운 기술이 해방 후 한국에 들어와서는 주요 수입원이 되었다고 한다. 한때는 정·재계 사람들에게도 널리 알려져서 온갖 종류의 불치병을 다 치료하셨다고 한다.

이 회장님은 어렸을 때부터 괄사 받는 게 너무 아프고 괴로워서 평생을 어떻게 하면 아프지 않게 괄사를 할 수 있을까 연구하셨다고 한다. 그렇게 만들어진 것이 몇 가지 특수한 도구를 이용한 무통괄사이다.

혈소판감소증 같은 출혈성 질환이나 급성 전염병, 뼈가 부러진 부위와 임산부의 아랫배, 먹지 못해서 기혈이 쇠약한 경우를 제외하고는 거의 모든 질환에 탁월한 효과가 있는 것이 괄사요법이다. 이토록 간편하고 훌륭한 치료법이 있음에도 이를 몰라서 큰 비용을 들여 수술을 하거나 독성이 강한 화학약을 복용하는 경우를 볼 때마다 안타까운 마음을 금하기 어렵다.

한국에서 재야의료인으로 살아가는 것은 어떻게 보면 천형天刑과도 같다. 잘 고칠수록 제도권 의사들에 의해 핍박받고 결국에는 많은 사람을 살리고도 감옥에 갇히는 경우가 허다하다. 재야의료인이 침뜸이나 벌침, 약침, 한약 등을 조제하는 것은 워낙 명확한 의료법 위반이라 빠져나가기가 쉽지 않다. 필자는 이런 분들에게 차라리 한국을 떠나서 외국으로 가라고 권하고 싶다(실력만 있다면 어디서든 대우를 받을 수 있는 것이 환자를 고치는 일이다. 실제로 캐나다나 중남미의 많은 나라들과 스페인을 포함한 유럽 국가들에서는 특별한 자격 없이도 침구를 업으로 삼을 수 있다).

우리나라에는 정확히 몇 명인지 추산이 되지는 않지만 많은 수기사手技士들이 있다. 필자가 말하는 수기는 스포츠마사지, 스웨디쉬마사지, 경혈지압, 경락지압, 활법, 카이로프락틱, 정체요법, 정골요법, 안마, 발마사지, 족심도, 피부미용 등의 모든 수기술을 뜻한다. 추산이 어려운 이유가 이 모두가 겹쳐 있기 때문이다. 피부미용실을 운영하려고 해도 얼굴 피부뿐만 아니라 전신을 다 관리 해야 하니 몇 가지 수기술을 익히는 것이 당연하다. 사우나에서 때를 미는 분들도 스포츠마사지와 오일마사지 등의 기본적인 수기술을 사용한다.

예전 대법원 판결에서 마사지가 의료법 위반인지 아닌지에 대한 공판이 있었다. 결과는 원칙적으로는 의료법 위반이나 사회 통념상 피로 회복을 위한 마사지는 무죄라는 판결이 나왔다. 그러나 안마사법에서는 어떠한 수기법도 안마사법 위반이 된다. 사실상 100만 명 가까이 추산되는 모든 수기사들이 범법자인 셈이다.

그러나 완전하지는 않지만 다행히도 국가기능사 시험인 피부미용사 제도가 생겼다. 피부미용사는 엄격히 법의 잣대를 대면 화장품을 도포하는 수준이지만, 피부에 대해 묻고 만져 보고 고객의 말을 들을 수 있고 피부 상태를 볼 수 있는 사진四診, 즉 네 가지 진찰을 할 수 있고, 많은 수기사들이 합법적으로 세금을 내고 사업할 수 있기 때문에 무척 고무적인 일이라 생각한다. 압壓을 가해서 쾌감을 유도하면 안마사법 위반이긴 하나 피부미용사 자격증이 있고 합법적으로 피부미용실을 열어 관리를 할 경우 무조건적인 단속이 어렵고 압을 가하고 고객이 쾌감을 느꼈는지에 대한 기준이 주관적이기 때문에 사실상 단속이 어렵다. 마사지나 수기 등의 표현을 쓰지 않고 '전신 피부 미용 관리', '요통 환자를 위한 피부 관리' 등의 표현을 쓴다면 법적 잣대를 대기가 무척 어려울 것이다.

괄사가 일반인들에게도 유용한 것이 사실이지만 재야의료인과 피부미용사에게는 생존을 위해서 꼭 필요하다고 생각한다(일단 수기사들은 꼭 피부미용사 자격증을 따기 바란다). 왜냐하면 괄사의 가장 큰 효과가 피부미용과 비만이기 때문이다. 어떤 피부미용실이든 관리 후 피부가 탁월하게 좋아지거나 살이 잘 빠진다면 고객이 없을 수 없다.

피부미용기기 사용을 못하게 하는 현실에서 숟가락을 비롯한 주방용품들만으로 긁고, 뜯고, 두들겨서 피부를 좋게 하고 살을 빼고 거의 모든 병을 치료할 수 있는 것이 괄사요법이다.

환자 치료 후 돈을 받지 않은 수지침사가 대법원 판결에서 무죄를 선고받았다. 그 이유 중 하나가 수지침이 기존의 한의학에서 사용하는 체침體針과 달리 독특하다는 것이었다. 그렇게 보면 괄사요법이야 말로 기존의 의학과 달리 독특하고 그 방법만으로 봤을 때 의료 행위라고 규정짓기가 무척 어렵다. 그런 와중에 피부의 탄력과 재생, 청결을 위해서 피부미용사가 할 수 있는 범위인 문지르고 닥터 자켓법인 꼬집기와 두드리기를 했다고 의료법 적용을 할 수는 없을 것이다. 이것은 또 안마와도 그 궤를 완전히 달리하기 때문에 안마사법과의 연관성도 없다. 단, 한국에서는 어떤 경우라도 치료는 의료인만 할 수 있게 되어 있다. 즉, 치료를 위해서가 아니라 피부 관리를 위해서라고 해야 한다. 치료한 것이 아니라 피부 관리를 했는데 기혈氣血 순환이 좋아지면서 여러 가지가 저절로 좋아졌을 뿐이라고 하면 된다. 마사지를 못 하게 되더라도 피부미용사가 괄사를 가져올 수 있다면 필자가 단언컨대 제2의 한의사제도가 될 수 있다. 괄사는 중국 민간요법임이 확실하고 한국의 한의학에서는 어떤 문헌에도 나와 있지 않으며 지금까지 한의과 대학에서 정식 과목으로 가르치지도 않았으므로 괄사를 한의학이라고 우길 수는 없을 것이다. 오히려 약 15년 전부터 경락이라는 이름으로 피부미용사들이 행해왔다. 아주 소수의 한의사들이 괄사의 효능을 인정하고 자신들의 영역으로 편입시키기 위해 꼭 전문지식이 있어야 하는 것처럼 경혈 자리들을 언급하면서 낸 책들이 있으나, 거의 대다수의 의사, 한의사들이 잘 모르고 있고 인식이 미약할 때 피부미용으로 꼭 편입시켜야 한다.

이것이 필자가 많은 피부미용사들과 수기사들, 재야의료인들과 기존의 의학 체계에서 고비용을 지불하면서 고생하고 죽어가는 대중들을 위하여 한 치 숨김없이 모든 기술을 공개하여 이 책을 집필한 이유이다. 필자는 미국한의사 자격증이 있다. 〈무통괄사〉 이후에 〈기적의 수기술 EPH〉가 출간되면 그동안 한국인으로 태어나서 받은 모든 빚을 청산했다 생각하고 미국으로 다시 갈 생각이다. 미국에서는 일반인이 의사, 한의사를 고용하여 병원을 열 수 있다. 필자가 한의사니 양방의사를 고용하여 양·한방 대체의학병원을 설립할 수 있음은 자명하다. 필자의 꿈은 미국에서 한의학, 기공氣功과 명상, 수기요법인 EPH, 괄사요법을 통합하여 진료를 하는 대체의학병원을 지어 그동안 가르친 제자들과 도미를 원하는 많은 재야의료인들에게 그들의 기량을 마음껏 발휘할 수 있는 공간을 만드는 것이다. 그리고 많은 이들을 병고에서 벗어나게 하고 편협한 한국의 의료 정책에 일침을 가하는 것이다. 부디 많은 이들이 배워서 익히기를 간절히 바랄뿐이다.

차례

전통괄사요법

② 무통괄사요법

3 경혈학 經穴學

4 진단학 診斷學

5 변증학 辨證學

⑥ 병증에 따른 괄사요법

한국을 넘어 세계로

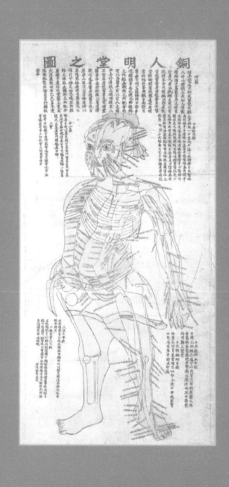

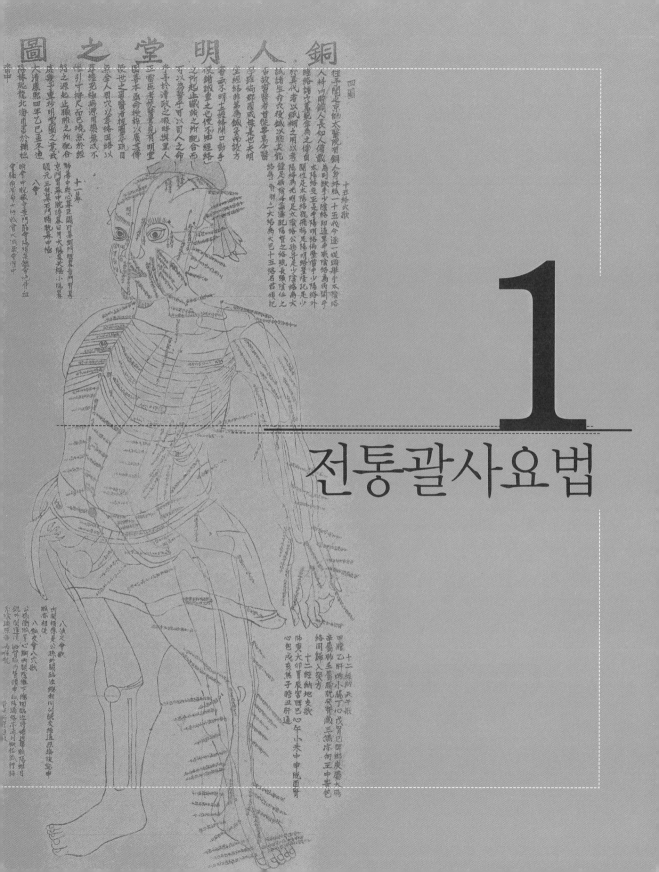

1

전통괄사요법

괄사刮痧란? 1

'괄刮'은 말 그대로 긁는다는 뜻이다. '사痧'는 원래 모래사沙를 썼었다. 특정 도구를 써서 피부를 긁었을 때 꼭 모래알처럼 충혈 반응이 나타나는 것을 보고 사沙라고 했다가 질병을 뜻하는 병질엄疒 부수가 들어가서 피부질환의 증상을 말하는 마진痲疹·홍역사痧가 되었다.

즉, 괄사란 경락經絡, 경혈經穴, 환부患部 등 피부의 일정 부위를 긁고刮, 뜯고撮, 때리는打 등의 방법으로 반복하여 자극함으로써 자홍색의 충혈 반응인 사痧를 나타나게 하는 것이다.

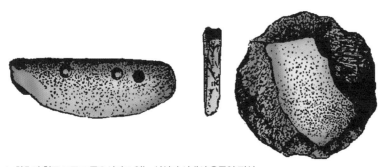

▲ 최초의 침구 도구로 중요시되고 있는 신석기 시대의 유물인 폄석

괄사의 역사

2

괄사가 정확히 언제부터 시작되었는지 알기는 어렵다. 사람이나 동물이나 본능적으로 불편한 곳이 있으면 그 부위를 손으로 문지르거나 나무나 바위에 몸을 비비거나 땅을 뒹구는 행위를 한다. 이러한 행위들은 몸의 이상 증세를 느끼고 어떤 외부 자극을 통해 자신의 몸을 스스로 치유하려는 본능적인 행동들이다.

신석기 시대의 유물인 폄석은 침구 치료사에서 최초의 침구 도구로 중요시된다. 이것은 옥이나 돌을 갈아서 송곳이나 쐐기碎器(깨진 그릇) 모양으로 작게 만든 것이다. 이러한 폄석은 피부를 자극하거나 얕게 찔러서 피를 내거나 고름을 짜내는 데 쓰였다. 고대 원시 사회의 인류는 야산이나 어둡고 습기가 많은 동굴 등에 살아서 여러 가지 풍습통風濕痛(뼈마디가 저리고 아픈 병)이나 창상創傷(각종 외과 질환)으로 고생하였을 것이다. 그때 폄석으로 살을 째서 고름을 내거나 피부를 문지르는 괄사 행위를 했을 것이다.

이렇듯 괄사 역시 인류의 본능적인 행위이므로 그 역사가 의학의 역사와 함께한다고 볼 수 있으며, 이러한 행위는 세계 곳곳에서 그 흔적이 발견된다.

성경 욥기2:7~8에 다음과 같은 구절이 있다. '사단이 이에 여호와 앞에서 물러가서 욥을 쳐서 그 발바닥에서 정수리까지 악창이 나게 한지라, 욥이 재 가운데 앉아서 기와 조각을 가져다가 몸을 긁고 있더니' 즉, 온몸에 난 악창을 기와조각으로 긁고剖있었다는 것이다.

미국의 인디언들도 알로에 껍질로 피부를 문질렀다는 기록이 있고, 인도네시아에서도 숟가락이나 동전으로 목과 등허리를 긁는 민간요법이 있으며, 티베트에는 건강 유지를 위해 몸을 긁는 전통이 있다. 우리나라에서도 무속인들이 병굿을 할 때 모시풀 더미나 머리카락 뭉치로 병자의 몸을 문지르는 행위를 한다. 벌레에 물렸을 때 가려운 곳을 긁고, 추울 때 본능적으로 자신을 몸을 손으로 문지르는推摩(추마)행위 모두가 괄사요법이라 할 수 있다.

그러나 이런 행위들이 문서로 기록되고 의학적으로 연구·발전되어 온 곳은 중국이기 때문에, 괄사는 엄밀히 말하면 중국의 민간의학이라고 할 수 있다.

어떤 이는 그 기록이 〈황제내경〉에 나오는 "반드시 먼저 문질러서 순환이 잘 되게 하고, 꼭꼭 눌러서 한곳에 모인 것을 흩어지게 하며, 슬슬 눌러 밀어서 안착하게 하며, 도닥여서 들뜨게 해야 한다."라는 구절을 가지고 황제 시대부터 시작되었다고 말하기도 한다. 사실 이 구절은 안마按摩법을 나타낸 구절이다. 그러나 구절의 의미가 괄사와 상통하는 부분이 많기 때문에 손대신 도구를 쓴다면 최초로 문서화된 괄사 이론의 모태라 보아도 크게 틀리지 않을 것이다. 그 이후 당조唐朝 시대에 저마苧麻(모시풀)를 이용하여 괄사치료를 하였다는 기록을 시작으로 청대의 의학자인 곽지수가 쓴 〈사창옥형痧脹玉衡〉에 자세한 기록이 전한다.

곽지수가 사창병痧脹病을 연구하던 시기는 명조가 멸망하고 청조가 흥성하던 시기였다. 전쟁이 끝나고 유행병과 전염병이 창궐하던 시기라, 많은 사람이 피해를 보고 죽어가던 때이다. 그는 책에서 "나라가 바뀌는 전란이 있은 후 사창이 유행하여 그 피해가 많았는데, 이 광경을 목격한 나는 이를 극복할 좋은 술책이 없겠는가 생각하며 안타까워했다."라고 하였다. 또, 그는 "촌사람이 환부를 깨끗이 닦고 동전을 이용하여 기름을 바르고 괄剖(긁다)하였는데, 촬攝(꼬집기)법을 많이 썼다. 흔히 이런 방법을 사용하는 이들이 부인들이라 명의名醫들은 그 방법을 몰랐다."고 역사적 사실을 지적했다.

곽지수는 괄사법을 다음과 같이 기술했다.

"배척경골상하背脊頸骨上下(목뼈와 등뼈 위아래), 혹은 흉전협륵양배견胸前脇肋兩背肩(앞가슴, 옆구리, 등과 어깨)의 사痧는 동전에 향유香油를 묻혀 괄剖한다. 두액頭額(머리와 이마)과 퇴상腿上(넓적다리 위)의 사痧는 마선麻線(삼베)에 향유香油를 발라 괄剖한다."

괄사의 치료 원리 3

심기혈정心氣血精이란 말이 있다. 병이 올 때 마음에 먼저 병이 들고, 그 다음에 기氣에 병이 들고, 그 다음에 혈액에 병이 들고, 마지막으로 몸에 병이 든다는 말이다.

　네 가지 단계 중 괄사치료의 핵심은 첫 번째로, 혈액에 있다고 보면 된다. 요즘 들어 부쩍 '혈액이 맑아야 만병을 예방할 수 있다.'는 말이 유행하고 있다. 뇌경색, 동맥경화, 고혈압, 심근경색, 비만 등의 무서운 생활습관병을 예방하기 위해서는 혈액을 맑게 유지하는 것이 무척 중요하다는 것이다. 혈액의 가장 중요한 업무는 몸 전체로 산소와 영양분을 운반하고, 노폐물을 모아 폐나 간, 신장에서 처리하는 것이다. 그 외에도 혈액에는 여러 가지 호르몬과 상처 입은 피부를 아물게 하는 성분들이 있고, 또한 병원균과 싸우는 백혈구를 운반하는 기능과 체온을 조절하는 기능도 있다. 우리 몸의 70%는 혈액으로 이루어져 있다. 혈액이 원활하게 흐르지 않으면 산소와 영양분이 몸 구석구석까지 전달되지 않아 곳곳에서 폐해가 생긴다. 암癌도 결국은 산소와 영양분을 제대로 공급받지 못하는 세포가 생존을 위해서 변위를 일으키는 것이다. 인체의 건강은 혈액순환과 밀접한 연관이 있다고 해도 과언이 아닐 것이다.

　특히, 현대인들은 술을 많이 마시고, 기름진 음식, 환경호르몬에 노출된 음식물을 많이 섭취한다. 밖에서 마시는 대다수의 드링크제와 주스, 탄산음료의 설탕 농도는 아주 높다. 예전에 비해 상대적으로 운동량이 줄어 있으면서 이런 음식물들을 과다 섭취하게 되면 혈액이 탁해진다. 혈액 속에 나쁜 콜레스테롤, 중성지방, 당분의 함유량이 모두 높아 혈액이 탁하고 걸쭉해진다. 이 걸쭉한 혈액이 혈관을 막아서 동맥경화를 야기한다. 이때 상대적으로 혈관이 좁은 모세혈관들이 먼저 막히고 괴사가 일어난다. 당연히 모세혈관과 연결된 신체의 말단 부위와 조직들에 산소와 영양분의 공급이 차단되고, 노폐물의 청소가 이루어지지 않으니 온갖 병들이 생겨나는 것이다.

괄사요법은 긁고刮(괄), 뜯고攝(촬), 때려서打(타) 모세혈관과 피부, 근육 등의 조직에 있는 어혈들을 출반出斑시켜 피를 맑게 하는 치료법이다. 어혈瘀血 덩어리인 사痧가 나오면 인체에서는 즉시 노폐물로 인식하고 백혈구 등의 탐식작용에 의해 노폐물을 없애서 혈액이 맑아진다. 또, 혈액뿐만 아니라 림프액에도 영향을 미쳐서 혈액순환과 림프액의 원활한 순환을 돕는다.

유체의 법칙에 의해 밀폐된 용기 안의 액체에 일정한 압력을 가하면 그 압력이 동일한 강도로 각 부분에 영향을 미치게 된다. 우리 몸은 혈액과 림프액이라는 액체를 담은 주머니와 같다. 그래서 외부에서 지속적인 압력을 가하면 온몸의 조직액에 그 압력이 고루 전달된다. 따라서 괄사요법으로 신체 각 부위를 자극하면 혈액순환이 왕성해지고, 정체되어 있던 노폐물들이 신속이 처리되어 신진대사가 왕성해진다. 그러므로 혈액순환 장애에서 비롯된 많은 질병들이 호전·치료되며 노화 방지와 함께 뇌의 혈액순환도 좋아져 치매 예방과 기억력 증진 등의 효험을 볼 수 있다.

두 번째로 혈액의 흐름이 좋아지면 기氣의 순환 역시 좋아진다. 또, 괄사방법 중 출사出痧를 시키지 않고 경락의 순행 방향을 따라 마사지하듯 문질러 주는 방법도 있다. 이 방식을 쓰면 마치 경락마사지를 하는 효과를 낼 수 있기 때문에 기氣의 순환이 좋아진다. 온 몸에 기氣의 분포가 고르게 되면 말 그대로 기분이 좋아지면서 마음과 정신의 안정도 꾀할 수 있게 된다.

이렇게 심기혈心氣血이 좋아지면 정精 또한 좋아짐은 자명하다. 즉, 괄사요법은 심기혈정心氣血精 모두에 좋은 영향을 미치는 치료법이라 하겠다.

괄사요법의 효과

4

괄사요법의 효과에 대해서는 한방적인 부분과 양방적인 부분으로 나누어서 자세히 설명하겠다.

1. 한방적 효과

(1) 해표거사解表祛邪 **: 겉(피부)을 열어서 나쁜 기운을 제거함**

괄사요법으로 피부에 자극을 주면 체표에 쌓여 있던 병소인 육음외사六淫外邪(풍風한寒서暑습濕조燥화火)와 담痰과 어혈瘀血이 피부를 통해 체외로 배출되고, 경락經絡과 혈위穴位(혈이 있는 위치)를 깨끗하게 해서 기의 흐름을 좋게한다.

(2) 개규성신開竅醒神 **: 구멍을 열고 정신을 깨움**

습담濕痰이나 어혈瘀血이 혈관이나 경락을 막으면 신神의 이동이 자유롭지 않아 혼절을 하거나 헛소리를 하는 등의 증상이 나타난다. 괄사로 습담과 어혈을 제거하여 기혈의 순환을 원활하게 하면 정신이 맑아진다.

(3) 조창기혈調暢氣血 : 기혈을 조절하고 통하게 함

어혈을 제거하고 경락의 방향으로 괄痧(긁기)법을 행하면 기의 흐름이 좋아지고 막혀 있던 곳이 뚫리면서 기혈이 잘 통하게 된다.

(4) 청열사독淸熱瀉毒 : 열을 끄고 독을 배출함

괄사요법에서 잘 듣는 질환 중 하나가 아토피성 피부염이다. 아토피성 피부염은 한방에서는 태열胎熱로 진단을 한다. 태열이란 임산부가 태아를 가졌을 때 술, 담배, 닭고기, 매운 음식 등을 많이 먹어서 그 독기와 열이 태아에게 미쳐 생기는 피부병이다. 괄사요법으로 피부에 적절한 자극을 주면 열이 내리고 피부를 통해 나쁜 독소가 빠져나간다.

(5) 행기지통行氣止痛 : 기를 잘 돌게 하여 통증을 멎게 함

한방의 대명제 중의 하나가 불통즉통不通卽痛, 통즉불통通卽不痛이다. 즉, 통하지 않으면 통증이 있고 잘 통하면 통증이 없다는 말이다. 괄사요법을 행하면 기의 운행이 잘 되어 막히는 곳 없이 잘 통하게 되니 통증도 사라진다.

(6) 개선장부공능改善臟腑功能 : 오장육부의 기능을 개선함

괄사요법이 신체의 모든 부위를 자극하고 기혈의 순환을 좋아지게 하기 때문에 오장육부의 기능 또한 크게 좋아진다.

2. 양방적 효과

(1) 혈액과 림프액의 순환을 촉진하여 전신에 산소와 영양분을 충분히 공급하여 인체의 신진대사를 원활하게 한다.

⑵ 근육을 이완시키고 신경계통을 안정화시킨다. 근육의 경결된 부위에 직접적인 자극을 주어 경직되어 있는 근육을 풀어 주고 젖산의 소모를 돕는다. 또 피부와 근육에 직접 연관이 있는 말초신경을 자극하여 신경계와 내분비계를 조절한다.

⑶ 혈관의 긴장도와 점막의 삼투성을 좋게 하고 임파액의 순환을 도와주어 인체 각 조직세포를 건강하게 유지한다.

⑷ 괄사요법은 피부의 표피층과 진피층에 직접 영향을 미쳐서 노폐된 피부의 상피를 제거하고, 땀샘의 기능을 개선하며, 피하지방의 분해를 촉진해서 피부탄력을 증진시킨다. 피부의 신진대사가 강화되면 피부층의 세포가 영양과 산소를 충분히 공급받아 얼굴 주름도 개선된다.

⑸ 근육과 인대, 힘줄을 자극하여 뭉친 근육이 이완되면 이상이 생긴 골격이 제자리를 찾아 골격을 교정하는 효과가 있다.

⑹ 사邪를 없애기 위해 백혈구가 증식되면서 바이러스와 균의 탐식작용 또한 증가하기 때문에 면역력이 높아진다.

괄사 시술 전후의 주의사항과 금기사항 5

아래의 사항들만 잘 주지한다면 부작용이 없는 안전한 시술을 할 수 있다.

① 괄사시술을 할 때 환자가 옷을 벗고 시술을 받기 때문에 주변의 공기가 너무 차지 않게 적당한 온도를 유지하여야 한다.

② 배가 고프다거나 식사를 한 직후에는 가급적 시술을 피한다.

③ 너무 피로하거나 술에 취한 상태에서는 시술을 하지 않는다.

④ 상처 부위나 궤양이 있는 곳은 피하고, 그 주변으로 괄사를 시도하여 치료를 돕니다.

⑤ 뼈가 부러진 경우에 부러진 부위에 직접 시술하는 것은 금한다.

⑥ 시술 직후 몸을 냉기에 노출시키면 안 된다.

⑦ 어혈瘀血이 너무 많이 나오면 시술 부위를 줄여서 한꺼번에 많은 부위를 하지 않는다.

⑧ 노약자나 중증질환자의 경우 일반인에 비해 시술 부위를 줄여서 조금씩 해 나간다.

⑨ 혈소판감소증 같은 출혈성 질환이나 임산부의 아랫배는 절대 시술하지 않는다.

⑩ 급성 전염성질환에는 시술을 금한다.

⑪ 괄사 부위에 사혈하지 않는다. 사痧가 많이 나왔다고 피를 빼는 사람이 있는데, 이는

괄사의 효과를 감소시킨다. 몸에서 직접 사痧를 없애게 놓아 두어야 괄사 부위 주변까지 활성화되면서 기대치 않았던 치료 효과까지 얻을 수 있다.

어떤 책에서는 암癌이 있는 부위를 괄사하면 암이 더 퍼질 수 있다며 금기를 했는데 이는 올바르지 않다. 아마도 괄법만을 쓰다 보니 문제가 있었던 것 같은데 사실 유방암이나 폐암, 간암 등에 괄사요법이 무척 잘 든다. 암이 생기는 이유가 피가 탁해지면서 세포에 영양분과 산소공급이 원활하지 않아 세포가 살아남기 위해 암세포로 변형을 하기 때문이다. 괄사요법으로 피가 맑아지고 암세포의 주변이 좋아지고 면역세포들의 탐식작용이 활성화되면 암도 소멸시킬 수 있다. 또, 성기 부분의 직접 괄사를 금한 책도 있는데 이도 올바르지 않다.

남성의 전립선 질환이나 낭습, 성기능 감퇴와 발기 불능 등의 증상에 성기 주변과 고환을 괄사요법으로 시술하면 증상이 호전된다. 여성의 대하와 요실금 등의 부인과 질환 역시 마찬가지다. 단, 소독을 철저히 하고 환자와의 다른 오해가 없도록 각별히 주의해야 한다.

괄사의 보조도구

6

일반적인 괄사의 보조 도구로는 물소뿔, 옥, 모시풀, 동전, 숟가락, 사기그릇, 유리 단추, 대합 조개껍질, 면사綿絲, 머리카락 뭉치, 바이오 세라믹판, 플라스틱판 등이 있다.

그러나 필자가 쓰는 도구에는 특수하게 고안된 방자유기와 촬撮법에 쓰는 플라스틱 수저, 특수 타법 기구가 있다. 일단 기존의 보조 도구에 대한 설명을 간략히 하고 필자의 특수 도구를 소개하겠다.

1. 기존의 도구들

(1) 물소뿔(서각犀角)

물소뿔 자체가 한약으로 양혈지혈凉血止血(혈액의 열을 내리고 피를 멈추게 한다), 사화해독瀉火解毒(열을 내리고 독을 없앤다), 안신정경安神定驚(정신을 안정시키고 경기를 잡는다)의 효능이 있어 괄사를 하는 데 있어 양질의 도구이나, 가격이 비싸고 물소가 보호동물로 지정되어서 구하기가 쉽지 않다.

(2) 옥玉

옥은 열을 내리고 혈맥을 통하게 하고 근골을 풀어 주고 심신을 안정시키는 효과가 있다.

(3) 모시풀(저마苧麻)

모시풀을 채취해 껍질을 벗기고 말린 후 뿌리 부분을 묶어서 사용한다. 현대에는 거의 쓰이지 않는다.

(4) 동전

중국 민간에서 청대부터 많이 쓰였다. 특별한 괄사판이 없을 경우 대용으로 사용해 볼 만하다.

(5) 숟가락

모양이 둥근 숟가락을 사용하면 의외로 사용이 간편하고 사痧가 잘 나온다.

(6) 사기그릇

현대의 피부미용실에서도 많이 사용하고 있다. 끝이 둥글고 매끄러운 그릇을 사용한다. 은접시 등도 많이 사용한다.

(7) 대합 조개껍질

바닷가 지역에서 많이 사용한다. 끝이 둥글고 매끄러운 것을 사용한다.

(8) 바이오 세라믹판

현대에 들어와서 많이 사용하고 있으며, 가장 보편화되었다.

2. 필자의 무통괄사 도구들

(1) 방자유기

괄법刮法(긁기법)에 쓴다. 어떤 도구보다 사痧가 잘 나온다. 일반적인 괄사판으로 긁었을 때는 나오지 않아도 이 기구를 쓰면 사痧가 많이 나온다. 방자유기에는 병원균을 살균하는 효능이 있다. 병원성 대장균인 O-157은 대장균 중에서도 가장 강력한 균이다. 면역력이 약한 노인들이 이 균에 감염이 되면 치사율이 높다. 1981년 미국에서 처음 발견되어 1996년 일본에서 11명의 생명을 앗아간 죽음의 균이기도 하다. 그 대장균을 전통 방자유기 그릇에 넣었더니, 24시간 후에 그릇에서 뿌연 침전물이 발견되었다. 침전물은 균이 사멸되어 생긴 흔적이었으며, 그릇의 표면은 부식되어 있었다. 방자유기 그릇에 흙을 담아서 식물을 키우면 다른 곳의 식물들에 비해 무척 잘 자란다. 원적외선 등의 좋은 에너지가 방자유기에서 나오는 것이 실험에서 증명되었다. 또한, 방자유기에 밥을 담아 놓으면 스테인리스나 사기그릇보다 온기가 오래 간다. 스님들이 삭도로 머리카락을 자를 때는 방자로 만든 칼을 쓴다. 그 칼을 쓰다가 머리를 베게 되어도 상처가 덧나지 않기 때문이다. 자주 삭발을 해야 하는 스님들에게 덧나지 않는 칼은 방자로 만든 칼 밖에 없다.

이런 방자유기를 인체에 괄사하기 쉽게 필자가 고안하여 만든 기구이다.

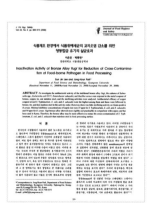
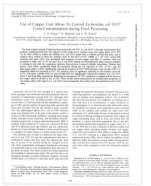

방자유기의 특수한 효과를 입증하는 연구논문들

(2) 플라스틱 숟가락

촬법撮法(뜬기법)에 쓴다. 시중에서 쉽게 구할 수 있다. 모양이 둥글고 낭창낭창하여 잘 휘어지는 것을 사용한다. 그래야 아프지가 않다. 원래 전해 내려오는 전통 방법에서는 손가락으로 직접 환부를 꼬집거나 동전을 이용하여 뜯었는데, 이 방법은 무척 아파서 환자가 고통스러워하며, 시술하는 이도 많은 힘과 노력을 필요로 한다. 그러나 플라스틱 숟가락을 이용하면 시술자도 힘을 들이지 않아도 되고 환자도 통증이 경감되므로 수기법手技法만 잘 익힌다면 무척 유용하다.

(3) 특수 고안된 타법기

원래 타법은 수타手打(손으로 때림)이다. 종교의식에서 안찰이라 하여 손으로 병이 있는 부위나 등, 머리를 때리는 것과 유사하다. 우리나라 무속에서도 병굿을 할 때 무속인이 많이 쓰는 방법인 것으로 보아 본능적으로 병을 치유할 때 손으로 때리기를 하지 않나 싶다. 수타手打(손으로 때림)법 역시 하는 사람도 힘들고 받는 사람도 통증이 심해서 힘들어한다. 그래서 고안된 것이 이 타법기이다. 긁거나 뜯어서는 전혀 사痧가 나오지 않았는데 이 타법기를 사용하면 깜짝 놀랄 만큼의 어혈이 사출된다. 일정한 수기법을 익히면 전혀 힘들지 않고 많은 양의 사痧를 일으킬 수 있다.

(4) 고무 타법기

주방용품의 하나인데 끝부분의 변두리를 둥글게 잘라서 사용한다. 앞에서 설명한 타법기들은 재질이 딱딱하여 뼈가 있는 부위에 사용하기가 어렵다. 이때 고무 타법기를 사용한다. 무릎이나 팔꿈치, 발등, 손등, 견봉肩峰, 삼각골 등에 사용할 수 있는 무척 유용한 기구이다.

무통괄사요법에 있어서 아주 중요한 기구인 이 네 가지만 있으면 더 이상의 도구는 필요치 않다. 자세한 사용법은 다음 장에서 서술하겠다.

윤활제 7

괄사요법 시행 시 사용하는 윤활제는 피부와의 마찰을 줄여 주고, 피부에 찰과상이 생기는 것을 방지하고, 피부를 보호하며, 감염을 예방한다. 윤활제의 종류는 많지만 한방 약초인 홍화나 박하, 유향, 모과, 계지, 우슬, 피마자 등 활혈화어活血化瘀(혈액을 활성화시키고 어혈을 없앰), 소염진통消炎鎭痛(염증을 없애고 통증을 진정시킴), 청열해독淸熱解毒(열을 끄고 독을 해소함)하는 약재를 식물성 기름에 배합하여 사용한다. 마땅한 매개물이 없을 때는 끓여서 식힌 물이나 술(백주白酒)을 사용하기도 한다. 홍화유가 소염진통 효과에 좋아 많이 사용하는데, 소뿔을 사용할 때는 홍화유의 알코올 성분이 소뿔에 균열을 만들 수 있기 때문에 주의한다.(균열이 가서 피부에 상처를 줄 수 있기 때문이다.) 위의 어느 것을 사용해도 무방하지만 필자의 경험으로는 베이비오일이 가장 구하기 쉽고 사용이 간편하였다. 여러 가지 윤활제를 써 봤는데, 피부가 민감한 환자의 경우 가끔 피부 알레르기가 생기기도 하였다. 그런데 베이비오일은 연약한 아기 피부에도 사용이 가능하기 때문에 지금까지 어떤 불평도 들은 일이 없었다.

괄사의 방법

8

무통괄사의 도구는 기존의 괄사 도구들과 많이 다르기 때문에 괄사의 방법 또한 그 궤를 달리한다. 무통괄사를 알기 이전에 기존의 정통 방식들이 어떤 방법으로 이루어져 있는지를 아는 것도 중요하다. 신구영신新舊迎新(옛것을 알고 새것을 받아들임)이라는 말이 있듯이 기존의 방식들을 알고 그것들에서 어떻게 더 발전이 되었는지를 알아야 신구新舊의 조화를 이룰 수 있다.

전통의 괄사법은 크게 괄사법刮痧法, 촬사법撮痧法, 도사법挑痧法, 방사법放痧法, 수타법手打法으로 나눌 수 있다.

전통적인 괄사법

(1) 괄사법(긁기법)

앞에서 설명한 물소뿔이나 옥 등의 여러 가지 괄사판을 이용하여 피부를 괄췌하는 각종 수기법手技法을 사용하는 방법이다.

① 괄사법의 유의사항

　㉠ 환자의 상태에 따라 일정한 지속 시간의 조절이 필요하다. 실증이나 건장한 환자는
지속 시간을 길게 하고 허증이나 노약자는 짧게 해 준다.

　㉡ 힘의 강약과 속도의 빠름과 느림이 적당해야 한다. 갑자기 빨라지거나 느려지게 하
지 않고 전반적으로 일정함을 유지한다.

　㉢ 한쪽 방향으로만 괄췌(긁기)하고 왕복하지 않는다.

　㉣ 일정한 순서에 의해 행하고 여기 저기 괄하지 않는다.

　㉤ 적당한 힘으로 균일하게 괄하고 가볍게 시작하여 점차 힘을 주어 나간다. 힘의 강
도는 환자가 견딜 정도의 적당한 힘이어야 한다.

　㉥ 방향은 위에서 아래로, 안쪽에서 바깥쪽으로 시행한다. 머리, 목, 등, 팔, 다리 부위
는 위에서 아래로 한다. 얼굴이나 가슴 부위는 안쪽에서 바깥쪽으로 시행하며, 복
부의 가운데는 위에서 아래로, 복부의 옆은 안쪽에서 바깥쪽으로 한다.

　㉦ 경락의 방향을 따라 괄하면 보법, 경락의 반대 방향을 따라 괄하면 사법이다. 약한
자극은 보법, 강한 자극은 사법이다. 심장 방향을 향하면 보법, 심장에서 멀어지면
사법이다. 괄법이 느리면 보법, 빠르면 사법이다.

　㉧ 시술이 끝나면 물기와 기름기를 깨끗이 닦아내고 차나 따뜻한 물을 환자에게 마시
게 한다.

　㉨ 시술 후 2~3일 동안은 괄사 부위에 가벼운 통증이 있을 수 있는데, 이는 정상 반응
에 속한다. 괄식으로 자홍색 충혈인 사痧가 나온 경우는 대개 3일 안에 깨끗이 없
어진다. 촬법(뜯기법)의 출사出痧는 대략 일주일 정도 되어야 없어지고, 타법의 출
사는 10~14일 정도가 걸린다.

　㉩ 어혈이 없고 건강한 경우는 출사出痧가 되지 않으므로, 사痧가 나오지 않았다고 해
서 너무 강하게 괄하지 않는다.

　㉪ 시술 시간, 치료 부위, 치료 과정은 질병과 환자의 상태에 따라 적당히 조절한다.
일반적으로 1회 치료 시간이 1시간이 넘지 않도록 하고, 한 부위의 괄식은 30회 정

도로 한다. 치료 간격은 일주일에 2번이 좋다. 전체 과정을 2~3회 반복하면 같은 자리에서 어혈이 나오지 않게 된다. 그러면 병증은 자연히 없어진다. 그 이후 건강을 위해 시술을 원하면 6개월 후에 다시 시도한다.

② 괄사법의 다양한 수기법

　　㉠ **면괄법**面刮法 : 괄사판의 넓은 면을 사용하여 괄하는 방법으로 가장 많이 사용된다. 괄사판의 경사는 45°로 하고 손목의 힘으로 같은 방향을 여러 번 긁어 준다. 비교적 평평하고 넓은 부위에 쓴다.

　　㉡ **각괄법**角刮法 : 괄사판의 모서리 부분을 사용하는 방법으로 자극이 강하다. 혈자리, 경추부, 늑골 사이, 척추의 횡돌기 등에 주로 사용한다.

　　㉢ **점안법**點按法 : 모서리의 납작한 면으로 눌러 주는 방법이다. 넓은 면은 지압 효과가 있다. 괄사판의 모서리를 직각으로 세워 피부와 접촉하여 천천히 힘을 주어서 눌렀다 떼었다 하며 근육을 수축·이완시킨다. 머리의 사신총혈이나 견정혈, 뒷목 등에 시술한다.

　　㉣ **점괄법**點刮法 : 괄사판 모서리로 튕겨 주듯이 툭툭치는 방법이다. 주로 위중, 곡지 등의 혈자리에 쓴다.

　　㉤ **안유법**按揉法 : 괄사판의 모서리 부분을 피부와 20° 각도를 이루게 하여 누른 뒤 부드럽게 돌려 주는 방법이다. 누르는 압을 깊이하여 피하조직이나 기육肌肉까지 자극이 도달해야 한다. 주로 합곡, 족삼리, 내관 등의 혈자리에 사용한다.

　　㉥ **박타법**拍打法 : 괄사판의 넓은 면을 이용하여 두드리는 방법이다. 팔꿈치의 안쪽 함몰부와 무릎, 무릎관절 뒤쪽, 서혜부, 손가락이나 발가락 끝부분 등에 사용한다.

　　㉦ **여괄법**勵刮法 : 괄사판의 모서리를 사용하여 피부와 수직을 이루게 해서 압력을 가한 후 2~3cm의 비교적 짧은 거리를 긁어 주는 방법이다. 머리, 흉추, 견갑골 사이에 주로 사용한다.

　　㉧ **순괄법**循刮法 : 천천히 약하게 괄하면서 괄사한 부위를 손으로 따라오면서 쓰다듬는다.

(2) 촬사법撮痧法

촬撮은 '집어 올리다'는 뜻이다. 시술자가 손가락을 사용해서 촬撮(집어 올리고), 차撦(뜯고), 녕擰(비틀고), 제擠(밀치고)함으로써 병을 치료하는 법이다. 전통적인 방법의 뜯기법이라 하겠다. 괄법刮法은 말 그대로 괄사판을 이용하여 긁는 법에 치중이 되어 있다 보니 사출痧出되는 부위가 피부층에 한정되어 있다. 그러나 촬사법은 피부와 근육을 동시에 집어 올려서 뜯고 비틀다 보니 사출痧出이 괄법보다 더 깊은 피부와 근육 사이에서 이루어진다. 괄법을 써도 사출이 전혀 되지 않았을 때 촬법을 쓰면 많은 양의 사痧가 나오는 경우가 많다. 긁기보다 뜯기가 열배 더 효과가 있다는 말을 실감할 수 있다. 촬법에 대해서는 무통괄사의 수기법에서 좀더 자세히 다루겠다.

① 추사법揪痧法 : 추揪는 '모으다'는 뜻이다. 즉, 검지와 중지를 구부리고 시술 부위를 잡아 모아서 피부와 근육을 집어 올렸다가 놓는다. 연속적으로 '팟팟' 소리가 나도록 10회 정도 시술한다.

② 차사법撦痧法 : 차撦는 '뜯는다'는 뜻이다. 엄지와 식지로 시술 부위를 힘껏 잡아당기는 방법이다.

③ 제사법擠痧法 : 제擠는 '밀치다, 누르다'는 뜻이다. 엄지와 식지로 시술 부위를 잡아서 힘껏 눌러 주는 방법이다.

(3) 방사법放痧法

말 그대로 사痧를 내보내는(방放) 방법으로, 사출痧出된 환부를 침으로 찔러서 피를 빼는 방법이다. 보통 사람들이 사痧가 나온 것을 보고 부황으로 피를 빼면 어떻겠느냐는 질문을 많이 한다. 필자 개인의 의견으로는 이 방법은 좋지 않다. 굳이 그렇게 하지 않아도 일정 기간이 지나면 흔적 하나 없이 깨끗이 사痧가 사라지고 그 사痧가 몸에서 없어지는 과정에서 주변부가 활성화되면서 깨끗해지기 때문이다. 일반적으로 어혈이 혈액과 섞여 있을 때는 몸에서 어혈인지 아닌지 인식하지 못해서 처리를 잘 하지 못한다. 그러나 괄사법에 의해 사痧로 구분이 되면 쓰레기더미로 인식을 하고 면역세포들이 총 출동하여 없앤다. 이 과정에서 사출痧出 주변까지 깨끗이 청소되어 여러 가지 생각지도 못한 효과를 덤으로 얻게 된다.

(4) 수타법手打法

말 그대로 손으로 시술 부위를 치는 방법이다. 다섯 손가락을 모두 붙여서 시술 부위를 손가락 끝이나 셋째 마디, 손바닥을 이용하여 때리는 방법이다. 전통적인 방법이고 최고의 비술秘術이긴 하나 시술자나 환자가 너무 힘들어하고 아파한다는 단점이 있다. 타법에 대해서는 무통괄사요법에서 자세히 다루겠다.

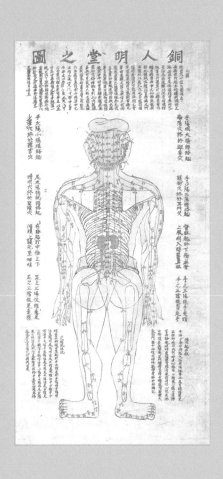

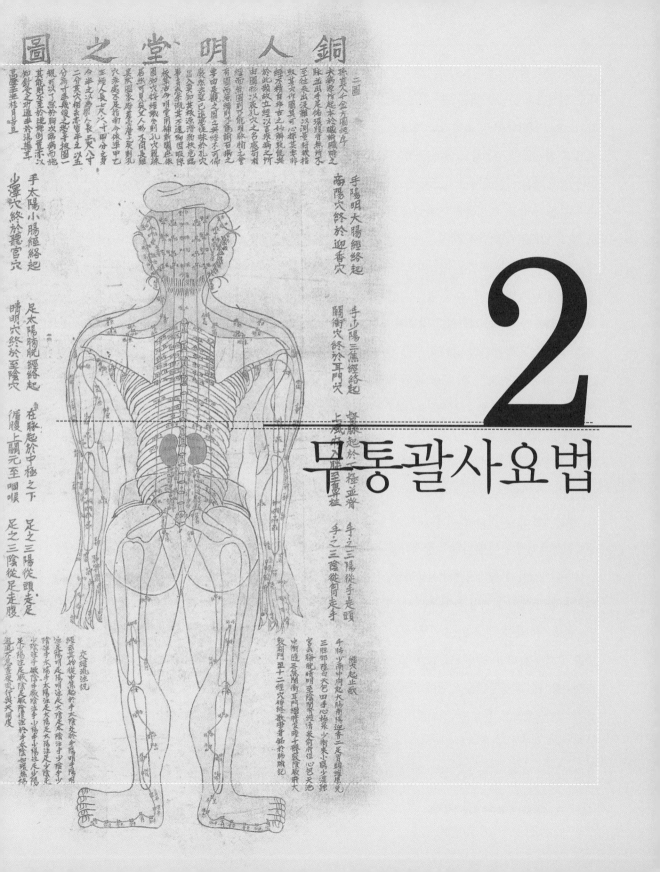

2

무통괄사요법

대다수의 괄사요법사들이 촬법撮法과 진짜 비방이라 할 수 있는 타법打法을 잘 모르거나 제대로 인식하지 못해 가볍게 여기고 있다. 그리고 아예 이 두 방법을 모르는 사람들도 허다하다. 소수의 사람들이 알고 있다고 해도 말 그대로 비방이라 생각하여 다른 사람들에게는 알리지 않고 자신들만 사용하고 있는 실정이다. 민간요법뿐만 아니라 한의학의 가장 큰 병폐는 자신만 알고 다른 사람들에게 가르쳐 주지 않는다는 것이다. 고약 만드는 비법 하나만으로 대대손손 부를 누리고, 아이들의 야뇨증을 고치는 약 하나로 1970년대 엄청난 부자가 된 한의사도 있다. 알레르기 비염에 잘 듣는 약으로 한의원 체인점을 운영하기도 한다. 얼마 전 TV광고에서 "고추장 만드는 비법은 며느리도 몰라."라는 카피를 듣고 여러 생각이 떠올랐다. '그렇게 좋은 약이 있고 맛있는 고추장 만드는 법을 알면 다른 사람들에게도 알려 주면 좋을 텐데, 그러니 한방이 양방처럼 객관성을 갖추지 못하지.' 하는 쓸쓸한 생각 말이다. 다른 것도 아니고 아픈 병자를 두고 개인의 이익과 부를 생각해서는 안 될 것이다. 필자 역시 괄사요법으로 많은 돈을 벌 수 있었지만, 이 책을 통해 독자들에게 아낌없이 공개하겠다.(미국에서는 필자 역시 한의원에서 30분 괄사시술로 100불한화 약 12만 원을 받았다. 하루에 10명의 환자만 봐도 5시간에 120만 원을 벌 수 있었다. 불치병을 고쳐 주고 감사의 사례로 꽤 큰돈을 받은 적도 있다. 무통괄사요법은 시술자가 전혀 힘들지 않고 환자도 통증을 적게 느끼며 효과가 탁월하다 보니 인기가 많았다.)

윗글에서 전통괄사요법의 촬법撮法과 수타법手打法에 관해 자세히 설명하였다. 이제부터는 무통괄사요법에 대해 숨김없이 공개하겠다.

이유는 많은 이들이 무통괄사요법을 익혀서, 돈이 없어서 제대로 치료를 못 받거나, 가족의 병마를 옆에서 지켜만 봐야 하거나, 또 소중한 사람들을 잃는 일을 없게 하기 위해서이다. 또, 현재 어려움을 겪고 있는 피부미용사들에게 도움이 되고 싶어서다. 마사지 등의 수기요법을 고객에게 하면 안마사법 위반이고 미용기기를 사용하면 의료법 위반이다. 법대로 하면 피부미용사는 화장품만을 얼굴에 도포해야 한다. 그렇게 해서는 가게가 운영이 될 리 없다. 요즘 경기불황으로 문을 닫는 피부미용실이 무척 많다. 필자는 이 어려움을 타개할 수 있는 가장 좋은 방법이 무통괄사요법이라 생각한다. 그리고 무통괄사요법을 널리 알리는 가장 중요한 이유는 이를 배워 취업난을 겪고 있는 젊은이들이 해외로 진출하길 바라는 마음에서이다. 책의 뒷부분에서 다시 자세히 설명하겠지만 무통괄사는 침과 뜸을 대체할 수 있는 획기적인 치료법이다. 이 부분이 필자가 연구·발전시킨 부분이다. 침구법鍼灸法은 자극요법의 일종인데, 괄사법 역시 마찬가지이다. 혈자리를 괄사하면 침보다 더 큰 자극을 줄 수 있고 또 문지르면서 열이 발생하기 때문에 뜸의 효과도 낼 수 있다. 침을 무서워하는 외국인들에게 무통괄사요법은 탁월한 대안이 될 수 있다. 실제 미국의 한 여의사는 중국에서 괄사를 배워서 괄사판 대신 병뚜껑으로 치료를 하는데, 한 번 치료에 700불한화 약 80만 원을 받는다. 농구선수의 다친 무릎을 치료하는 모습이 〈세븐뉴스(seven news)〉에 나오는 것도 TV에서 본 적이 있는데, 이 여의사 역시 괄법만 알고 있을 뿐이었다.

무통괄사의 모든 수기법을 익히고, 고급 과정으로 경혈학 공부를 하면 제2의 한의사가 될 수 있다. 자세한 치료법은 고급과정에서 설명하겠다. 그리고 무통괄사요법은 이건일 회장님에 의해 창안되고 필자에 의해 더욱 계승·발전시킨 기법이기 때문에 무통괄사의 용어는 한글로 표기하겠다.

괄법刮法 (긁기법) 1

무통괄사의 기본 수기법이다. 괄사도구 자체가 전통적인 괄사판과 모양이 많이 다르기 때문에 수기법 역시 독특하다. 기본적인 것은 전통괄사의 괄법을 참고하면 되니 다른 점만 기술하겠다.

1. 붙여 긁기

방자괄사기 테두리의 양면이 동시에 피부에 접촉되게 하는 방법이다. 테두리 면이 한쪽만 닿으면 양쪽이 닿을 때보다 아프고 사痧도 잘 나오지 않는다. 테두리를 다 닿게 하여야 긁는 방향에 있는 앞 테두리가 먼저 긁어 주고 뒤 테두리가 따라오면서 재차 긁어 주기 때문에 사痧가 잘 나온다. 또 테두리의 양면이 동시에 닿아 있으면 넓은 부위에 동시에 압력이 가해지게 되어 압력의 피부 전파도 커진다. 유체의 법칙에 의해 밀폐된 용기 안의 액체에 일정한 압력을 가하면 그 압력이 동일한 강도로 각 부분에 영향을 미치게 된다. 우리 몸은 혈액과 림프액이라는 액체를 담은 주머니와 같다. 그래서 외부에서 지속적인 압력을 가하면 온몸의 조직액 전체에 그 압력이 고루 전달된다. 압력이 동시에 미치는 범위가 넓을수록 더 효과가 큼은 당연하다. 가장 많이 쓰는 일반적인 수기법이다.

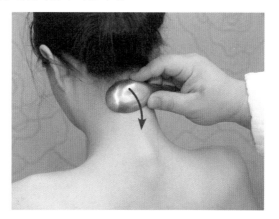

2. 돌려내려 긁기

방자괄사기를 ㄱ모양으로 돌리면서 짧게 내려 긁는 방법이다. 시술 시 한 번에 긁는 길이가 길수록 통증이 크다. ㄱ모양으로 짧게 많이 돌려내려 긁으면 통증이 없고 사(痧)가 훨씬 잘 나온다. 무통괄사를 위한 중요한 수기법이다.

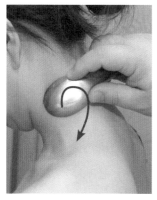 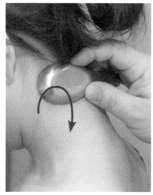 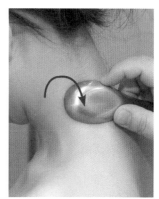

3. 돌리기

방자괄사기의 반달 모양의 끝부분으로 원을 그리면서 짧게 짧게 돌려주는 방법이다. 견봉이나 척추 극돌기, 무릎, 팔꿈치 등의 뼈가 나와 있는 둥근 부분에 사용한다.

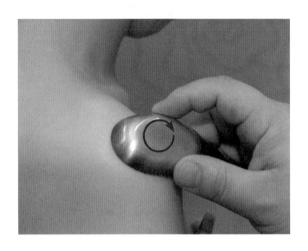

4. 뒤로 긁기

방자괄사기의 손잡이 끝부분을 사용하는 방법이다. 귀, 코, 눈 옆, 미간 사이, 목 근육들의 기시점, 전체 혈자리와 경락 라인에 사용한다. 침과 뜸을 대체할 수 있는 중요한 수기법이다. 코나 눈 옆, 미간 사이, 목 근육의 기시점 등 좁은 부분은 일반 붙여 긁기법과 동일하게 수기법을 쓰고, 혈자리와 경락에는 피부를 살짝 누르면서 짧고 빠르게 경락 방향으로 30회 긁는다. 긁을 때 열이 발생하여 뜸의 효과가 있고, 혈자리에 강한 자극을 주어 사가 나타나지 않아도 침법의 순법循法(침을 꼽고 검지로 경맥의 순행 경로를 따라 문지르는 법)과 같은 효과가 있다. 그 혈자리에 문제가 있고 기혈이 조체되어 있다면 사痧가 나타나는데, 사출痧出이 되고 나면 더욱 효과가 좋다. 혈자리에 기 순환이 잘 되지 않아 막혀 있던 어혈이 나오고 기氣가 잘 통하게 되면, 그 혈자리뿐 아니라 그 혈이 작용하는 공효에도 효험이 있다. 예를 들어 간의 원혈인 태충혈에 괄사를 하여 사출이 되면, 태충의 공효인 머리가 아프고 어지러우며, 잠을 잘 자지 못하고, 눈이 붉고 아프고, 옆구리가 당기고 아픈 증상들이 좋아진다. 또한 이침 괄사耳鍼刮痧도 사용하는 중요한 방법이다.

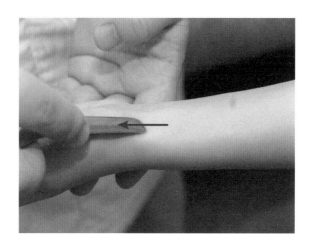

5. 뒤집어 눌러서 긁기

방자괄사기 뒷부분의 볼록한 부분으로 눌러 주듯이 긁는 법이다. 두침괄사頭鍼刮痧에 사용한다.

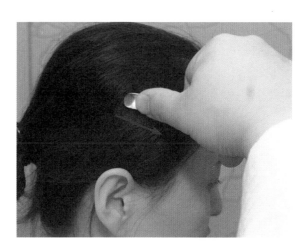

찰법撮法(뜯기법)

무통괄사의 뜯기법은 손가락 대신 플라스틱 수저를 사용하기 때문에 시술자가 전혀 힘들지 않고 환자도 통증이 전통 찰법撮法에 비해 무척 적다. 플라스틱 수저는 시중에서 쉽게 구할 수 있고 가격도 저렴하기 때문에 위생을 위해서 환자 한 명당 하나를 사용하면 좋다.

1. 돌려 스쳐 뜯기

사진과 같이 수저를 쥐고 피부와 근육을 잡고 시술자를 향해서 돌려 스치듯이 뜯는 법이다. 주로 목, 어깨, 복부에 사용한다. 가장 기본적인 뜯기법이다.

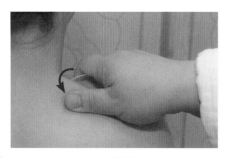
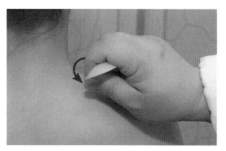

2. 내려 스쳐 뜯기

피부와 근육을 잡고 아래 방향으로 스쳐 내리듯이 뜯는 법이다. 주로 팔에 사용한다.

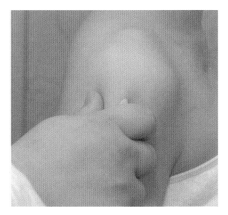 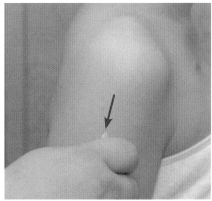

3. 살짝 당겨 뜯기

피부를 얇게 잡고 시술자 방향 수평으로 살짝 당기듯이 뜯는 법이다. 목처럼 연약한 부위나
얼굴, 손 등에 사용한다.

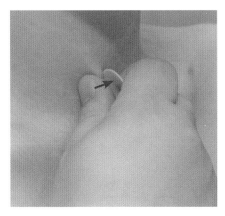 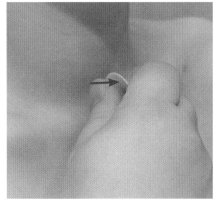

4. 잡아 튕겨 뜯기

피부를 잡고 위쪽으로 비튼 다음에 튕기듯이 뜯는 법이다. 팔꿈치와 무릎, 성기, 고환 등에
사용한다. 테니스 엘보우나 무릎관절을 치료하고 낭습이나 발기 불능, 여성의 대하증과 요실
금 등을 치료하는 무척 중요한 수기법이기 때문에 꼭 익혀 두어야 한다.

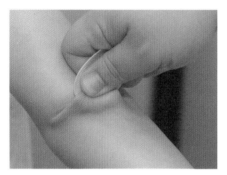 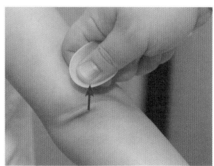

타법^{打法}(때리기)

3

무통괄사요법에서 가장 중요한 수기법이다. 때리기법의 치료는 의외로 일상생활에서 많이 볼수 있다. 아이들이 분주하여 사고를 쳤을 때 옛 조상들은 종아리를 때렸다. 실제로는 종아리에 있는 승산혈承山穴을 회초리로 때린 것이다. 승산혈은 종아리에 힘을 주었을 때 ∧모양으로 갈라지는 가운데 있는 혈이다. 방광경의 57번째 혈穴이다. 방광경은 태양한수太陽寒水의 기운을 가진 경락으로, 말 그대로 차가운 물이 흐르는 듯한 형상이다. 아이들은 열이 많아 가만히 있지 못하고 분주하다. 그래서 승산혈을 회초리로 치면 방광경의 한수寒水를 작동시켜서 그 열을 끄기 때문에 머리가 맑아지고 얌전해진다. 또한, 방광이 약해서 밤에 오줌을 지리는 야뇨증도 치료가 된다. 종아리를 때리는 것은 체벌이라기보다 침을 놓았다고 하는 것이 더 바람직하겠다. 과거에는 혼인식 날 신방에 들기 전에 신랑을 거꾸로 묶어 놓고 발바닥을 때리는 풍습이 있었는데, 이 또한 신장의 정혈인 용천혈이 있는 발바닥을 자극하여 신랑의 피로를 풀어 주고 정력을 좋게 하여 첫날밤을 무사히 치르라는 조상의 지혜가 담겨 있다.

예전에 한 서부영화에서 백인과 싸우다가 총을 맞은 인디언을 주술사가 치료를 하는데, 총알을 빼지 못하자 묶어 두고 채찍으로 때리는 장면을 본 적이 있다. 채찍을 맞은 인디언이 몸에 힘을 주게 되어 그 반작용으로 총알이 몸속에서 빠져나오는 장면이었다. 또 얼마 전에

방영된 '아마존의 눈물'이라는 프로그램에서 여자 부족원이 초경을 하게 되면 가시나무 가지로 온몸을 긁어서 피를 내는 장면이 나왔는데, 그런 행위에는 피를 맑게 정화하고 아이를 가질 수 있는 몸이 되었으니 고통을 참을 수 있는 어른이 되라는 뜻이 있었다.

또, 한국의 무속인들이 병굿을 할 때 머리카락 뭉치나, 모시풀 더미로 몸을 비비거나 버드나무가지 뭉치로 머리와 몸을 때리는 모습을 볼 수 있다. 그렇게 함으로서 귀신이나 삿된 것을 쫓아내는 효과가 있다고 한다.

물리학의 3법칙 중 제1법칙은 관성의 법칙이고, 제2법칙은 가속도의 법칙이고, 제3법칙은 작용·반작용의 법칙이다. 타법은 이 작용·반작용의 법칙과 동심원의 합력 이론이 적용된다. 작용·반작용의 법칙이라는 것은 한쪽 방향으로 작용을 가하면 반대 방향으로 반작용이 가해진다는 것으로, 호수에서 노를 젓는 원리와 로켓이 추진되는 원리 등이 이 법칙을 응용한 것이다. 타법으로 신체의 일정 부위를 때리게 되면 깊은 근육까지 힘이 도달하면서 반작용의 법칙으로 되돌아 나오려는 속성이 생기게 된다. 이때 근육 깊숙이 숨어 있던 어혈이 피부 쪽으로 올라오게 된다. 동심원의 합력 이론은 물에 돌을 던질 때 발생하는 파문들처럼 힘이 퍼지는 것도 동심원을 중심으로 물결 퍼지듯이 퍼져 나가는데, 그 원들이 서로 만나게 되면 각각의 힘이 고스란히 합쳐진다는 이론이다. 인체는 70%가 수분으로 이루어져 있으며, 몸은 이 물을 담고 있는 주머니와 같다. 그래서 유체의 법칙과 동심원의 합력 이론이 적용되는 것이다. 신체의 일부에 타법기로 때리기를 하면 맞은 부위부터 힘이 물결 퍼지듯이 동심원을 이루며 퍼져 나간다. 여러 번의 타격이 있게 되면 그 타격의 동심원 물결이 퍼지면서 합쳐지게 되어 그 힘도 고스란히 커진다. 이때 몸에 파장이 퍼지면서 혈액과 세포, 경혈과 경락을 크게 자극하게 된다. 동시에 작용·반작용의 법칙이 작용하면서 어혈이 사출瀉出된다.

타법으로 나오는 어혈 덩어리들을 보면 어떻게 이런 덩어리들이 몸속에 있었을까 하는 생각이 들 정도로 실로 놀랍다. '긁기보다 때리기가 100배'라는 말을 실감할 수 있다.

1. 플라스틱 타법기를 이용한 타법

무통괄사에서 타법은 타법기를 접촉면과 45° 각도로 유지하여 팔에 힘을 빼고 손목의 스냅만으로 때리는 방법이다. 타법기는 둥글게 이루어져 있는 인체와 인체공학적으로 잘 맞게 특수 고안되어 사ⓟ가 무척 빠르게 잘 나온다. 동심원의 합력 이론과 작용·반작용의 법칙이 적용되도록 일정한 속도, 각도와 힘으로 때리는 수기법이 중요하다. 보기에는 쉬워 보여도 익히는 데는 의외로 시간이 걸리는 고급 기술이다.

튕겨 나오는 타법기를 밀듯이 때리면 다시 튕겨 나온다. 이런 원리를 이용하여 손목의 스냅을 잘 사용하면 전혀 힘들이지 않고 시술을 할 수 있다. 타법기가 딱딱하기 때문에 뼈가 닿지 않는 인체의 모든 부위에 사용할 수 있다.

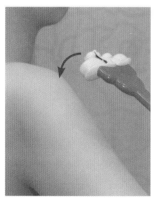 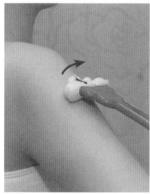 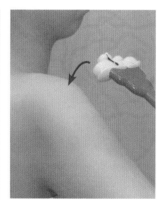

2. 고무 타격기

방법과 이론은 위와 동일하다. 고무 타격기는 딱딱하지 않고 부드러우면서 탄력이 좋고 아프지 않기 때문에 무릎, 팔꿈치, 삼각골, 견봉, 머리, 손등, 발등 등에 사용한다. 이런 부위들을 타격해 보면 의외로 사ⓟ가 많이 올라온다. 특히 무릎관절 치료에 탁월한 효과가 있다.

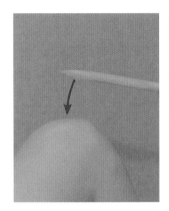 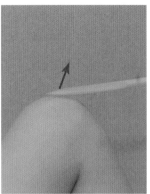 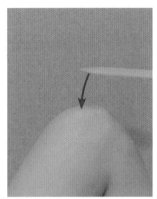

사沙의 색깔과 형태로 보는 진단법

4

사沙의 색깔과 형태로 병의 상태를 진단할 수 있다. 사沙가 선홍색이거나 엷게 흩어져 보이면 급성질환이고 병이 발생한 지 오래되지 않은 것이다. 사沙가 검붉고 덩어리져 있으면 병이 깊고 오래된 것이다. 자색은 어혈이 심한 상태이고 검정색에 가까울수록 상태가 좋지 않다. 사沙의 형태가 두껍고 진하면 만성 질병을 앓고 있거나 고엽제나 농약 등의 독성 물질이 있는 것이다. 모래알처럼 작은 어혈들이 많이 나오면 병증이 심하지는 않지만 혈액순환에 장애가 있어 통증이 있다. 사沙가 흩어져 보이면서 자주색이면 혈관 관련 질병이 있는지를 의심해 봐야 하는데, 이 증상은 암 환자나 간경화 환자에게도 자주 나타난다. 빨간색으로 많이 흩어져서 나타나면 순환기 질환이거나 염증성 질환, 열병과 당뇨를 의심해 볼 수 있다. 시술을 하자마자 바로 어혈이 올라오는 경우가 있는데, 이때는 고혈압이나 심장관련 질환일 가능성이 크다. 괄사 부위가 부풀어 오르는 것은 근육에 염증이 있거나 유종이 있거나 피부 밑에 지방층이 많이 형성되어 있는 경우이다. 근육이 심하게 경직되어 있는 경우에도 부풀어 오른다.

괄사 후의 명현반응 瞑眩現象

5

명현반응은 다른 말로 호전반응이라고도 한다. 건강체로 돌아가려는 신체의 조정반응으로, 몸이 좋아지기 전에 일시적으로 증상이 더 심해지는 경우를 말한다. 기존의 의학에는 없는 개념으로, 원인 치료와 체질 개선을 주로 하는 동양의학적 대체요법 치료에서 나타난다.

명현반응에는 일정한 법칙이 있다. 몸의 안에서 밖으로, 머리에서 아래로, 병이 일어났던 역순으로 일어난다. 이 법칙은 발견자인 미국 동종요법同種療法(대체의학의 일종으로, '같은 것이 같은 것을 치료한다.'like cures like는 원칙에 기초하여 건강한 사람에게 투여하면 현재 치료하고 있는 질병과 동일한 증상을 일으키게 될 약물이나 치료제를 환자에게 처방하는 치료법)의 아버지 콘스탄틴 헤링의 이름을 따서 헤링의 법칙(Hering's Law)이라고도 한다.

이 법칙에 의하면 질병이란 몸 안의 문제가 밖으로 드러난 것이며, 치유가 되는 것도 몸 안이 먼저 치유되고 나서 몸의 바깥 부분도 치유된다고 한다. 예를 들어서 관절염을 치료할 때, 단지 뼈마디의 염증만이 문제가 아니라 몸안의 대사과정과 화학적인 기능의 문제부터 고쳐야 한다는 것이다. 명현반응에서 흥미로운 또 하나의 법칙은 병이 일어난 역순으로 일어난다는 것이다. 명현반응 기간에 인체는 과거의 병을 찾아내어 치료를 하기 시작하는데, 가장 최근에 일어난 병의 증세부터 먼저 나타난다.

괄사요법 시술 시 명현반응은 체내에서 나쁜 독소와 인체의 면역기능이 서로 싸우는 과정에서 미열, 근육 경련, 몸살, 가려움, 무기력증, 평소 좋지 않았던 부위의 통증 등이 나타난다.

혹 병이 더 심해지는 것이 아닌가 걱정하는 환자가 있는데, 병적 증상이 아니라 호전반응이기 때문에 2~3일이면 회복이 되니 걱정할 필요 없다. 회복 후에는 오히려 몸이 훨씬 가벼워진다.

실전 무통괄사요법

이제부터는 실제 무통괄사를 어떻게 하는지 설명하겠다. 괄법(긁기), 촬법(뜯기), 타법(때리기)을 적절히 배합하여 인체의 한 부분도 빠트리지 않고 전체 몸을 괄사하는 방법이다.

순서는 '머리, 뒷목, 앞목, 등허리, 엉덩이, 가슴, 배, 팔, 손등, 무릎 위쪽 다리, 무릎, 무릎 아래 다리, 발등, 얼굴'이다. 총 14군데라 기본적으로 14회 무통괄사면 몸 전체를 빠짐없이 할 수 있으나 어혈이 너무 많이 나오면 진도가 좀 더뎌질 수 있기 때문에 환자에게는 15회를 한 주기로 말하면 된다. 보통 이 한 주기가 끝나면 거의 모든 병에 호전을 보인다. 치료를 두 주기 정도 하면 거의 낫지 않는 병이 없다. 두 주기가 끝나고도 환자가 무통괄사를 더 원하면 6개월 후에 한 번 더 실시하고, 2년마다 한 번씩 관리를 해 준다면 평생 질병 걱정 없이 건강한 삶을 살 수 있을 것이다.

1. 머리

머리는 뇌가 있는 곳이다. 뇌는 신경세포가 모여 신경계의 중심을 이루고, 척수와 함께 중추신경계를 이루어 온몸의 신경을 지배한다. 또한, 대부분의 움직임과 행동을 관장하고 신체의 항상성을 유지시킨다. 혈압, 심장의 박동, 체온 등을 일정하게 유지시키고 인지, 감정, 기억, 학습 등을 담당한다. 뇌의 중요성에 대해서는 굳이 설명하지 않아도 다 알고 있으리라 본다.

머리 괄사는 이러한 뇌에 자극을 주어 뇌를 활성화시키고, 뇌로 유입되는 혈류량을 늘려 뇌세포의 생성을 촉진하고, 기억력과 집중력을 높여 준다. 그리고 각종 두통을 치료하고, 뇌출혈, 중풍, 사지 마비, 안면 마비, 피질성 시력 장애, 소뇌성 평형 장애 등에도 효과가 크다. 머리의 열이 내리고 혈류가 잘 돌면 얼굴 크기가 줄어들고 피부가 맑아지고 탄력이 생겨 피부 미용에도 좋다.

무통괄사를 할 때에는 회전의자 두 개를 준비해서 환자를 앉혀 놓고 시술자가 환자의 등을 바라보고 앉아서 실시한다.

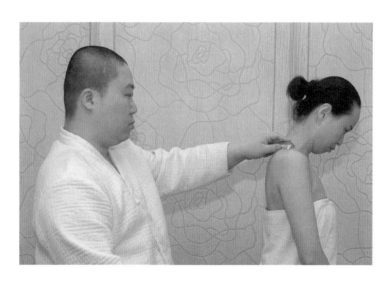

여기서 행하는 머리 부분의 무통괄사는 기본적인 수기법이다. 머리와 귀는 특별히 특화를 해서 두침괄사, 이침괄사로 따로 장을 만들어 뒷부분에서 자세히 설명하겠다. 기본적으로 모발이 머리를 덮고 있으므로 윤활제를 쓸 필요는 없다. 환자가 두피에 발열감을 느낄 정도면 되고 시술 부위마다 30회 정도의 긁기면 적당하다.

(1) 백회 중심

백회혈百會穴은 3대 대혈大穴(백회百會, 명문命門, 용천湧泉) 중에 하나이며, 모든 양경陽慶이 모이는 자리이므로 매우 중요하다. 개규영신開竅寧神(막힌 곳을 열어 정신을 안정시킴) · 평간식풍平肝息風(간을 편하게 하여 풍을 가라앉힘) · 승양고탈昇陽固脫(양을 올리고 빠져나가는 것을 막음)의 작용을 한다.

백회혈을 중심으로 사방으로 아래쪽을 향해서 괄법을 시술한다.

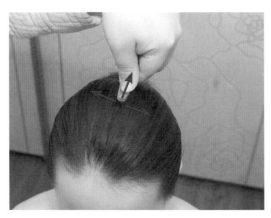

(2) 두정부

백회혈과 전발제(앞쪽에서 머리가 나는 부위)까지 앞쪽 방향으로 일정하게 괄법을 시술한다.

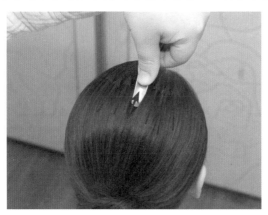

(3) 후두부

백회혈에서 후발제(뒤쪽에서 머리가 나는 부위)까지 일정하게 괄법을 시술한다.

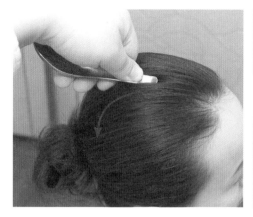 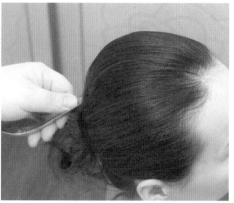

(4) 측두부

다음 그림과 같이 후하방으로 괄법을 시술한다.

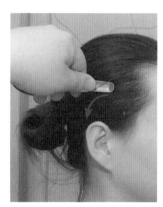 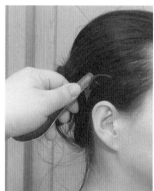 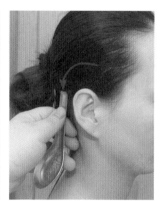

2. 뒷목

대부분의 현대인들은 뒷목과 어깨가 굳어 있다. 책상에 장시간 앉아서 공부를 하거나 사무를 보는 일이 많고 컴퓨터 작업 시간이 길기 때문에 목과 어깨가 긴장하고 굳게 된다. 피는 따뜻하면 굳는 성질이 있다. 와이셔츠에 피를 흘렸을 때 따뜻한 물로 세탁을 하다가 피가 더 엉겨서 잘 지워지지 않았던 경험이 다들 있을 것이다. 피가 묻은 천은 찬물로 씻어야 잘 지워진다. 사람이 신경을 많이 쓰고 스트레스를 받으면 열이 위로 뜨게 되는데, 이 열이 뇌로 들어가면 안 되기 때문에 신체 방어기전으로 목과 어깨가 굳는다. 그러면 항상 뒷골이 당기고, 어깨가 무겁거나 아프다. 또, 목 근육이 굳으면 뇌로 가는 혈관과 신경이 압박을 받아 불면증과 고혈압을 비롯한 각종 질환이 야기된다. 무통괄사로 이 모든 것을 예방·치료할 수 있다.

1 후두 융기 밑의 요함부(쏙 들어간 부위)에 있는 풍부風府혈부터 제3흉추 극돌기 밑의 신주身柱혈 정도까지 척추를 따라 방자유기를 옆으로 뉘어서 붙여 긁는다.

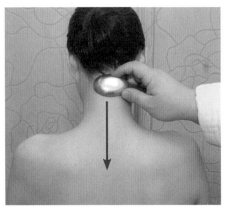 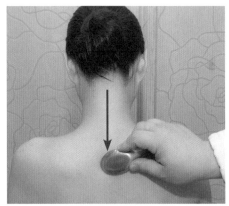

2 경추 바로 옆의 승모근을 따라 어깨의 견봉까지 긁어 준다.

목 부위는 돌려내려 긁기로 하고 어깨는 붙여 긁기, 견봉은 돌리기의 괄법을 사용한다.

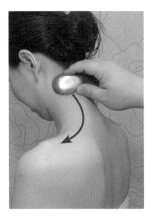 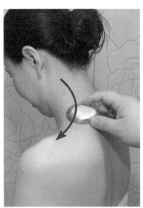 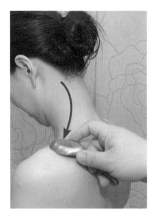

3 목과 어깨에 뜯기법을 시행한다.

시술자가 환자의 뒤에 서서 시술자의 몸 쪽으로 돌려 스쳐 뜯기를 한다.

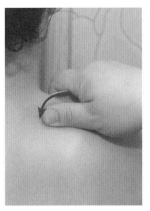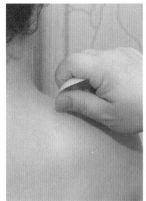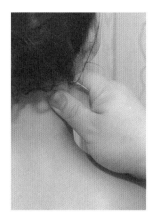

3. 앞목

앞목에 무통괄사를 하면 식도, 성대, 기관지, 갑상선 질환에 효과가 좋고 천식, 감기, 코 알레르기, 여드름 등을 치료할 수 있다. 특히, 치료가 어려운 천식과 알레르기성 비염, 갑상선에 효과가 뛰어나다. 또한 얼굴 피부미용에도 아주 좋다. 목을 무통괄사해 주면 여드름에 효과가 탁월하고 피부가 고와지고 윤택해진다. 감기에 걸려 고열이 펄펄 끓어도 목 괄사 한 번에 열이 뚝 떨어지는 것을 보면 괄사의 신비에 놀랄 때가 많다.

1 먼저 환자의 목을 뒤로 살짝 젖힌 뒤 앞목 전체를 쇄골 밑까지 붙여 긁기를 한다.

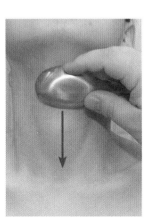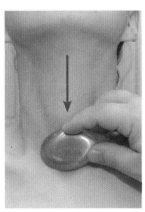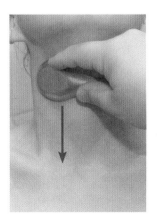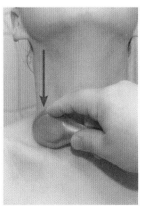

2 쇄골부터 목 전체를 살짝 당겨 뜯기를 실시한다. 가장 예민하고 아픈 부위이기 때문에 세심한 수기법이 필요하다.

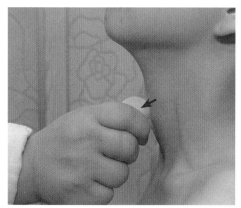 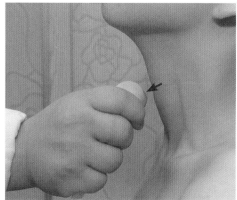

4. 등과 허리

한의학적 관점으로 등과 허리에는 무수히 많은 혈穴자리들이 있다. 특히 각 장부와 기관에 연결되어 있는 배유혈背兪穴들이 분포되어 있어 더욱 중요하다. 양방에서도 무수한 신경다발들이 척추에서 나가기 때문에 무척 중요하게 인식하고 있다. 서양의학 중에 '카이로프락틱'이라는 학문이 있다. 척추신경이 인체 각 부위와 연결되어 있고 척추가 틀어지면 신경이 눌려서 모든 병이 온다고 보고 척추를 바르게 교정하면 대다수의 병을 고칠 수 있다는 학문이다.

무통괄사에서는 등과 허리 모든 부위와 척추까지 다루기 때문에 양·한방에서 중요시하는 모든 것들을 아우른다. 특히 무통괄사로 척추 사이의 어혈이 없어지고 근육이 풀어지면 자연적으로 척추가 교정되고 침구학에서 중요시하는 모든 혈자리들을 자극하여 인체를 건강하게 할 수 있다.

1 먼저 척추를 따라 방자괄사기를 살짝 눕혀서 장골능 위까지 붙여 긁기를 한다. 한 번에 너무 길게 하지 말고 5cm간격으로 짧게 연속적으로 내려 준다.

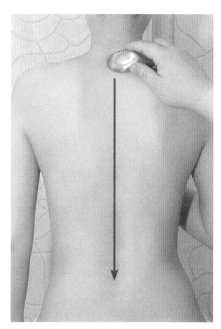 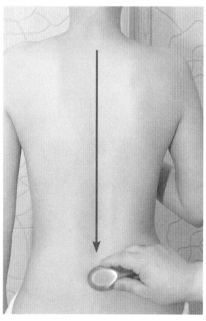

② 척추 바로 옆부터 방광경 1, 2선 라인을 붙여 긁기를 한다.

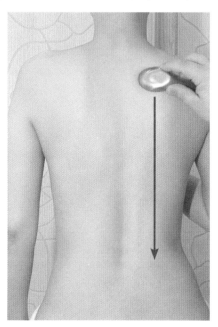 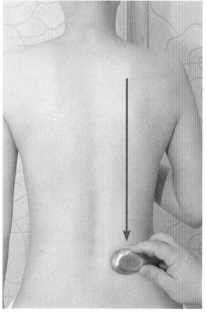

③ 견갑골 전체를 다 붙여 긁어 준다.

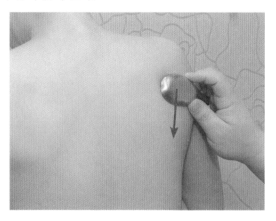

④ 견갑골과 밑의 라인을 따라 비스듬히 붙여 긁으면서 갈비뼈 라인을 따라 옆구리까지
붙여 긁고 갈비뼈 사이는 뒤로 돌려 긁기를 한다.

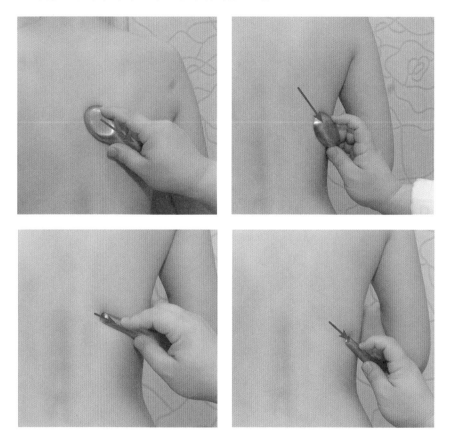

5 고무 타격기로 척추 라인을 때려 준다.

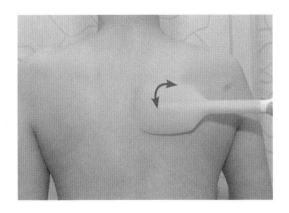

6 특수 타격기로 방광경 전체와 견갑골을 때려 준다.

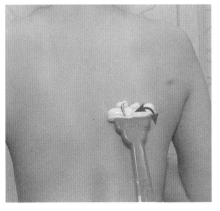 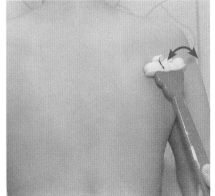

7 갈비뼈 사이를 고무 타격기로 때려 준다.

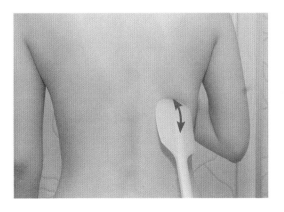

5. 엉덩이

괄사 시술을 하다 보면 의외로 많은 사(沙)가 엉덩이에서 나와 놀랄 때가 많다. 긁기만 했을 때는 거의 알 수 없는데, 타법을 쓰면 심할 경우 주먹 만한 어혈 덩어리들이 올라올 때가 많다. 엉덩이는 허리, 치질, 좌골신경통에 좋고, 남자의 생식기 문제, 발기 부전, 전립선과 여자의 자궁, 대하, 생리통, 요실금 등의 부인과 질환 전반에 관련이 있다. 허리 괄사 실시 후 정력이 좋아지거나 부인과 질환이 없어지고 좌골신경통이 낫는 일들이 빈번하다.

1 장골능 아래부터 삼각골과 엉덩이 전체를 붙여 긁는다.

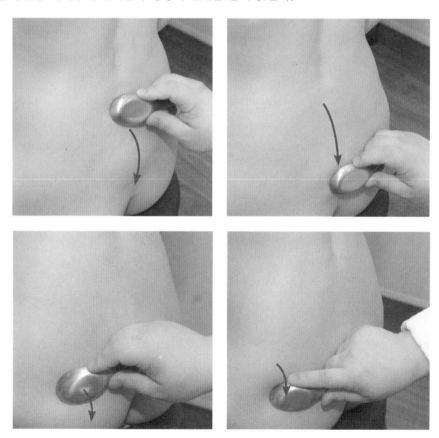

2 꼬리뼈 밑의 부위부터 장골능 방향으로 돌려 스쳐 뜯는다.

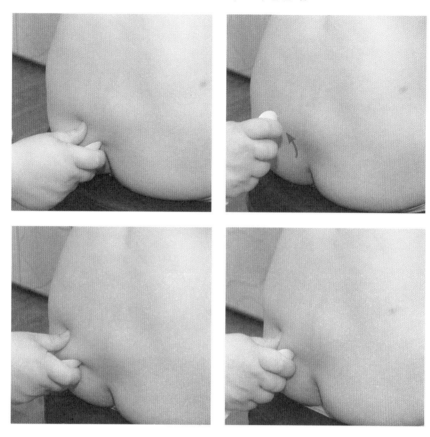

3 삼각골을 고무 타격기로 때려 준다.

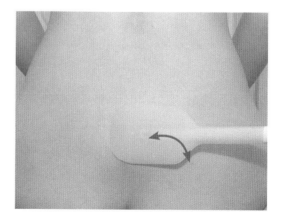

4 삼각골을 제외한 엉덩이 전체를 위에서 아래 방향으로 특수 타격기로 때려 준다.

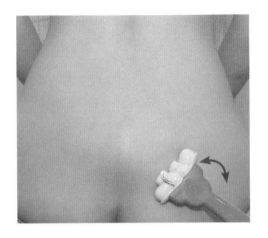

6. 가슴

폐와 심장, 여성의 유방이 있는 부위이기 때문에 중요하다. 가슴 괄사는 천식, 알레르기, 폐암, 각종 심장질환, 유방암, 화병 등에 효과가 좋다. 갈비뼈 사이에는 많은 혈자리들이 존재한다. 그 모든 혈들을 다 자극하고 직접적으로 피를 맑게 하여 기의 순환을 돕기 때문에 치병이 잘 된다. 특히, 유방암에는 탁월한 효과가 있다.

1 정준선을 붙여 긁기로 검상돌기까지 붙여 긁는다.

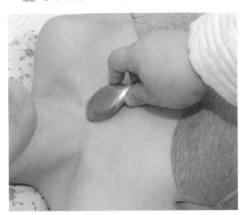 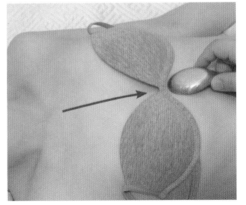

2 정준선에서 몸 바깥 방향으로 붙여 긁는다.

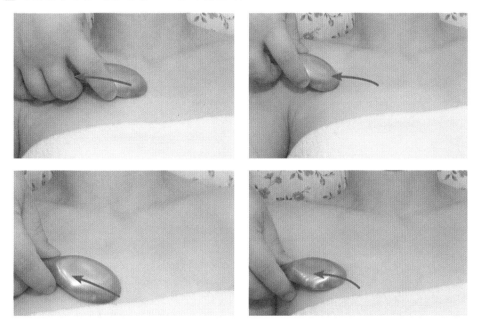

3 갈비뼈 방향을 따라 붙여 긁고 갈비뼈 사이는 뒤로 긁는다.

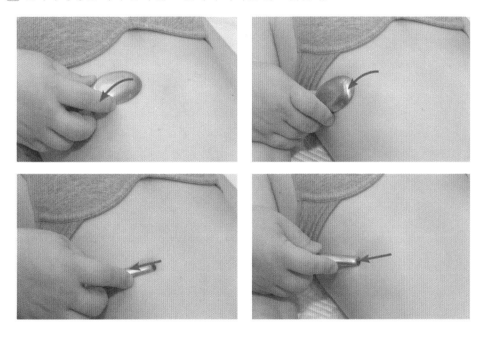

4 가슴을 특수 타격기로 때려 준다.

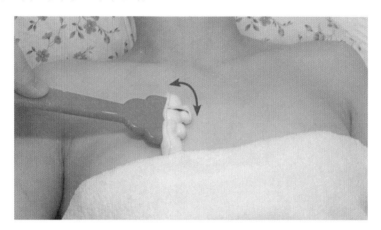

5 갈비뼈 부위를 고무 타격기로 때려 준다.

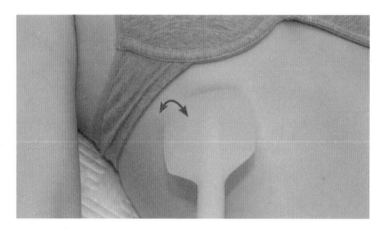

7. 배

간, 위, 췌장, 비장, 소장, 대장, 방광 질환에는 배를 괄사한다. 특히 소화가 안 되고 변비가 있거나, 설사를 할 때 소변을 자주 보거나, 잘 못 보는 경우, 그리고 간질환에 효과가 좋다. 괄사를 하면 장이 활성화되고 지방층이 파괴되기 때문에 복부 비만에 탁월한 효과가 있다.

1 검상돌기 밑에서부터 치골 위까지 정준선을 붙여 긁는다.

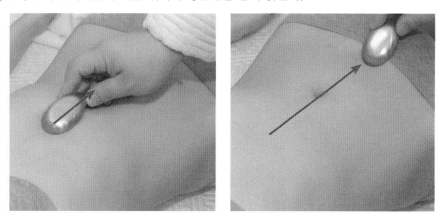

2 정준선에서 바깥 방향으로 붙여 긁는다.

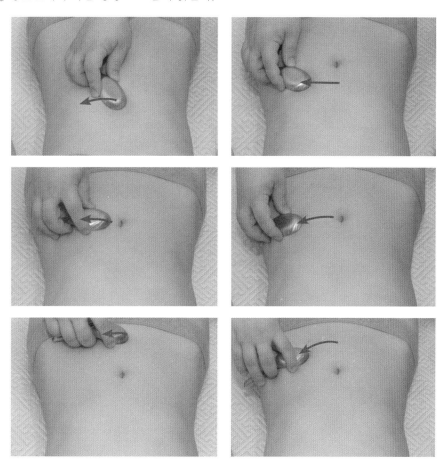

③ 배 전체를 돌려 스쳐 뜯는다.

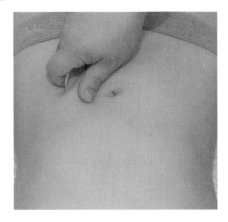 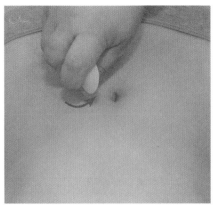

④ 치골 위 라인부터 시작하여 갈비뼈 아래까지 손으로 피부를 당겨 주면서 특수 타격기로 때려 준다.

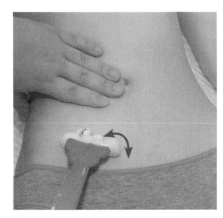 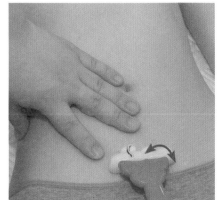

8. 팔

팔이 저리거나 아프고 손목에 문제가 있거나 테니스엘보우가 있을 때 무통괄사를 하면 효과가 무척 좋다. 한방적으로 12경락 중 6경락인 폐, 심포, 심장, 대장, 삼초, 소장의 경락이 팔에 있기 때문에 팔을 시술하면 이 모든 부위의 질환에 효과가 있다.

1 환자가 의자에 앉아 있는 상태에서 몸을 돌려서 팔이 시술자 쪽으로 향하게 한다.

　돌려내려 긁기의 방법으로 팔의 바깥 부분을 긁고 손을 뒤집어서 팔의 안쪽을 시술
한다.

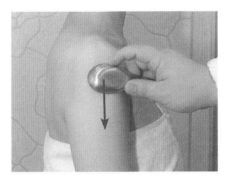 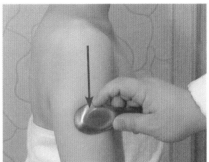

2 내려 스쳐 뜯기로 팔 전체를 뜯어 준다.

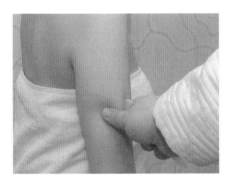 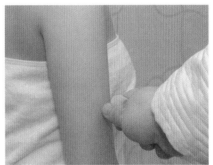

3 팔 전체를 특수 타격기로 어깨 쪽에서 손목 방향으로 때려 준다.

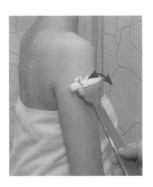 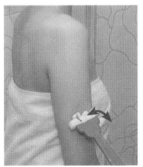 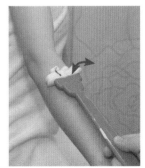

4 환자를 눕혀서 시술하고자 하는 팔을 위로 올리게 한 다음, 앉은 자세로는 시술하기 어려웠던 겨드랑이와 팔 안쪽 부위를 겨드랑이에서 팔꿈치 앞까지 특수 타격기로 때려준다.

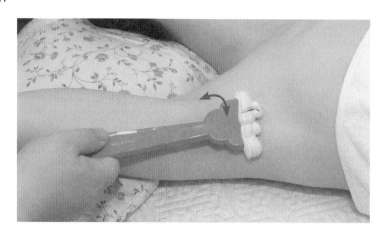

5 팔꿈치를 돌리고 긁고 잡아 튕겨 뜯는다.

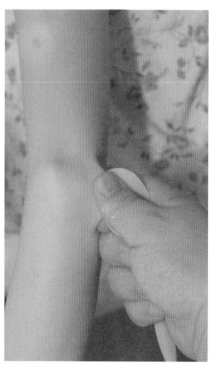 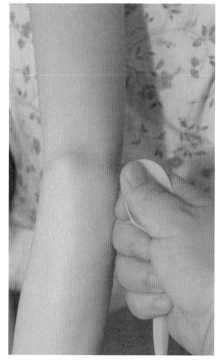

9. 손등

의외로 손이 차거나 땀이 많고 손에 관절염이 있는 사람들이 많다. 손등을 잘 괄사해서 어혈을 빼 주면 피가 맑아지고 혈액순환이 좋아져서 거의 모든 손 관련 질환에 좋다. 특히 류마티스성 관절염이나 자고 일어나면 손이 뻑뻑하고 붓고 손이 잘 안 펴지는 질환에 효과가 좋다.

1 손등에서 손가락 전체를 붙여 긁기로 시술하고, 손등의 뼈 사이사이는 뒤로 긁기로 긁어 준다.

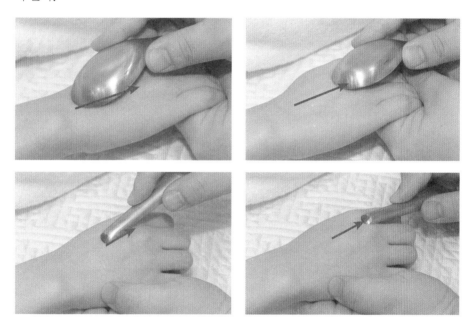

2 살짝 당겨 뜯기로 손 전체를 뜯어 준다.

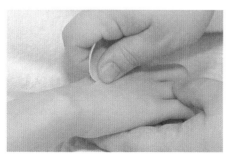
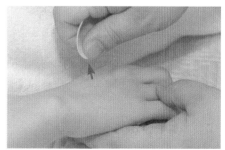

3 고무 타격기로 손등을 때린다.

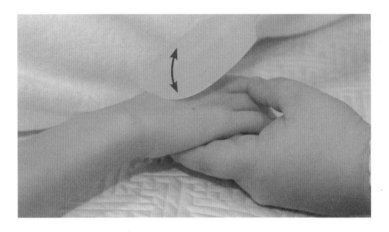

10. 무릎 위쪽

다리에는 12경락 중 위, 담, 방광, 비장, 간, 신장의 6경락이 흐른다. 괄사 시술로 이 모든 부위에 자극을 주어 기혈의 순환을 도울 수 있다. 또, 다리가 저리거나 아플 때 효과가 좋다.

1 환자를 조금 높은 곳에 올라서게 한 다음, 환자를 마주 보고 시술하고자 하는 다리를 바깥으로 약간 틀게 한다. 사타구니 라인이 보이게 한 후 안쪽 넓적다리 전체를 붙여 긁는다.

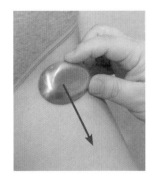 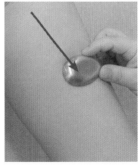 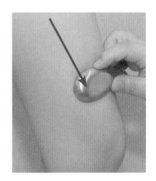

2 특수 타격기로 먼저 사타구니 라인을 때려 주고, 무릎 위쪽까지 아래로 내려오면서 때려 준다.

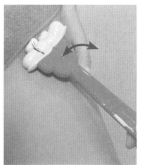 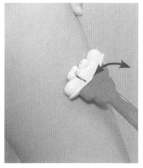 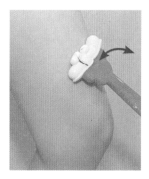

3 환자를 옆으로 서게 해서 측면 다리를 붙여 긁기로 긁어 주고, 특수 타격기로 때려 준다.

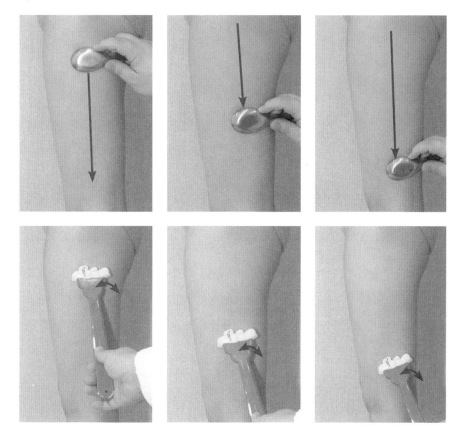

4 환자를 뒤돌아서게 해서 엉덩이 밑에서부터 무릎 뒤쪽 오금 위까지 붙여 긁고, 특수 타격기로 때려 준다.

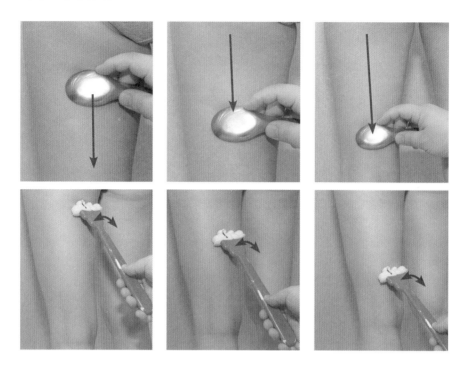

11. 무릎

미국에서 한의원을 운영할 때 대부분의 환자들이 허리, 무릎, 어깨, 두통 등의 질환으로 내원했었다. 실제 미국의 4대 질환 중 하나가 류마티스성 관절염이다. 한국 역시 무릎 통증을 호소하는 분들이 무척 많다. 특히 무릎관절에는 혈관이 없기 때문에 약을 먹어도 잘 듣지 않는다. 무릎 통증이 있는 환자의 오금 부위와 무릎에 괄법을 시행했을 때는 깨끗한데, 타법을 시행해 보면 사®가 무척 많이 나오는 경우가 있다. 이렇게 어혈이 많고 혈관들이 막혀 있으니 안 아플 리가 있나 하는 생각이 들 때가 많다. 무통괄사만큼 무릎질환에 효과가 있는 치료법도 드물 것이다.

1 먼저 무릎 뒤 오금 쪽을 붙여 긁기로 긁어 주고 특수 타격기로 힘을 약하게 해서 때려 준다.

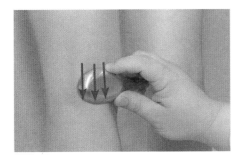 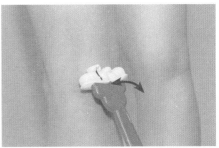

2 환자를 눕게 한 다음, 다리를 굽히게 해서 무릎 앞쪽을 돌리기로 긁어 준다.

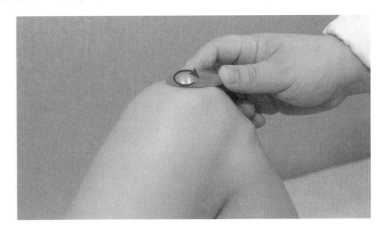

3 환자의 다리를 펴게 하고 무릎 앞쪽을 바깥에서부터 안쪽으로 잡아 튕겨 뜯기를 한다.

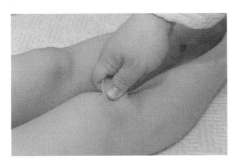 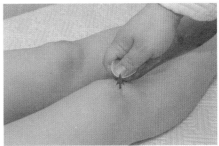

4 다시 다리를 굽히게 해서 고무 타격기로 무릎 전체를 때려 준다.

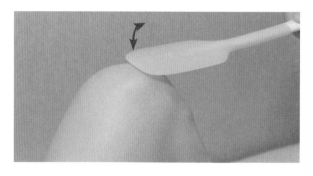

12. 무릎 밑 아랫다리

다리가 저리거나 붓고 정맥류가 있을 때 무통괄사를 실시하면 효과가 좋다.

1 환자를 조금 높은 곳에 올라가 돌아서게 하고 오금 아랫쪽에서 뒤꿈치 앞까지 붙여 긁기를 한다.

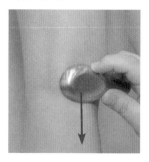 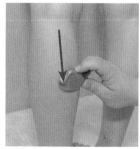 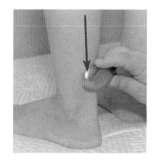

2 무릎 밑 측면에서 복사뼈 위까지 붙여 긁기를 한다.

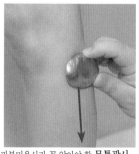 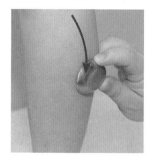 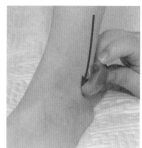

☒ 무릎 밑 앞에서 발목까지 붙여 긁기를 한다.

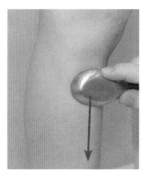 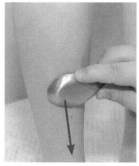 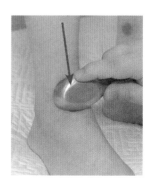

☒ 무릎 밑 아랫다리 전체를 특수 타격기로 때려 주고, 앞부분의 정강이뼈는 고무 타격기로 때려 준다.

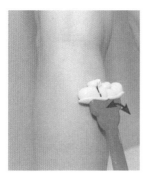 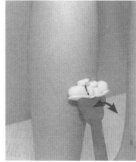 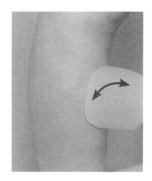

13. 발

요즘에는 발을 전문으로 진료하는 전문의가 있을 정도로 발 관련 질환을 앓고 있는 환자가 무척 많다. 특히, 여자들은 하이힐을 자주 신다 보니 발에 무리가 많이 간다. 무통괄사를 실시하면 족저근막염이나 발뒤꿈치가 아파서 잘 못 걸을 때, 그리고 무좀, 통풍 등에 효과가 좋다.

1 발등과 뒤꿈치 등 발 전체를 붙여 긁기로 꼼꼼히 긁어 준다.

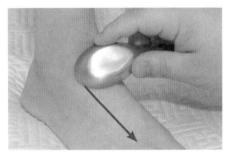 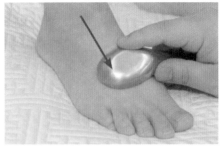

2 발등뼈 사이사이와 발가락은 뒤로 긁기를 한다.

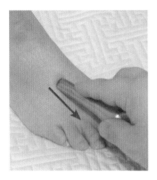 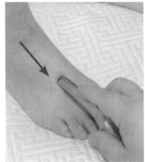 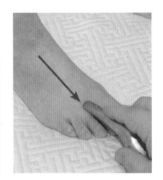

3 복사뼈 주위를 잡아 튕겨 뜯기를 한다.

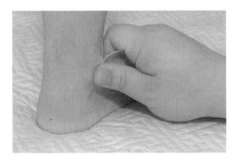 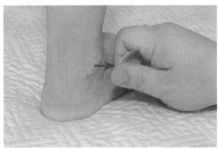

4 발등 전체를 고무 타격기로 때려 준다.

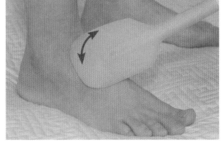

14. 얼굴

몸 전체에 무통괄사를 실시하고 나면 대부분 얼굴 피부가 좋아지기 때문에 얼굴은 가장 나중에 시술한다. 얼굴은 몸 전체의 컨디션을 반영하기 때문이다. 무통괄사로 몸의 장부가 좋아지고 기혈의 순환이 좋아지면 얼굴에 홍조가 돌고 피부가 맑고 투명해진다. 여드름이나 기미, 코메도 등이 없어지는 경우가 많다. 얼굴만 따로 시술할 수도 있지만 몸을 먼저 해 주고 얼굴을 해 주면 더욱 효과가 좋다. 얼굴 괄사를 실시하면 삼차신경통과 구안와사를 예방·치료할 수 있고 피부의 노폐물을 제거하고 모공을 수축시켜서 탄력을 높여 주는 효과가 있다.

환자를 편안히 눕게 한 상태에서 얼굴을 시술한다. 여자들은 화장을 지우고 오일을 살짝 발라서 시행한다.

1 얼굴 정준선을 이마부터 턱까지 붙여 긁어 준다.

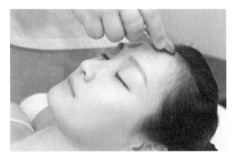 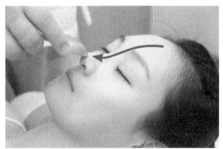

2 이마는 정준선에서 바깥 방향으로 붙여 긁어 준다.

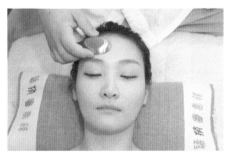 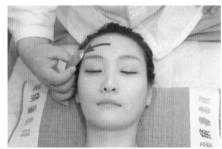

3 눈썹은 안쪽에서 바깥 쪽으로 뒤로 긁어 주고, 코와 눈 주위는 뒤로 긁어 준다.

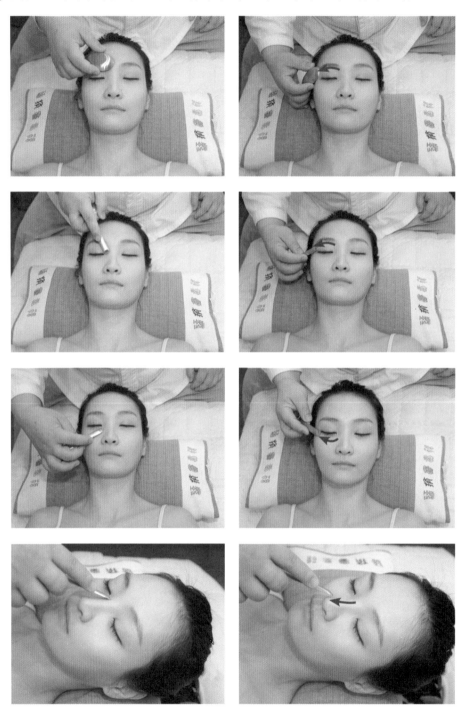

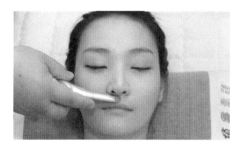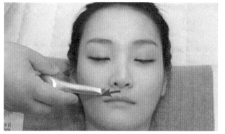

4️⃣ 눈 밑과 광대뼈와 턱을 붙여 긁기로 자연스럽게 얼굴 라인을 따라 안쪽에서 바깥쪽으로 긁어 준다.

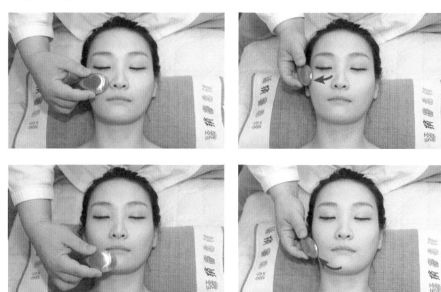

지금까지 몸 구석구석 어느 한군데 빠지지 않고 전부 시술했다. 엄밀히 말하면 무통괄사요법은 이게 전부라 해도 과언이 아니다. 병증을 모르고 의학지식이 없어도 앞에서 말한 주의ㆍ금기사항만 지킨다면 거의 모든 병을 고칠 수 있다. 또 무통괄사요법은 내 가족과 이웃의 건강을 위한 예방의학으로도 훌륭하다. 거기다 한의학과 양방에 대한 의학적 지식까지 어느 정도 갖춘다면 그야말로 명실 공히 어떤 의사들에게도 뒤지지 않는 무통괄사요법사가 될 수 있다. 그리고 무통괄사요법에 대해 더 알고자 하는 독자들을 위해 세계 최초로 이침괄사와 두침괄사를 공개하고 침구학을 정리하였다. 또, 각 병증별로 양방적 견해와 한방적 견해, 무통괄사요법 세 가지를 다 같이 정리하여 공부의 편의를 더했다.

이침괄사 耳鍼刮痧

7

최근 이침에 대한 관심이 증폭되었다. 각 대학의 사회교육원에서 강좌도 많이 생기고 이침협회도 늘어나 협회 차원의 강의도 많다 보니 대다수의 국민들이 이침에 대해 잘 알고 있다. 이침이 다이어트와 금연에 특히 효과가 있다고 알려져서 직접 시술을 받아 본 사람들도 꽤 많다. 피부미용실에서도 고객 관리 차원에서 많이 시행하고 있다. 그러나 제대로 시술을 하려면 전문적으로 많은 공부를 해야 한다. 귀에는 약 270여 개의 이혈이 분포되어 있는데, 그중 약 150개의 혈점이 임상에서 사용되고 있다. 전세계적으로 사용되고 있는 표준 이혈은 95개다. 이 95개의 혈점 자리를 잘 인지하고 진단과 시술 방법을 안다면 많은 사람들이 명의가 될 수 있다. 미국에서 만난 한 여자 중의사는 이침만으로 거의 대부분의 환자를 치료했다. 지인 중 한분은 손가락 마디 부분에서 뼈가 자라는 희귀병을 앓았는데, 그 중의사에게 이침시술을 받고 거짓말처럼 자라던 뼈가 다음날 없어지는 경험을 했다. 그 장면을 보고 당시 필자도 깜짝 놀랐다. 그 중의사는 이침 혈자리를 500개로 분류해서 침을 놓는다고 했다. 500개면 일반 경락의 혈자리보다 훨씬 많은 수다. 그러나 세계 최초로 필자가 공개하는 이침괄사 10분이면 귀 전체를 시술할 수 있고, 빠짐없이 모든 부위에 자극을 주다 보니 이침이 가지고 있는 거의 모든 효능·효과를 간단히 얻을 수 있다. 아직 이침을 잘 모르는 독자들도 있기 때문에 먼저 이침에 대한 간략한 설명을 하고 이침괄사법을 다루겠다.

1. 이침의 역사

한의학의 원전인 〈황제내경〉에 "귀에는 신체의 각 부분과 연결된 경혈이 있다."라는 기록이 있고, 페르시아에서도 귀를 불로 지져서 좌골신경통을 치료했다는 기록이 있다. 명대明代에는 이혈도耳穴圖(귀혈자리 지도)가 만들어져서 사용되기도 했다. 그러나 현재 알려진 이침은 프랑스의 의사 장 폴 노지에에 의해 발견되고 체계화된 것이다. 장 폴 노지에는 1957년 자신이 치료하던 한 환자에게서 귀에 불로 지진 듯한 흉터를 발견하고 귀에 난 상처가 무엇이냐고 물었다. 환자가 귀에 화상을 입고 좌골신경통이 나았다고 말하자 그는 이에 힌트를 얻어 이침 연구를 시작했다. 오랜 연구 끝에 노지에는 '귀의 각 부위에는 신체의 각 장기, 신경관, 근육 등과 긴밀하게 상응하는 반사구가 있다.'는 사실을 발견했다. 즉, 귓불이 머리, 연골이 척추, 귓바퀴 위쪽이 다리, 팔, 손목에 해당하며, 마치 태아가 거꾸로 귀에 들어 있는 형상과 같음을 발견했다. 임상에서도 효과적인 결과를 얻게 되자, 1956년 프랑스의 마르세이유(Marseille)에서 개최된 국제침구학회에 자신의 연구를 보고함으로써 현대 이침술이 시작되었다. 그는 귀의 해부학적 특징을 인정하고, 장부에 질병이 있을 때 그 반응이 귀에 분포되어 있는 이혈耳穴에 나타남을 관찰하고, 이혈의 분포와 정확한 위치를 탐색·측정하여 체계화시켰다. 노지에의 발견 이후 중국에도 알려져 중국에서도 본격적으로 이침을 연구하기 시작했다. 1980년대에 와서는 세계보건기구(WHO)로부터 '이혈 국제표준화 방안'을 위탁받아 1987년에 기본적인 내용이 통과되어 이침의 규격화 및 표준화를 이루었다. 지금은 이침으로 마취를 하여 수술을 진행할 정도로 발전되었다. 그러나 국내에는 비교적 늦게 소개되었으며 한의업계보다 민간에서 먼저 알려지고 교육 역시 민간 차원에서 많이 이루어졌다. 각 대학의 사회교육원에서도 강좌가 많았는데, 3년 전부터는 한의사협회에서 각 대학에 이침교육을 못하도록 시정 요구를 하여 강좌가 많이 축소되었다고 한다.

2. 이침의 원리와 효과

이침은 귀라는 한 부분에 우리 몸 전체가 반영되어 있다는 원리에서 출발한다. 부분이 전체를 반영한다는 것은 인체가 그대로 귀에 담겨 있다는 것이다. 마치 태아가 귀 안에 거꾸로 들어 있는 것과 같은 형상이다. 귓불이 머리, 연골이 척추, 귓바퀴 위쪽이 다리, 팔, 손목에 해당하고 귀 안쪽에는 오장육부五臟六腑가 배열되어 있다. 이러한 반응점들이 인체의 각 부분들과 상응한다는 것이 이침의 핵심 원리이다. 귀에서 척추 쪽을 자극하면 척추가 좋아지고 위에 해당하는 부위를 자극하면 위장이 좋아진다는 것이다. 귀는 뇌와 매우 가까운 감각기관이기 때문에 귀의 자극은 손과 발보다 상대적으로 자극의 전달이 빠르다. 현재 이침요법은 다각적인 임상을 통하여 통증 완화와 신경계 · 내분비계 등의 병증에 뛰어난 효과를 보여 주고 있다. 특히, 식욕 억제를 통한 다이어트와 신경계와 내분비계의 조절을 통한 금연에 효과가 뛰어나다. 현재는 이침으로 마취를 하여 수술을 할 수 있을 정도로 발전되었다.

3. 이침의 진단법

귀의 형태는 사람마다 다 다르고 독특하다. 그래서 관상서에서도 귀의 모습으로 그 사람의 성격이나 운명, 병증을 알아보는 방법이 나와 있다. 몸의 컨디션이 좋지 않거나 질병이 있는 사람들을 보면 특이한 사항들이 발견된다. 인체에 변화가 생기면 귀표면의 이혈耳穴 부분에 각종 변화가 생긴다. 일정 부위가 유난히 아프거나, 귀의 색깔이 빨갛거나 검게 변하고, 모세혈관이 충혈되어 튀어나와 보이거나, 갈색이나 흰 반점이 있거나, 기름이 번들거리고, 비듬이 떨어진 것 같고, 귀에 주름이 보이거나 일정 부위가 함몰되거나 뒤틀리는 등의 변형 현상이 생긴다. 이런 증상들이 있으면 그 부분에 문제나 질병이 있다는 것이다. 이침괄사를 해보면 특히 그런 부위에 사痧가 많이 나오는 것을 볼 수 있다. 이런 것들이 치료가 되면 원래의 건강한 모습으로 회원되는 것을 확인할 수 있다.

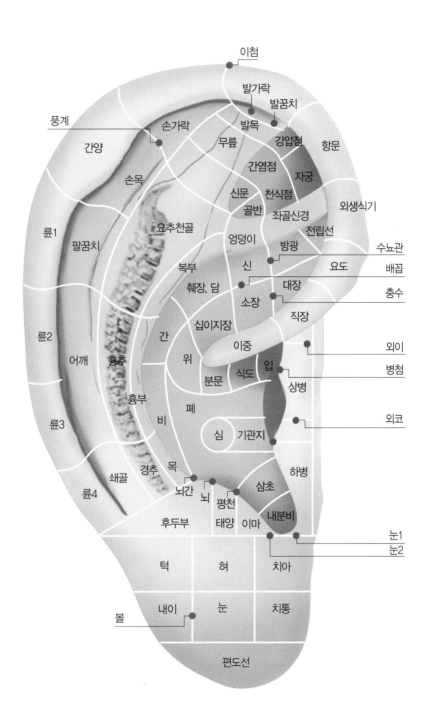

이첨
발가락
발꿈치
풍계
손가락
발목
강압점
항문
간양
무릎
간염점
자궁
손목
신문
천식점
골반
좌골신경
외생식기
요추천골
엉덩이
전립선
류1
방광
수뇨관
팔꿈치
신
요도
배꼽
복부
대장
충수
췌장, 담
소장
직장
십이지장
이중
류2
간
외이
어깨
위
입
병첨
흉추
식도
상병
류3
분문
흉부
폐
외코
비
심
기관지
목
하병
류4
쇄골
경추
삼초
뇌간
뇌
눈1
후두부
평천
내분비
눈2
태양
이마

턱
혀
치아

볼
내이
눈
치통

편도선

4. 이침괄사

지금까지 이침의 역사, 치료 원리와 효과, 진단법에 대해 알아보았다. 이침괄사의 가장 큰 특징은 이혈을 몰라도 단, 10분 정도의 시술만으로 이침의 모든 효능·효과를 볼 수 있다는 것이다. 너무나 쉽고 빠르고 간편하나 그 효과는 실로 대단하다. 딱 한 번 하는 것만 보여 주면 누구나 따라할 수 있기 때문에 자신과 가족의 건강을 위한 유용한 요법이라 할 수 있다.

이침괄사의 실제

뒤로 긁기의 방법으로 아래의 순서대로 귀 위에서 아래로 긁어 준다. 연약한 부위이고 기관 자체가 얇기 때문에 굳이 뜯기나, 타법은 쓰지 않아도 된다. 이륜 부위만 경우에 따라 뜯기법을 할 수도 있다. 알코올 솜으로 귀를 소독한 후 오일을 바르기 전에 귓구멍에 오일이 들어가지 않도록 구멍을 솜으로 막고 시술한다.

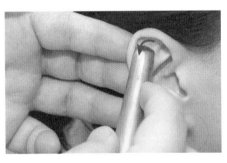
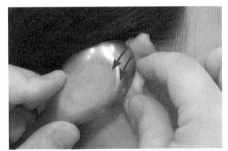
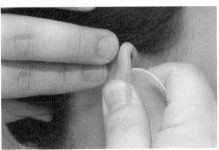
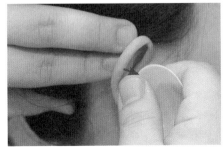

1)

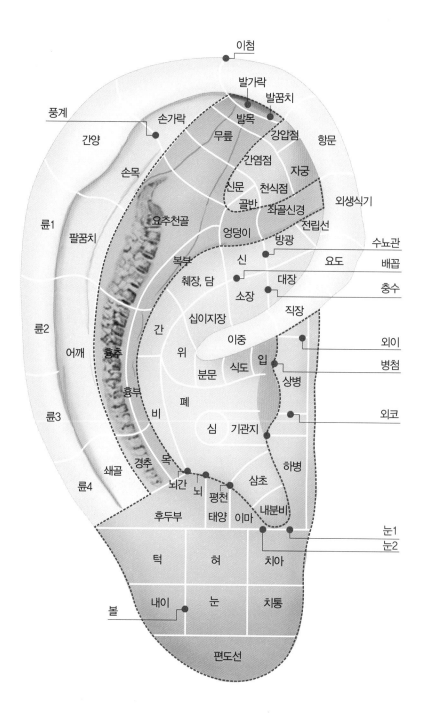

이첨

발가락
발꿈치
발목
무릎 강압점 항문
간염점
천식점 자궁
신문 좌골신경 외생식기
골반 전립선
엉덩이 방광 수뇨관
신 요도 배꼽
대장 충수
소장
직장
이중 외이
입 병첨
상병
외코

풍계
손가락
간양
손목
류1
팔꿈치
요추천골
복부
췌장, 담
류2
어깨
간 십이지장
흉추 위 식도
류3 분문
흉부 폐
비
심 기관지
목
경추 하병
쇄골 뇌간 뇌 삼초
류4 평천
태양 이마 내분비
후두부 눈1
눈2
턱 혀 치아
볼 내이 눈 치통
편도선

2)

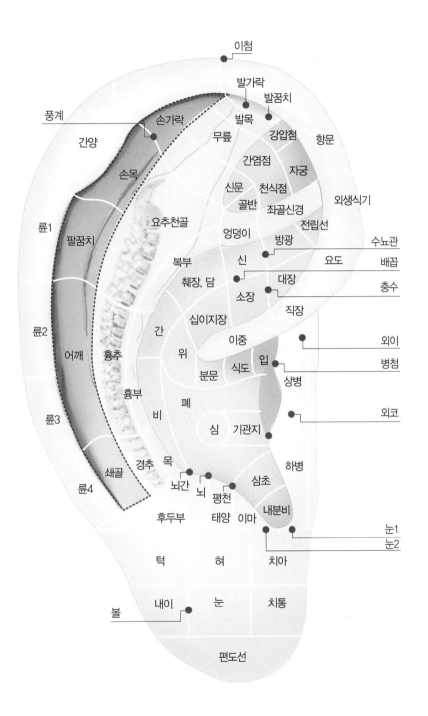

3)

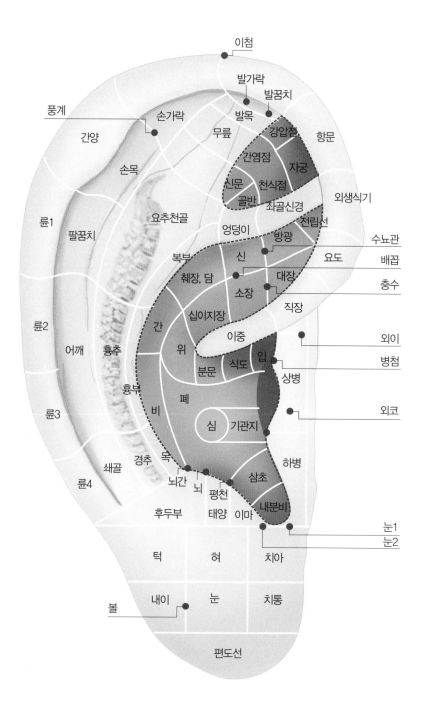

4)

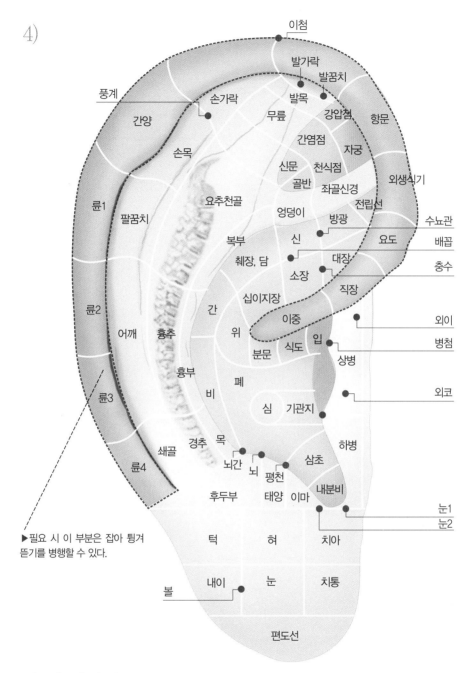

이첨
발가락
발꿈치
풍계 손가락 발목 강압점 항문
간양 무릎
간염점 자궁
손목 신문 천식점 외생식기
골반 좌골신경
요추천골 엉덩이 전립선
룐1 복부 신 방광 요도 수뇨관
팔꿈치 배꼽
췌장, 담 대장 충수
룐2 소장
어깨 간 십이지장 직장
흉추 위 이중 외이
룐3 분문 식도 입 병첨
흉부 상병
비 폐
심 기관지 외코
목
경추 하병
쇄골 뇌간 뇌 삼초
룐4 평천 내분비
후두부 태양 이마
눈1
눈2
볼 내이 눈 치통 치아 혀 턱

편도선

▶필요 시 이 부분은 잡아 튕겨
뜯기를 병행할 수 있다.

5) 귀 뒷부분

귀를 옆 얼굴 쪽으로 밀어 붙인 후 전체를 돌려 긁기한다.

두침괄사 頭鍼刮痧

9

이침괄사와 마찬가지로 두침 역시 괄사요법으로 운용이 가능하다. 미국에서 공부할 때 중국 교수님 한 분이 두침을 잘 쓰셨다. 한국 교수님들은 대개 중풍 환자가 오면 뜸을 많이 사용하셨는데, 체침과 뜸으로 크게 효과가 없다가도 두침시술을 받으면서 호전되는 것을 많이 보았다. 그러나 두침시술 시 침을 넣고 빼는 제삽을 100회 이상 하다 보니 환자가 통증을 심하게 느꼈다. 그래서 괄사를 두침 방식으로 시술해 보니 통증은 적고 효과는 거의 동일했다. 두침괄사는 두침요법과 마찬가지로 전통적인 침 치료로 효과가 잘 나타나지 않았던 뇌혈관 질환, 뇌외상 후유증, 파킨슨병, 무도병, 중추신경계 질환에 탁월한 효과가 있다.

1. 두침의 역사

〈황제내경〉의 소문素問, 맥요정미론脈要精微論에서는 "머리는 정기와 신명이 들어 있는 곳이다.", 또 "오장육부의 정기는 모두 위로 올라가 머리에 주입된다." 고 하였다. 즉, 머리의 일정 부위에 침으로 자극을 주면 오장육부의 기능을 조절하고 정기를 부추겨 사기를 몰아낼 수 있다는 말이다. 위의 내용으로 보아 두침 역시 침구와 그 역사가 같이 시작되었다고 볼 수 있다.

그러나 두침이 하나의 독립된 학과로 시작된 것은 1950년대였고, 1970년대에 이르러 크게 발전되기 시작하였다. 특히 산서성의 초순발, 섬서성의 방운봉, 상해의 탕소연, 남경의 장명구, 북경의 주명청, 상해의 임학검 등의 침구 전문가에 의해 점점 발전되어 독특한 체계를 이루게 되었다.

이들 여섯 명을 가리켜 두침 치료의 여섯 유파라고 한다. 1983년 중국침구학회에서는 각 유파의 방법을 통일하여 '두침혈 표준화 방안'을 채택하였고, 1984년 5월 동경에서 개최된 WHO(세계보건기구) 서태평양지구회의에서 '두피 침 국제 표준화 방안'을 통과시켰으며, 1989년 11월 WHO에서 주최한 국제 표준화 침구 혈명 과학 회의에서 정식으로 통과시켜 두침 치료와 학술 교류에 훌륭한 기초를 닦아 놓았다.

2. 두침반사구

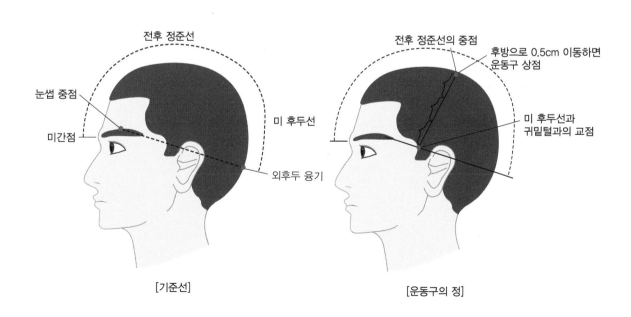

[기준선]

[운동구의 정]

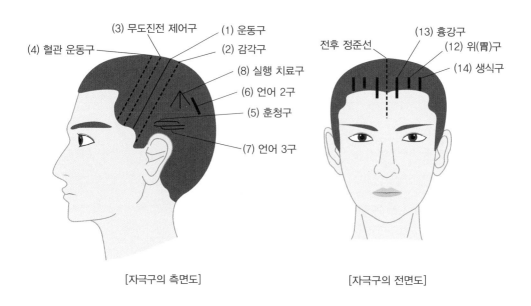

[자극구의 측면도]

[자극구의 전면도]

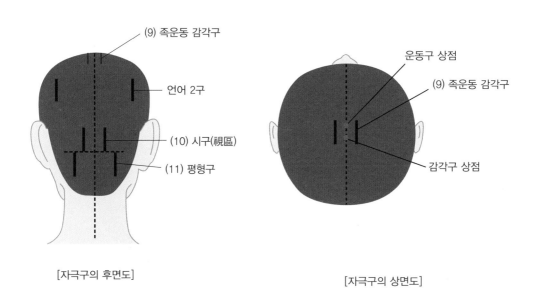

[자극구의 후면도]

[자극구의 상면도]

3. 두침의 주요 자극구의 위치와 주치 효능

(1) 운동구

전후 정중선의 중점에서 후방으로 0.5cm 부위를 상점上点, 미후두선과 빈각발제鬢角髮際 전선前線과 교점을 하점下点으로 하고 상점과 하점을 이은 선분이 운동본구運動本區이다.

① 하지 구간구

본구의 상 1/5 지점이고, 주치는 반대측의 하지 마비에 사용한다.

② 상지구

본구의 중 2/5 지점이고, 반대측의 상지 마비에 쓴다.

③ 안면구(언어1구)

본구의 하 2/5 지점이고, 반대측의 중추성 안면 신경 마비나 언어 표현 장애에 쓴다.

(2) 감각구

운동구에서 후방으로 1.5cm 평행 이동한 선분이 감각본구感覺本區이다.

① 상지(팔 윗부분), 머리, 흉강 구간구

본구의 상 1/5 지점이고, 반대측의 요부(허리), 하지(다리)의 동통(통증)·마목(마비) 감각 이상, 후두통, 경항(목·어깨)통, 현훈(어지러움)에 사용한다.

② 상지구(팔 윗부분)

본구의 상 2/5 지점이고, 반대측의 상지의 동통·마목·감각 이상에 사용한다.

③ 안면구

본구의 하 2/5 지점이고, 반대측의 편두통, 삼차신경통, 치통, 악관절염에 쓴다.

(3) 무도진전 제어구

운동구 1.5cm 앞 평행선이고 무도병, 진전(떨림) 마비, 진전 마비 종합증(파킨슨씨병)에 쓴다.

(4) 혈관 운동구

무도진전 제어구 전방 1.5cm 평행 이동한 곳이고, 안면 부종과 고혈압에 사용한다.

(5) 훈청구

이첨(귀끝) 직상 1.5cm점에서 전후 각 2cm 길이의 수평선이고, 이명(귀에 소리 나는 병), 두훈(어지러움), 청력 감퇴, 메니에르병에 사용한다.

(6) 언어 2구

정골결절 후하방 2cm점에서 전후 정중선과 평행하게 후방으로 3cm 길이의 직선이고, 건망성 실어증에 사용한다.

(7) 언어 3구

훈청구 중점에서 후방으로 4cm 길이의 수평선이고, 감각성 실어증(언어 이해 능력 상실)에 사용한다.

(8) 실행 치료구

정골결절에서 한 개의 수직선 및 40° 전후 양선, 즉 3개의 길이 3cm의 직선이다. 실행증失行症(세밀한 운동을 못함)에 사용한다.

(9) 족운동 감각구

전후 정중선 양방 1cm가서 감각구 상점후 1cm 지점부터 앞으로 3cm 길이의 평행선이다. 하지(다리)의 탄탄 마목 동통(딱딱하게 굳어 마비되면서 아픔), 급성으로 허리를 삔 데, 야뇨(자다가 일어나서 오줌을 눔), 자궁하수 등에 사용한다.

(10) 시구視區

전후 정중선 후점 방개 1cm, 후두융기 수평선상에서 상방으로 전후 정중선과 평행 4cm 길이의 직선이다. 피질성 시력 장애를 치료한다.

(11) 평형구

전후 정중선 후점 방개 3cm, 후두 융기 수평선상에서 하방으로 전후 정중선과 평행 4cm 길이의 직선이다. 소뇌성 평형 장애를 치료한다.

(12) 위구胃區

동공 직상 발제에서 전후 정중선과 평행으로 상방으로 2cm 길이의 직선이다. 위염, 위궤양에 기인하는 위통, 상복부 불쾌감에 사용한다.

(13) 흉강구

위구와 전후 정중선 사이 발제에서 전후 정중선과 평행으로 상하 각 2cm 길이의 직선이다. 천식, 흉통, 발작성 심율 빈박(심장이 빠르게 뜀)에 사용한다.

(14) 생식구

액각처에서 전후 정중선과 평행으로 상방 2cm 길이의 직선이다. 자궁 출혈, 대하, 비뇨질환, 자궁 하수 등을 치료한다.

4. 두침괄사

두침괄사는 위의 상응구들을 침 대신 방자유기 괄사기를 이용하여 뒤로 긁기 방식으로 상응 구역당 100회 이상씩 열감을 느낄 정도로 자극하는 방법이다. 두침보다 시술이 쉽고, 치료 효과는 거의 동일하다. 오일은 바르지 않고 머리카락 위에서 긁어 주면 된다.

괄사요법 시술 시 같이 먹으면 좋은 한방차 10

일반적으로 무통괄사요법을 시술할 때 사痧가 나오면 긁기(괄법)에서 나온 사痧는 보통 2~3일, 뜯기(촬법)에서 나온 사痧는 7~10일, 때리기(타법)에서 나온 사痧는 10~15일 정도 남아 있다가 깨끗이 없어진다. 이때 한방차를 같이 음용해 주면 타법에서 나온 사痧도 3일이면 깨끗이 없어진다. 원칙은 시간이 걸리더라도 몸에서 어혈을 깨끗이 청소하게 놓아 두는 것이 좋지만 여름철과 같이 몸을 노출할 때는 생활에 불편한 점이 있을 수 있으니 한방차를 병용해 주면 좋다.

일반적으로 타박상을 입은 경우 한방에서는 당귀수산을 약으로 많이 쓴다. 그러나 전문적인 한약이고 약이 써서 일반인이 차로 쓰기에는 적절치 않다. 그 대신 팔물차를 이용하면 좋다. 십전대보탕(인삼 6~9g, 백출 9~12g, 복령 12~15g, 자감초 3~6g, 숙지황 15~18g, 백작 12~15g, 당귀 12~15g, 천궁 6~9g, 육계 6~9g, 황기 15~18g, 생강 3쪽, 대추 2개)이나 쌍화탕(백작약 10g, 숙지황熟地黃 · 황기黃芪 · 당귀當歸 · 천궁川芎 각 4g, 계피桂皮 · 감초 각 3g, 생강 3쪽, 대추 2개)은 많이 들어 보았을 것이다. 모두 기氣와 혈血을 보하는 대표적인 보약이지만, 십전대보탕이나 쌍화탕은 열이 많기 때문에 평소 몸에 열이 많은 사람이 먹으면 부작용이 나타날 수 있다. 십전대보탕에서 육계, 황기, 생강, 대추를 뺀 것을 팔물탕이라 하는데,

팔물탕에서 인삼을 홍삼으로 바꾸면 누구나 먹어도 부작용이 없고 기혈을 보해 주니 그 효험이 무척 크다고 하겠다. 팔물탕은 기를 보하는 가장 기본적이고 대표적인 방제인 사군자탕(인삼·백출·복령·감초)과, 피를 만들어 주고 어혈을 풀어 주는 가장 기본 방제인 사물탕(숙지황·백작약·당귀·천궁)을 합친 것이다. 부작용 없이 기혈을 보하고 어혈을 없애고 피를 맑게 해 주니 더할 나위 없이 좋은 한방차라 할 것이다. 제기동의 한약방이나 건제방에서 팔물차를 끓여 달라고 하면 아주 저렴한 비용으로 살 수 있다. 한약 중 우리가 일반적으로 흔히 먹는 100여 종은 식품으로 규정되어 있다.

한의원에서 팔면 약이고, 시장에서 팔면 식품이다. 한약방에서 한약사가 지은 것을 가져와서 차로 고객에게 대접을 하는 것이니 쌍화차를 주는 것과 다를 바가 없다. 팔물탕은 구수하고 맛도 좋아 금상첨화다. 팔물차 하나만으로도 기혈의 부족으로 오는 모든 병을 다스릴 수 있으니 괄사요법과 병행한다면 그 효과가 무궁하다고 할 수 있다.

홍삼 120g, 백출 100g, 복령 100g, 자감초 100g, 숙지황 100g, 백작약 100g, 당귀 100g, 천궁 80g 정도로 해서 50봉을 만들어 달라고 하면 된다.

단방으로 쓸 경우 당귀만 사서 당귀차를 끓여 마셔도 효과가 무척 좋다.

이상으로 괄사요법에 대한 것을 모두 살펴보았다. 더 전문적인 지식을 원하는 독자를 위해 다음 장에서는 침구학 전반에 대한 내용과 병증별 괄사요법을 기술하겠다.

잘 익혀 둔다면 한의사 못지않은 실력의 무통괄사요법사가 될 수 있을 것이다.

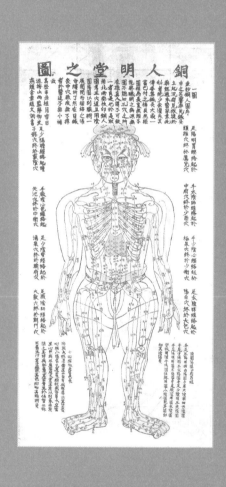

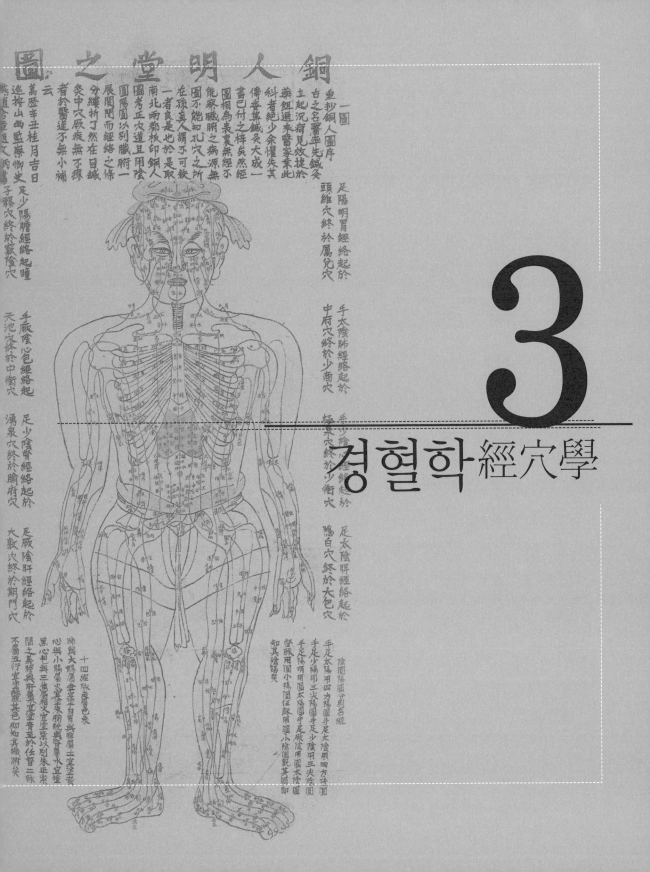

경혈학 經穴學

3

기氣란 무엇인가?

1

기氣란 쉽게 얘기해서 에너지라고 생각하면 된다. 동양에서 말하는 기의 개념은 무척이나 광범위해서 한마디로 정의하기가 어려운데 에너지 개념으로 이해를 하면 쉽다. 물질은 분자로 이루어져 있다. 물을 예로 들면 물의 분자식은 H_2O이다. 수소원자 2개와 산소원자 1개로 결합되어 있는 것이 물이다.

분자를 나누면 원자가 된다. 지구상에는 100여 종의 원자가 있다고 한다. 이 원자를 나누면 12개의 미립자가 되고 미립자를 나누면 5개의 소립자가 된다. 소립자마저 나누면 그때는 물질이 아니라 +−에너지만 남는다.

즉, +−에너지가 합쳐져서 5개의 소립자가 형성되고, 5개의 소립자가 조합되어서 12개의 미립자가 만들어지고, 12개의 미립자가 합쳐져서 100여 개의 원자가 만들어진다. 이 100여 개의 원자가 다시 조합되면서 삼라만상森羅萬象이 만들어지는 것이다. 그래서 현대의 양자물리학에서는 물질과 에너지의 구분이 없어진지 오래이다.

이렇게 보았을 때 세상은 기로 이루어져 있다고 보아도 과언이 아니다.

불교의 핵심 사상 중에 색즉시공色卽是空 공즉시색空卽是色이란 말이 있다. 즉, 보이는 것이 보이지 않는 것이요, 보이지 않는 것이 보이는 것이라는 말인데, 보이지 않는 기氣가 뭉쳐지면 보이는 물질이 되고 보이는 물질이 흩어지면 기(氣)가 된다는 이야기이다. 오래 전에 동양의 선인仙人들이 알고 있던 사실을 현대의 양자물리학이 증명해 준 것이다.

동양에서는 고대로부터 공간에 기氣라고 부르는 어떤 에너지가 충만해 있다고 보았다.

또한 현대의 신과학에서도 우주의 공간, 현실의 공간은 그냥 텅 비어 있는 곳이 아니라 무언가 어떤 물질로서 그 공간이 가득 채워져 있다고 보고 있다. 그 어떤 물질을 프리에너지free energy, 氣라고 명명하고 있다. 이런 프리에너지를 면밀히 분석하고 연구하는 일본, 중국, 미국, 러시아 등에서는 프리에너지라는 물질의 많은 차이를 발견하고 그 등급까지 분류해 놓고 있다고 한다. 일반인들에게는 공개되어 있지 않지만 그 종류가 600여 가지나 된다고 하니, 이렇듯 기氣에너지의 존재는 의심할 수 없는 사실인 것이다. 기氣에너지는 우주 공간에 가득 차 있는 에너지, 인간의 의식과 공명하는 에너지이다.

즉, 이러한 기氣에너지야 말로 신과학의 핵심 요체이다. 인체는 이러한 기氣에너지공간에너지, free energy를 가장 효율적으로 집적시킬 수 있는 기관이다. 인간의 육체 또한 물질로 이루어져 있으니 결국은 기로 이루어져 있다고 볼 수 있다. 그러나 사상이 아닌 의학으로 축소시켜 봤을 때, 한의학에서는 인체 외부의 육기六氣와 인체 내부의 기로 나눈다.

다시 인체의 기는 그 작용 여부에 따라 경락을 따라 흐르는 경기經氣, 인체 외부를 보호하는 위기衛氣, 혈을 따라 움직이는 영기榮氣 등으로 나눈다. 인체에 적용해서 기氣를 얘기할 때에는 쉽게 생체에너지vital energy로 표현하면 적절하겠다.

경락經絡이란?

2

경락이란 앞에서 얘기한 이러한 생체에너지가 몸속을 흐르는 통로를 말한다. 인체에서 세로로 흐르는 것을 경經이라 하고, 이 경과 경을 가로로 이어 주는 통로를 낙絡이라 한다. 경락은 12개의 정경正經과 8개의 기경팔맥奇經八脈, 15개의 낙맥絡脈으로 이루어져 있다. 낙맥의 가늘고 작은 분지를 손락孫絡이라 하며, 이 손락은 모세혈관만큼이나 몸속에 분포되어 있다.

또한 경락은 내장의 기가 체표로 반사되는 통로와 같다. 하늘의 마음이 풍한서습조화風寒暑濕燥火의 육기六氣로 표현되듯이 경락은 인간 마음의 통로, 즉 인간 의식의 통로이다. 그래서 보이지는 않지만 느낄 수 있는 것이다. 북한의 봉한학설에서는 경락을 봉한관, 기를 봉한액이라 하여 해부를 통해 실체를 밝혔다는 설도 있다.

혈^穴이란?

3

혈은 경락의 기와 혈血이 신체 표면에 모여들고, 흘러들며 통과하는 중점 부위를 말한다. 기氣와 혈血이 경락을 통과하면서 신체 내부의 장부腸腑의 생리, 혹은 병리 변화에 대하여 일정한 반응을 일으킨다. 따라서 신체 표면의 주위 환경에 각종 자극(침, 뜸, 괄사, 지압, 따주기 등)을 받게 되면 체내의 기능이 조절되고 치료의 효과를 얻게 된다. 즉, 혈穴이란 기와 혈이 모여 있는 곳으로 우주와 인간 내부 장기를 연결하는 반사점이라 할 수 있다.

괄사요법으로 혈穴을 자극하면 침, 뜸과 비슷한 효과를 볼 수 있다. 지금부터는 12경락과 기경팔맥의 혈자리와 주치主治를 설명하겠다. 침법과는 다르게 혈자리가 아주 정확해야 할 필요는 없다. 혈자리를 포함한 근방이면 되고, 그림으로 표시된 주변을 긁어 주면 된다.

12경락 經絡

4

1. 수태음폐경 手太陰肺經

(1) 중부 中府

청선상초淸宣上焦(상초의 기를 맑게 하고 퍼트림), 소조폐기疏調肺氣(폐기를 소통시키고 고르게 함) : 기관지염, 폐렴, 천식, 폐결핵

(2) 운문 雲門

조중기調中氣(중초의 기를 조절함), 화장위和腸胃(장과 위를 조화롭게 함), 화적체化積滯(적체를 없앰) : 기침, 흉통, 천식, 견관절 주위염

(3) 천부 天府

설폐열洩肺熱(폐열을 누설시킴) : 기관지염, 천식, 코피, 상완내측통(윗팔 안쪽 통증)

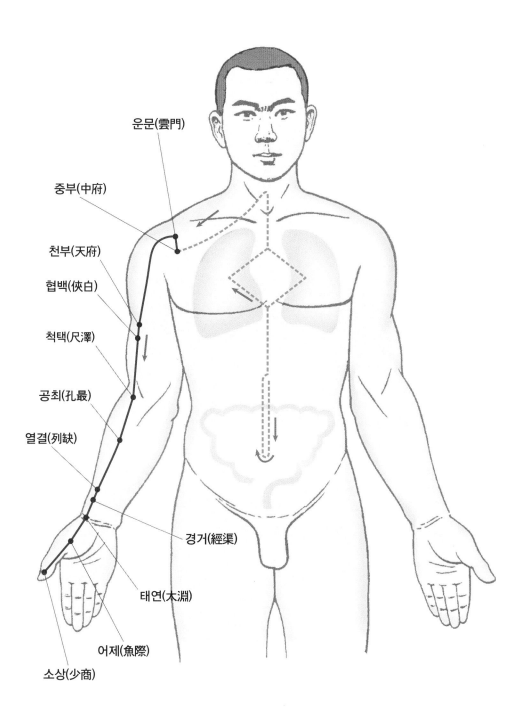

운문(雲門)

중부(中府)

천부(天府)

협백(俠白)

척택(尺澤)

공최(孔最)

열결(列缺)

경거(經渠)

태연(太淵)

어제(魚際)

소상(少商)

(4) 협백俠白

청열淸熱(열을 끔), 식풍熄風(풍을 없앰), 지통止痛(통증을 멈춤) : 기관지염, 천식, 코피, 상완내측통(윗팔 안쪽 통증)

(5) 척택尺澤

설폐염泄肺炎(폐의 염증을 없앰), 강역기降逆氣(역기를 내림), 청상초지열淸上焦之熱(상초의 열을 끔) : 기침, 천식, 폐렴, 기관지염, 흉막염, 객혈(피를 토함), 인후종통, 단독丹毒

(6) 공최孔最

윤폐지혈潤肺止血(폐를 윤택하게 하고 피를 그치게 함), 청열해표淸熱解表(열을 끄고 표를 열어줌), 이기강역理氣降逆(기를 다스리고 역기를 내림) : 기침, 천식, 폐렴, 편도선염, 객혈

(7) 열결列缺

선소폐열宣疎肺熱(폐열을 멀리 퍼지게 함), 소경통락疏經通絡(경락을 소통시킴), 통리이인후흉격通利咽喉胸膈(목과 목구멍과 가슴과 옆구리를 통하게 하고 이롭게 함) : 두통, 기침, 천식, 안면 신경마비, 두항강통(머리와 어깨가 굳으며 아픔), 수관절 주위 연부조직의 질병

(8) 경거經渠

해역천급咳逆喘急(기침과 천식을 멈춤), 완통脘痛(살이 아픔), 수족마비手足麻痺, 청숙상초폐기淸肅上焦肺氣(상초의 기와 폐기를 맑게 함) : 기관지염, 흉통, 천식

(9) 태연太淵

거풍화담祛風化痰(풍과 담을 없앰), 이폐지해지통理肺止咳止痛(폐를 이롭게 하고 기침과 통증을 멈추게 함), 청숙상초폐기淸肅上焦肺氣(상초의 기와 폐기를 맑게 함) : 두통, 치통, 기침하면서 피를 토할 때, 폐결핵, 흉통, 완골 수근 관절 및 주위 연부조직의 질환

(10) 어제魚際

소폐화위疏肺和胃(폐를 소통시키고 위를 조화롭게 함), 이인후利咽喉(인후를 이롭게 함), 청혈열淸血熱(혈열을 끔) : 기침, 인후염, 편도선염, 실음불어(말을 못함), 천식, 객혈, 발열

(11) 소상少商

통경기通經氣(경락의 기를 통하게 함), 청폐역淸肺逆(폐열이 오르는 것을 맑게 함), 이인후利咽喉(인후를 이롭게 함), 회양구역回陽救逆(양을 되돌리고 거스르는 것을 막음) : 중풍으로 정신을 잃었을 때, 이하선염, 감기, 기침, 폐렴, 중풍, 기절했을 때, 어린아이의 소화불량, 정신분열증

2. 수양명대장경手陽明大腸經

(1) 상양商陽

해표퇴열解表退熱(표를 열고 열을 물리침), 청폐이인淸肺利咽(폐를 맑게 하고 목구멍을 이롭게 함), 설열소종泄熱消腫(열을 없애고 종기를 사라지게 함) : 중풍으로 의식을 잃었을 때, 고열, 치통, 인후통, 이농耳聾(귀가 안 들릴 때), 손가락의 감각 마비

(2) 이간二間

산사열散邪熱(삿된 열을 흩트림), 이인후利咽喉(인후를 이롭게 함), 청열소종淸熱消腫(열을 끄고 종기를 없앰) : 치통, 인후통, 코피, 안면 신경 마비, 삼차신경통, 열성 질환

(3) 삼간三間

설사열泄邪熱(삿된 열을 없앰), 이인후利咽喉(인후를 이롭게 함), 조부기調腑氣(육부의 기를 고르게 함) : 치통, 인후통, 삼차신경통, 안질환, 수배홍종(손등이 붉고 부을 때)

(4) 합곡合谷

발표해열發表解熱(표를 들추고 열을 끔), 소풍해표疏風解表(바람을 통하게 하고 표를 염), 청설폐기淸泄肺氣(폐기를 맑게 하고 누설시킴), 통강장위通降腸胃(장을 통하게 하고 위기를 내림), 진통안신鎭痛安神(통증을 진정시키고 정신을 안정시킴), 통경활락通經活絡(경을 통하게 하고 락을 소생시킴) : 감기, 귀·코·목·눈·입의 질환, 안면 신경 마비, 편마비, 신경쇄약, 각종 동통

(5) 양계陽谿

거풍설화祛風泄火(풍을 없애고 불을 끔), 소산양명사기疏散陽明邪氣(양명경의 사기를 없앰) : 두통, 목적통(눈이 붉고 아플 때), 목예(눈에 눈곱이 낄 때), 이농(귀가 안 들릴 때), 치통, 설근통, 손관절통, 팔을 못들 때

(6) 편력偏歷

청폐기淸肺氣(폐기를 맑게 함), 조수도調水道(수도를 조절함), 통맥락通脈絡(맥락을 통하게 함) : 코피, 안면 신경 마비, 편도선염, 전완외측피 신경통

(7) 온류溫溜

청사열淸邪熱(삿된 열을 끔), 이장위理腸胃(장과 위를 다스림) : 구내염, 이하선염, 설염, 안면 신경 마비, 인후통

(8) 하렴下廉

사위중지열瀉胃中之熱(위중의 열을 끔) : 두통, 안통(눈이 아플 때), 복통, 유선염, 어깨 통증

(9) 상렴上廉

사위중지열瀉胃中之熱(위중의 열을 끔) : 편마비, 염좌(삐었을 때), 수족 마목, 장명(배에서 소리 날 때), 복통

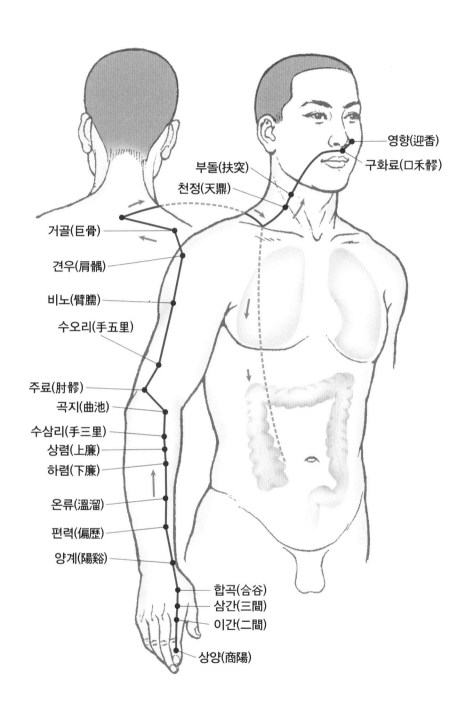

영향(迎香)

구화료(口禾髎)

부돌(扶突)

천정(天鼎)

거골(巨骨)

견우(肩髃)

비노(臂臑)

수오리(手五里)

주료(肘髎)

곡지(曲池)

수삼리(手三里)

상렴(上廉)

하렴(下廉)

온류(溫溜)

편력(偏歷)

양계(陽谿)

합곡(合谷)

삼간(三間)

이간(二間)

상양(商陽)

(10) 수삼리手三里

거풍통락祛風通絡(풍을 없애고 경락을 통하게 함), 화위이장和胃利腸(위를 조화롭게 하고 장을 이롭게 함) : 견비통, 상지마비, 위통, 복통, 설사, 소화불량

(11) 곡지曲池

소사열疎邪熱(삿된 열을 없앰), 이관절利關節(관절을 이롭게 함), 거풍습祛風濕(풍습을 없앰), 조기혈調氣血(기혈을 조절함) : 상지관절통, 마비, 편마비, 고혈압, 고열, 마진, 빈혈, 알레르기 질환, 갑상선종대

(12) 주료肘髎

소통경락疏通經絡(경락을 소통시킴) : 주비통(팔꿈치와 팔뚝이 아플 때), 상완골 외측상과의 염증

(13) 수오리手五里

거풍통락祛風通絡(풍을 없애고 경락을 통하게 함), 화위이장和胃利腸(위를 조화롭게 하고 장을 이롭게 함) : 객혈(피를 토함), 폐렴, 복막염, 경부임파결절핵, 주비통(팔꿈치와 팔뚝이 아플 때)

(14) 비노臂臑

통락通絡(낙맥을 통하게 함), 명목明目(눈을 밝게 함), 지통진통止痛鎭痛(통증을 없애고 진정시킴) : 견배통으로 팔을 못들 때

(15) 견우肩髃

소산경락풍습散經絡風濕(경락의 풍습을 소산시킴), 청설양명기화淸泄陽明氣火(양명경의 기화를 없앰), 통리관절通利關節(관절을 통하게 하고 이롭게 함), 거사해열祛邪解熱(사기를 제거하고 열을 끔), 조화기혈調和氣血(기혈을 조화시킴) : 류머티즘성 견관절염, 반신불수, 갑상선비대

(16) 거골巨骨

산어散瘀(어혈을 없앰), 통락通絡(낙맥을 통하게 함), 통리관절通利關節(관절을 통하게 하고 이롭게 함) : 견관절 및 연부조직의 질환, 토혈(피를 토함), 경부임파결절핵

(17) 천정天鼎

이인기利咽氣(목구멍의 기를 이롭게 함), 청폐기淸肺氣(폐기를 맑게 함) : 편도선염, 후두염, 경부임파결절핵, 설골근 마비

(18) 부돌扶突

소통경락疏通經絡(경락을 소통시킴), 조창기혈調暢氣血(기혈을 조절하고 통하게 함) : 천식, 담다痰多(가래가 많을 때), 인후종통, 연하 곤란(음식물을 삼킬 때 불편함)

(19) 구화료口禾髎

부비기扶脾氣(비장의 기운을 북돋음), 화습체化濕滯(습체를 없앰) : 비염, 코피, 안면 신경 마비

(20) 영향迎香

통비규通鼻竅(콧구멍을 통하게 함), 산풍사散風邪(풍사를 없앰), 청기화淸氣火(기화를 맑게 함)

3. 족양명위경足陽明胃經

(1) 승읍承泣

거풍산화祛風散火(풍을 없애고 화를 흩트림), 개규명목開竅明目(구멍을 열고 눈을 밝게 함) : 목적통(눈이 붉고 아플 때), 눈물이 흐를 때, 근시, 눈꺼풀이 떨릴 때, 구안와사

(2) 사백四白

거풍명목祛風明目(풍을 없애고 눈을 밝게 함), 소간이담疏肝利痰(간을 소통시키고 가래를 없앰), 서근진통舒筋鎮痛(근육을 풀고 통증을 진정시킴) : 안면 신경 마비, 안 경련, 삼차신경통, 각막염, 근시, 부비강염, 담도회충증, 알레르기성 안면 부종

(3) 거료巨髎

서근통락舒筋通絡(근육을 풀고 경락을 통하게 함) : 비염, 삼차신경통, 안면 신경 마비

(4) 지창地倉

거풍사祛風邪(풍사를 없앰), 통기체通氣滯(기체를 통하게 함), 이기관利機關(기관을 이롭게 함), 부정진통扶正鎮痛(정기를 북돋고 통증을 진정시킴) : 안면 신경 마비, 삼차신경통, 구안와사

(5) 대영大迎

청심녕신淸心寧神(마음을 맑게 하고 정신을 편안하게 함) : 이하선염, 아관긴급(입을 벌리지 못함), 안면 신경 마비, 치통

(6) 협거頰車

개규통락開竅通絡(구멍을 열고 경락을 통하게 함), 거풍조기진통祛風調氣鎮痛(풍을 없애고 기를 조절하고 통증을 진정시킴) : 치통, 이하선염, 악관절통, 구안와사, 안면 신경 마비

(7) 하관下關

소풍활락疏風活絡(바람을 통하게 하고 경락을 활성화함), 개규익청開竅益聽(구멍을 열고 잘 듣게 함) : 치통, 악관절염, 안면 신경 마비, 삼차신경통, 중이염, 농아, 이명(귀에서 소리가 남), 귀가 아픔

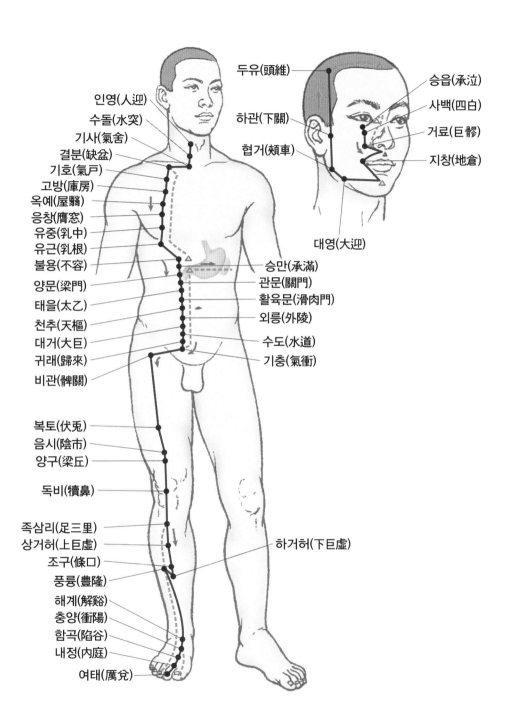

인영(人迎)
수돌(水突)
기사(氣舍)
결분(缺盆)
기호(氣戶)
고방(庫房)
옥예(屋翳)
응창(膺窓)
유중(乳中)
유근(乳根)
불용(不容)
양문(梁門)
태을(太乙)
천추(天樞)
대거(大巨)
귀래(歸來)
비관(髀關)

복토(伏兎)
음시(陰市)
양구(梁丘)

독비(犢鼻)

족삼리(足三里)
상거허(上巨虛)
조구(條口)
풍륭(豊隆)

해계(解谿)
충양(衝陽)
함곡(陷谷)
내정(内庭)

여태(厲兌)

두유(頭維)
하관(下關)
협거(頰車)

승만(承滿)
관문(關門)
활육문(滑肉門)
외릉(外陵)
수도(水道)
기충(氣衝)

하거허(下巨虛)

승읍(承泣)
사백(四白)
거료(巨髎)
지창(地倉)

대영(大迎)

(8) 두유頭維

거풍설화祛風泄火(풍을 없애고 화를 누설시킴), 지통명목청두止痛明目淸頭(통증을 멈추고 눈을 밝게 하고 머리를 맑게 함) : 두통, 편두통, 정신분열증, 안면 신경 마비, 안륜근 경련

(9) 인영人迎

통경락通經絡(경락을 통하게 함), 조기혈調氣血(기혈을 조절함), 청열평천淸熱平喘(열을 끄고 천식을 다스림), 이인후利咽喉(인후를 이롭게 함) : 고혈압, 저혈압, 천식, 갑상선종, 인후종통(목이 붓고 아픔), 발음 장애

(10) 수돌水突

청습열淸濕熱(습열을 없앰), 화위기化胃氣(위기를 조화시킴) : 인후통, 갑상선종, 천식

(11) 기사氣舍

조기익원調氣益原(기운을 고르고 원기를 북돋움) : 인후염, 천식, 갑상선종, 경부임파결절핵

(12) 결분缺盆

거풍통락祛風通絡(풍을 없애고 경락을 통하게 함) : 천식, 딸꾹질, 늑간신경통

(13) 기호氣戶

청열관흉淸熱寬胸(열을 끄고 가슴을 편하게 함) : 기관지염, 천식, 딸꾹질, 늑간신경통

(14) 고방庫房

이기관흉理氣寬胸(기를 다스리고 가슴을 넓힘) : 기관지염, 늑간신경통

(15) 옥예屋翳

이기관흉理氣寬胸(기를 다스리고 가슴을 넓힘) : 기관지염, 유선염, 늑간신경통

(16) 응창膺窓

청열해울淸熱解鬱(열을 끄고 답답함을 해소시킴), 지통소종止痛消腫(통증을 멈추고 종기를 없앰)
: 기관지염, 유선염, 천식, 늑간신경통, 설사, 복명(배에서 꾸르륵 소리가 남)

(17) 유중乳中

유방통乳房痛(유방의 통증), 유즙 분비 지연乳汁分泌遲延(유즙 분비를 지연시킴) : 젖이 안 나올
때(임상적으로 침구는 쓰지 않는다. 괄법의 뒤로 긁기를 사용한다.), 젖을 안 나오게 할 때

(18) 유근乳根

선통유락宣通乳絡(젖을 나오게 하고 경락을 통하게 함), 활혈화울活血化鬱(혈을 살리고 답답함을
없앰) : 젖이 안 나올 때, 유선염, 기관지염

(19) 불용不容

조중화위調中和胃(중초와 위장을 조화롭게 함) : 위통, 구토, 늑간신경통

(20) 승만承滿

화위이기和胃理氣(위를 조화롭게 하고 기를 다스림) : 위통, 급·만성위염, 소화불량

(21) 양문梁門

조중기調中氣(중초의 기를 다스림), 화장위和腸胃(장과 위를 조화롭게 함), 조조운화적체助調運化
積滯(운화를 돕고 적체를 없앰)

(22) 관문關門

조리장위調理腸胃(장과 위를 조절하고 다스림) : 식욕 부진, 설사, 부종

(23) 태을太乙

이기소통理氣疏通(기를 다스리고 소통시킴) : 위통, 유뇨, 정신과 질환, 무릎 관절통

(24) 활육문滑肉門

청위기淸胃氣(위기를 맑게 함) : 급 · 만성 위장염, 정신과 질환

(25) 천추天樞

소조대장疏調大腸(대장을 통하게 하고 조절함), 조중화위調中和胃(중초를 조절하고 위를 조화롭게 함), 이기건비理氣健脾(기를 조절하고 비를 건강하게 함), 부토화습扶土化濕(토를 돕고 습을 없앰), 화영조경和營調經(영기를 조화롭게 하고 경락을 조절) : 급 · 만성 위염, 급 · 만성 장염, 장 마비, 복막염, 장회충증, 자궁내막염, 변비, 요통

(26) 외릉外陵

통삼초通三焦(삼초를 통하게 함), 소수통疏水桶(수통을 소통시킴) : 복통, 월경통

(27) 대거大巨

조대맥調帶脈(대맥을 조절함), 이습열利濕熱(습열을 없앰) : 복통, 장협착, 장폐색, 뇨폐, 방광염

(28) 수도水道

청습열淸濕熱(습열을 없앰), 이방광利膀胱(방광을 이롭게 함) : 신염, 방광염, 복수가 찼을 때

(29) 귀래歸來

소경락기화疏經絡氣化(경락을 소통시키고 기화를 도움) : 월경부조(월경이 일정치 않음), 자궁부속기염, 자궁내막염

(30) 기충氣衝

서종근舒宗筋(종근을 풀어 줌), 산궐기散厥氣(궐기를 흩트림), 조방광調膀胱(방광을 조절함), 화영혈和營血(영혈을 조화롭게 함) : 남녀 생식기 질환, 음경통, 불임

(31) 비관髀關

온경활락溫經活絡(경락을 따뜻하게 하고 살림), 소풍산한疏風散寒(풍을 없애고 한기를 흩트림) : 하지 마비, 슬관절통, 요통

(32) 복토伏兎

각기脚氣(비타민B 부족으로 다리가 붓는 병), 요통腰痛(허리 통증), 마목불인麻木不仁(근육이 마비되서 감각이 없음)

(33) 음시陰市

산한온경散寒溫經(한기를 없애고 경락을 따뜻하게 함) : 슬관절염, 하지 마비

(34) 양구梁丘

통조위기通調胃氣(위를 통하게 하고 기를 조절함), 화중강역和中降逆(중초를 조화롭게 하고 역기를 내림), 거풍화습祛風化濕(풍을 없애고 습을 제거함) : 위염, 위통, 설사, 유선염, 슬관절 및 주위 연부조직의 질환

(35) 독비犢鼻

통경활락通經活絡(경락을 통하게 하고 살림), 소풍산한疎風散寒(풍을 없애고 한기를 흩트림), 소종지통消腫止痛(종기를 없애고 통증을 그치게 함) : 요통, 각기, 하지 마비

(36) 족삼리足三里

이비위理脾胃(비위를 다스림), 조중기調中氣(중초의 기를 조절함), 화장소체和腸消滯(장을 조화롭

게 하고 막힌 것을 없앰), 소풍화습疏風化濕(풍을 없애고 습을 제거함), 통조경락通調經絡(경락을 통하게 하고 조절함), 조화기혈調和氣血(기혈을 조화시킴), 부정배원扶正培元(정을 돕고 원기를 북돋움), 거사방병祛邪防病(사기를 제거하고 병을 예방함), 강건비위强健脾胃(비위를 강건하게 함) : 급·만성 위염, 괴양성 질환, 급·만성 장염, 소아 소화불량, 소화기계 질환, 편마비, 쇼크, 허약 체질, 빈혈, 고혈압, 알레르기성 질환, 황달, 천식, 빈뇨, 생식기계 질환, 신경쇠약

(37) 상거허上巨虛

이비화위理脾和胃(비장을 다스리고 위를 조화롭게 함), 통장화체通腸化滯(장을 통하게 하고 막힌 것을 없앰), 소경조기疏經調氣(경락을 소통시키고 기를 조화롭게 함), 청리습열淸利濕熱(습열을 없앰) : 복통, 복창, 설사, 충수염, 위염, 편마비, 각기

(38) 조구條口

소도경락疏導經絡(경락을 통하게 하고 이끌음) : 슬관절염, 하지 마비, 위통, 장염, 견관절 주위 염

(39) 하거허下巨虛

통강부기通降腑氣(육부의 기를 통하게 하고 내림), 영신진경寧神鎭驚(정신을 안정시키고 놀란 것을 진정시킴) : 급·만성 장염, 급·만성 간염, 하지 마비

(40) 풍륭豐隆

화위기和胃氣(위기를 조화롭게 함), 화담습化痰濕(담습을 없앰), 청신지淸神志(신지를 맑게 함) : 기침, 가래가 많을 때, 두통, 어지러움, 각기, 사지의 종창, 경폐, 뇨붕

(41) 해계解谿

부비기扶脾氣(비기를 북돋움), 화습체化濕滯(습체를 없앰), 청위열淸胃熱(위열을 없앰), 녕신지寧神志(신지를 안정시킴) : 두통, 신장염, 장염, 족관절 및 주위 연부조직의 질환, 안질환

(42) 충양衝陽

부토화습扶土化濕(토를 북돋고 습을 없앰), 화위녕신和胃寧神(위를 조화롭게 하고 정신을 안정시킴) : 두통, 안면 신경 마비, 족배통, 정신과 질환, 열성 질환

(43) 함곡陷谷

산한온경散寒溫經(한기를 흩트리고 경락을 따뜻하게 함) : 안면부종, 결막염, 부종, 장명복통, 히스테리

(44) 내정內庭

통강위기通降胃氣(위기를 통하게 하고 내림), 화장화체和腸化滯(장을 조화롭게 하고 막힌 것을 없앰), 이기진통理氣鎭痛(기를 다스리고 통증을 진정시킴) : 치통, 삼차신경통, 편도선염, 위통, 급 · 만성 장염, 각기

(45) 여태厲兌

통경영궐通經勞厥(경락을 통하게 하고 수고로움을 수그러트림), 회양구역回陽救逆(양을 되돌리고 어긋나는 것을 바로잡음), 화위청신和胃淸神(위를 조화롭게 하고 정신을 맑게 함), 소설양명사열疏泄陽明邪熱(양명경의 삿된 열을 소멸시킴), 활락개규活絡開竅(경락을 살리고 구멍을 염) : 뇌빈혈, 신경쇄약, 편도선염, 간염, 소화불량, 히스테리

4. 족태음비경足太陰脾經

(1) 은백隱白

조혈통혈調血統血(혈을 조절하고 통솔함), 부비온비扶脾溫脾(비기를 북돋우고 비를 따뜻하게 함), 청심녕신淸心寧神(심을 맑게 하고 정신을 안정시킴), 온양회궐溫陽回厥(온양을 되돌림) : 월경 과다, 소화관 출혈, 복통, 정신병, 혈변, 혈뇨, 피를 토할 때

(2) 대도大都

건비화중健脾和中(비를 건강하게 하고 중초를 조화시킴), 회양구역回陽救逆(양을 되돌리고 거스르는 것을 막음) : 열성 질환, 설사, 위통, 사지부종, 중풍

(3) 태백太白

통경화락通經活絡(경락을 통하게 하고 살림), 조비화위調脾和胃(비를 조절하고 위를 조화롭게 함) : 두통, 위통, 부종, 이질, 급성 위장염, 변비

(4) 공손公孫

부비위扶脾胃(비위를 북돋움), 이기기理氣機(기와 기관을 다스림), 조혈해調血海(혈해를 조절함), 화충맥和衝脈(충맥을 조화롭게 함) : 위통, 급 · 만성 장염, 구토, 자궁내막염, 월경부조

(5) 상구商丘

건비위健脾胃(비위를 건강하게 함), 화습체化濕滯(습체를 없앰) : 위염, 장염, 소화불량, 각기, 부종, 족관절 및 주위 연부조직의 질환

(6) 삼음교三陰交

보비토補脾土(비토를 보함), 조운화助運化(운화를 도움), 통기체通氣滯(기가 막힌 것을 통하게 함), 소하초疏下焦(하초를 소통시킴), 조혈실정궁調血室精宮(혈실을 조절하고 자궁을 깨끗하게 함), 거경락풍습祛經絡風濕(경락의 풍습을 제거함) : 비뇨기 · 생식기계의 질환, 복통, 설사, 편마비, 신경쇠약, 신경성 피부염, 습진

(7) 누곡漏谷

부양비기扶陽脾氣(양기와 비기를 북돋음), 화영위化營衛(영위를 조화시킴) : 복명(배에서 꾸르륵 소리가 남), 뇨로감염증, 하지 마비

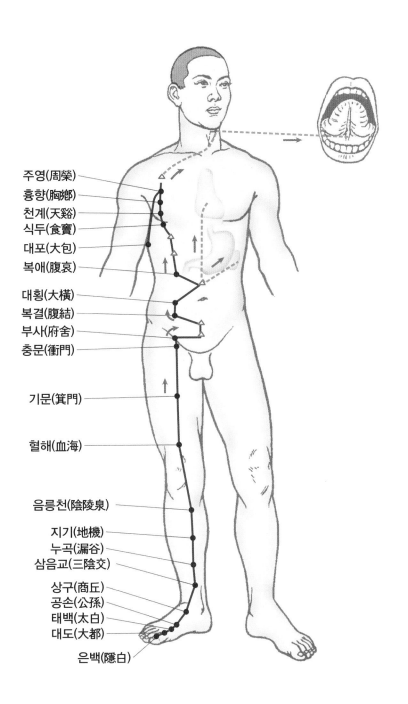

주영(周榮)
흉향(胸鄉)
천계(天谿)
식두(食竇)
대포(大包)
복애(腹哀)

대횡(大橫)
복결(腹結)
부사(府舍)
충문(衝門)

기문(箕門)

혈해(血海)

음릉천(陰陵泉)

지기(地機)
누곡(漏谷)
삼음교(三陰交)

상구(商丘)
공손(公孫)
태백(太白)
대도(大都)

은백(隱白)

(8) 지기地機

화비이혈和脾理血(비를 조화롭게 하고 혈을 이롭게 함), 조변포궁調變胞宮(자궁을 조절하고 고침)
: 월경 불순, 기능성 자궁 출혈, 월경통, 부종, 유정(정액이 그냥 흘러나오는 것)

(9) 음릉천陰陵泉

운중초運中焦(중초를 움직이게 함), 화습체化濕滯(습체를 없앰), 조방광調膀胱(방광을 조절함), 거풍
냉祛風冷(풍냉을 제거함) : 요실금, 월경 불순, 유정, 신장염, 각기, 장염, 이질, 슬관절통, 하지부종

(10) 혈해血海

조혈청열調血淸熱(혈을 조절하고 열을 끔), 선통하초宣通下焦(하초를 통하게 함) : 월경 불순, 기
능성 자궁 출혈, 피부 괴양증, 신경성 피부염, 빈혈, 보혈

(11) 기문箕門

소비이기疏脾理氣(비를 소통시키고 기를 다스림), 산궐기散厥氣(궐기를 흩트림) : 뇨도염, 요실
금, 난계임파절염

(12) 충문衝門

강역이습降逆利濕(역기를 내리고 습을 없앰), 이기소치理氣消痔(기를 다스리고 치질을 없앰) : 뇨
폐(오줌이 잘 안 나옴), 자궁내막염

(13) 부사府舍

거대장경사祛大腸經邪(대장경의 사기를 제거함), 산경락풍습散經絡風濕(경락의 풍습을 흩트림) :
난계임파절염, 하복부통, 충수염

(14) 복결腹結

조방광助膀胱(방광을 도움), 이습열理濕熱(습열을 다스림) : 설사

(15) 대횡大橫

통경락通經絡(경락을 통하게 함), 속근골續筋骨(근골을 이어 줌) : 설사, 변비, 장 마비, 장내 기생충

(16) 복애腹哀

조방광助膀胱(방광을 도움), 이습열理濕熱(습열을 다스림) : 제부통(배꼽 주위 통증), 소화불량, 이질, 변비

(17) 식두食竇

소식화위消息和胃(위를 움직이게 하고 조화롭게 함) : 늑간신경통, 복수(배에 물이 찼을 때), 뇨폐, 위염

(18) 천계天谿

이기영혈理氣營血(기와 영혈을 다스림) : 기관지염, 천식, 딸꾹질, 유선염

(19) 흉향胸鄕

화위和胃(위를 조화롭게 함) : 늑간신경통

(20) 주영周榮

화위기和胃氣(위기를 조화롭게 함), 이중초利中焦(중초를 이롭게 함) : 늑간신경통, 흉막염, 폐농양, 기관지 확장증

(21) 대포大包

통제락統諸絡(모든 낙맥을 통솔함), 속근골束筋骨(근골을 묶음) : 천식, 늑간신경통, 전신 동통

5. 수소음심경 手少陰心經

(1) 극천極泉

이기관흉理氣寬胸(기를 다스리고 가슴을 편하게 함) : 견관절염, 견관절 주위염, 협심통, 협륵동통

(2) 청영靑靈

이기利氣(기를 이롭게 함), 화영위和營衛(영위를 조화롭게 함) : 늑통, 견비통, 목황(눈이 노랄 때)

(3) 소해少海

소심기疏心氣(심기를 소통시킴), 청포락淸包絡(포락을 맑게 함), 녕신지寧神志(신지를 안정시킴), 화담연化痰涎(담연을 없앰) : 신경쇠약, 정신분열증, 늑간신경통, 척골신경통, 임파절염, 주관절 주위의 연부조직 질환

(4) 영도靈道

녕심안심寧心安神(심신을 편안하게 함), 조심기調心氣(심기를 조절함), 진정鎭靜(진정시킴) : 심통, 정신분열증, 히스테리, 척골신경통

(5) 통리通里

안심녕신安心寧神(심신을 편안하게 함), 식풍화영熄風和營(풍을 삭히고 영을 조화롭게 함) : 심계(심장이 두근두근 뛰는 것), 심통, 신경쇠약, 히스테리성으로 말을 잘 못할 때, 정신분열증, 기침, 천식

(6) 음극陰郄

청심화淸心火(심화를 끔), 잠허양潛虛陽(허양을 가라앉힘), 안신지安神志(신지를 안정시킴), 고표분固表分(표분을 확실히 함 - 심기진액의 탈기를 막음) : 신경쇠약, 도한(밤에 잘 때 땀이 나는

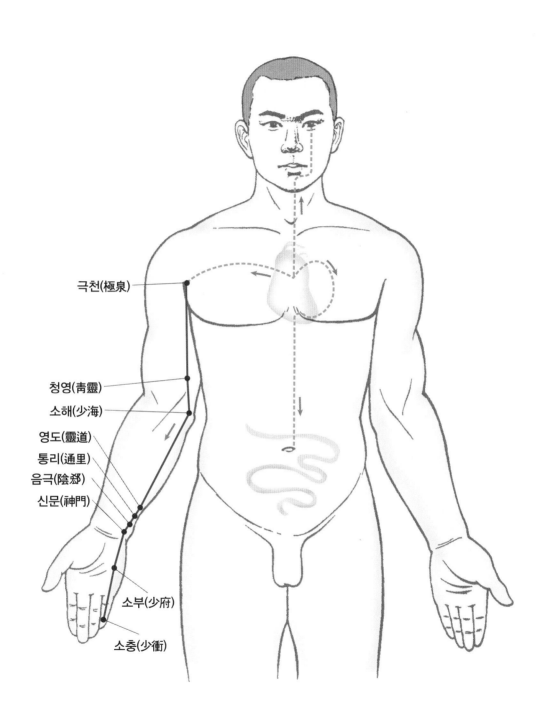

극천(極泉)

청영(靑靈)

소해(少海)

영도(靈道)

통리(通里)

음극(陰郄)

신문(神門)

소부(少府)

소충(少衝)

것), 심계항진, 폐결핵

(7) 신문神門

안심녕신安心寧神(심신을 편안하게 함), 청화량영淸化凉營(영을 맑고 깨끗하게 함), 청심열淸心熱
(심열을 끔), 조기역調氣逆(기역을 다스림) : 신경쇄약, 심계항진, 건망증, 불면, 다몽(꿈을 많
이 꾸는 것), 심장병, 협심통, 히스테리

(8) 소부少府

녕신지寧神志(신지를 편안하게 함), 조심기調心氣(심기를 다스림) : 풍습성 심장병, 심계, 소변불
리(소변을 잘 못 눔), 히스테리

(9) 소충少衝

개심규開心竅(심규를 염), 청신지淸神志(신지를 맑게 함), 영궐역勞厥逆(노궐을 물리침), 설사열泄
邪熱(삿된 열을 누설시킴)

6. 수태양소장경手太陽小腸經

(1) 소택少澤

청심화淸心火(심화를 끔), 산울열散鬱熱(울체된 열을 흩트림), 개규이유開竅利乳(구멍을 열고 젖이
잘 나오게 함), 통경활락通經活絡(경락을 통하게 하고 활성화시킴) : 두통, 유선염, 유즙 분비
부족, 심통, 협륵통

(2) 전곡前谷

소풍설화疏風泄火(풍을 소통시키고 화를 누설시킴), 화영위和營衛(영위를 조화시킴) : 목예(눈에 눈
곱이 낄 때), 이명(귀에서 소리가 날 때), 유선염, 수지마목(손가락이 딱딱하게 굳고 마비될 때)

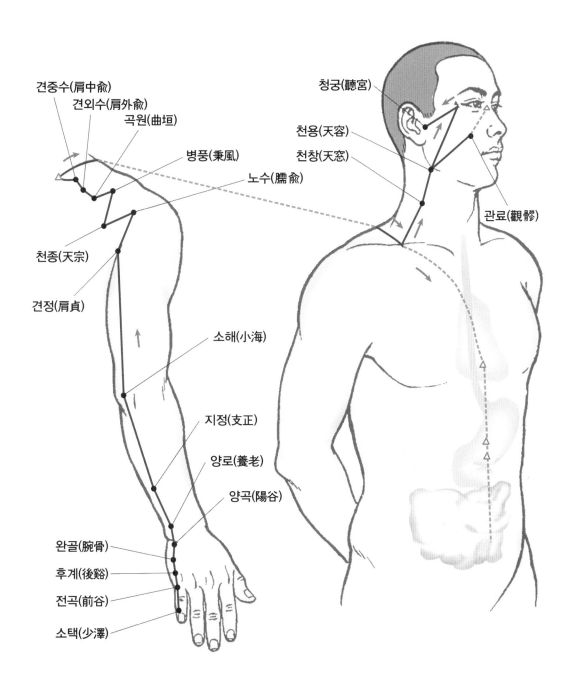

견중수(肩中兪)
견외수(肩外兪)
곡원(曲垣)
병풍(秉風)
노수(臑兪)

청궁(聽宮)
천용(天容)
천창(天窓)
관료(觀髎)

천종(天宗)
견정(肩貞)

소해(小海)

지정(支正)

양로(養老)

양곡(陽谷)

완골(腕骨)
후계(後谿)
전곡(前谷)
소택(少澤)

(3) 후계後谿

녕심안신寧心安神(심신을 편안하게 함), 청열이습淸熱利濕(열을 끄고 습을 없앰), 통독맥通督脈(독맥을 통하게 함), 고표분固表分(표분을 확실히 함) : 목적통, 목예, 이명, 황달

(4) 완골腕骨

소태양경사疏太陽經邪(태양경의 사기를 없앰), 청소장습열淸小腸濕熱(소장의 습열을 없앰) : 두통, 구토, 소갈(당뇨병), 협통, 황달, 다섯 손가락을 굽히고 펴지 못할 때

(5) 양곡陽谷

산양명사열散陽明邪熱(양명경의 삿된 열을 흩트림) : 손 관절통, 이하선염, 열성 질환, 정신과 질환, 이명(귀가 잘 안 들릴 때)

(6) 양로養老

서근통락舒筋通絡(근육을 풀고 경락을 통하게 함), 명목明目(눈을 밝게 함) : 상지관절통, 견배통, 편마비, 낙침(자고 나서 고개가 안 돌아갈 때), 안질환, 요통

(7) 지정支正

청신淸神(정신을 맑게 함), 해표열解表熱(표열을 끔), 소경사疏經邪(경락의 사기를 없앰) : 신경쇠약, 정신과 질환, 목 부위가 뭉치고 아플 때, 팔꿈치가 아플 때

(8) 소해小海

산태양경사散太陽經邪(태양경의 사기를 흩트림), 통소장열결通小腸熱結(소장의 맺힌 열을 통하게 함), 거풍기祛風氣(풍기를 제거함), 청신지淸神志(신지를 맑게 함) : 척골신경통, 척골 신경 마비, 정신분열증, 견배통

(9) 견정肩貞

소경락활혈이기疏經絡活血利氣(경락을 소통시키고 혈을 살리고 기를 이롭게 함) : 견갑통, 팔을 못 올릴 때, 상지마비, 액와다한증(겨드랑이에 땀이 많이 날 때)

(10) 노수臑俞

거태양경사祛太陽經邪(태양경의 사기를 제거함) : 견배통, 팔을 못 올릴 때, 상지마비

(11) 천종天宗

해태양경사解太陽經邪(태양경의 사기를 없앰), 선흉협기체宣胸脇氣滯(흉협의 기체를 품) : 견갑통

(12) 병풍秉風

거풍통락祛風通絡(풍을 없애고 경락을 통하게 함) : 견배통

(13) 곡원曲垣

청열관중淸熱貫中(열을 끄고 중초를 통하게 함) : 견배통

(14) 견외수肩外俞

이기소통理氣疏通(기를 다스리고 통하게 함) : 견배통

(15) 견중수肩中俞

이기理氣(기를 다스림), 소통견갑근골疏通肩胛筋骨(견갑근골을 소통하게 함) : 기관지염, 천식, 기관지 확장증, 견배통, 낙침(자고 나서 목이 안 돌아갈 때)

(16) 천창天窓

소심기疏心氣(심기를 통하게 함), 청신기淸神氣(정신과 기를 맑게 함) : 인후부동통, 갑상선종, 이명, 이농(귀가 잘 안 들림), 목과 어깨가 뭉치고 아플 때

(17) 천용天容

서경활락舒經活絡(경락을 풀고 살림) : 편도선염, 인후염, 목과 어깨가 붓고 아플 때, 천식

(18) 관료觀髎

진통진경鎭痛鎭痙(통증과 경련을 진정시킴) : 삼차신경통, 안면부의 근경련, 안면 신경 마비

(19) 청궁聽宮

선이규宣耳竅(귓구멍을 염), 지통止痛(통증을 멈춤), 익청益聽(잘들리게 함), 녕신지寧神志(신지를 편안하게 함) : 이명, 이농, 중이염, 외이도염

7. 족태양방광경足太陽膀胱經

(1) 정명睛明

소풍설화疏風泄火(풍을 통하게 하고 화를 누설시킴), 자수명목滋水明目(수를 증가시키고 눈을 밝게 함) : 눈이 붉고 아플 때, 바람을 맞으면 눈물이 날 때, 급·만성 안구결막염, 근시, 원시, 난시, 색맹, 야맹증, 시신경염, 시신경 위축, 각막염, 녹내장

(2) 찬죽攢竹

선설태양설기宣泄太陽熱氣(태양경의 열기를 퍼트려서 누설시킴), 치락명목治絡明目(낙맥을 다스리고 눈을 밝게 함) : 두통, 근시, 급성 결막염, 안면 신경 마비

(3) 미충眉衝

설열개규泄熱開竅(열을 누설시키고 구멍을 염) : 두통, 코막힘, 어지러움

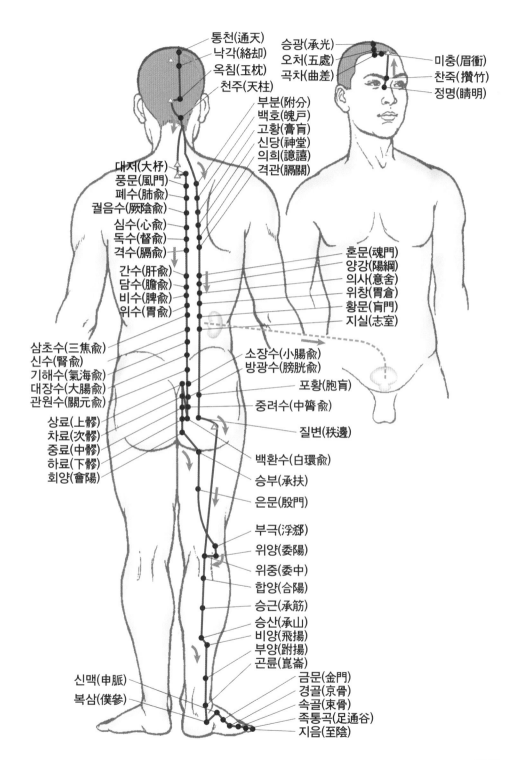

통천(通天)
낙각(絡却)
옥침(玉枕)
천주(天柱)

승광(承光)
오처(五處)
곡차(曲差)

미충(眉衝)
찬죽(攢竹)
정명(睛明)

부분(附分)
백호(魄戶)
고황(膏肓)
신당(神堂)
의희(譩譆)
격관(膈關)

대저(大杼)
풍문(風門)
폐수(肺兪)
궐음수(厥陰兪)
심수(心兪)
독수(督兪)
격수(膈兪)

간수(肝兪)
담수(膽兪)
비수(脾兪)
위수(胃兪)

혼문(魂門)
양강(陽綱)
의사(意舍)
위창(胃倉)
황문(肓門)
지실(志室)

삼초수(三焦兪)
신수(腎兪)
기해수(氣海兪)
대장수(大腸兪)
관원수(關元兪)

소장수(小腸兪)
방광수(膀胱兪)

포황(胞肓)

중려수(中膂兪)

질변(秩邊)

상료(上髎)
차료(次髎)
중료(中髎)
하료(下髎)
회양(會陽)

백환수(白環兪)

승부(承扶)

은문(殷門)

부극(浮郄)
위양(委陽)
위중(委中)
합양(合陽)
승근(承筋)
승산(承山)
비양(飛揚)
부양(跗揚)
곤륜(崑崙)

신맥(申脈)
복삼(僕參)

금문(金門)
경골(京骨)
속골(束骨)
족통곡(足通谷)
지음(至陰)

(4) 곡차曲差

설열개규泄熱開竅(열을 누설시키고 구멍을 염), 청두명목淸頭明目(머리를 맑게 하고 눈을 밝게 함) : 두통, 코막힘, 코피, 안질환

(5) 오처五處

선설풍열宣泄風熱(풍열을 퍼트리면서 누설시킴), 청두명목淸頭明目(머리를 맑게 하고 눈을 밝게 함) : 두통, 어지러움, 비염, 간질

(6) 승광承光

청두명목淸頭明目(머리를 맑게 하고 눈을 밝게 함) : 두통, 감기, 비염, 어지러움

(7) 통천通天

청두개규淸頭開竅(머리를 맑게 하고 구멍을 염) : 비염, 두통

(8) 낙각絡却

경락소통經絡疏通(경락을 소통시킴) : 어지러움, 안면 신경 마비, 비염, 갑상선종, 구토

(9) 옥침玉枕

청두명목淸頭明目(머리를 맑게 하고 눈을 밝게 함) : 두통, 어지러움, 근시

(10) 천주天柱

이기청화理氣淸火(기를 다스리고 화를 끔) : 후두통, 목 근육이 뭉치고 아플 때, 인후염, 신경쇠약, 히스테리, 안질환, 간질

(11) 대저大杼

거풍사祛風邪(풍사를 제거함), 해표퇴열解表退熱(표를 열고 열을 물리침), 서근맥舒筋脈(근맥을 풀

어 줌), 조골절調骨節(뼈마디를 조절함) : 감기, 기관지염, 폐렴, 흉막염, 항배통, 관절염

(12) 풍문風門

소산풍한疎散風寒(풍한을 소산시킴), 선설제양지열宣泄諸陽之熱(모든 양의 열을 퍼트려 누설시킴), 조리폐기調理肺氣(폐기를 조절하고 다스림) : 감기, 기관지염, 폐렴, 흉막염, 천식

(13) 폐수肺兪

조폐기調肺氣(폐기를 조절함), 보노손補勞損(보해 주고 피로를 줄여 줌), 청허열清虛熱(허열을 끔), 화영혈和營血(영혈을 조화시킴) : 기관지염, 천식, 폐렴, 폐결핵, 흉막염, 자한(낮에 땀을 흘림), 도한(밤에 잘 때 땀을 흘림)

(14) 궐음수厥陰兪

통경활락通經活絡(경락을 통하게 하고 살림), 서간이기舒肝理氣(간을 풀어 주고 기를 다스림) : 풍습성 심장병, 신경쇄약, 늑간 신경통

(15) 심수心兪

양심안영養心安營(심을 자양하고 영을 편안하게 함), 청신녕지清神寧志(신지를 맑게 하고 편안하게 함), 조리기혈調理氣血(기혈을 조절하고 다스림) : 신경쇄약, 늑간 신경통, 심방세동, 정신분열증, 간질

(16) 독수督兪

이기활혈理氣活血(기를 다스리고 혈을 살림) : 심내막염, 복통, 장명(배에서 꾸르륵 소리가 남), 횡경막 경련, 유선염, 탈모, 피부 괴양증

(17) 격수膈兪

청혈열清血熱(혈열을 끔), 이허손理虛損(허손을 다스림), 화위기和胃氣(위기를 조화시킴), 관흉격

寬胸膈(흉격을 넓힘) : 빈혈, 만성 출혈성 질환, 횡경막 경련, 모든 혈증

(18) 간수肝兪

보영혈補營血(영혈을 보함), 소응동消凝疼(응어리져 아픈 것을 없앰), 보간담거습열補肝膽袪濕熱 (간담을 보하고 습열을 없앰), 능녕신명목能寧神明目(능히 정신을 편안하게 하고 눈을 밝게 함) : 급 · 만성 간염, 위질환, 안질환, 늑간신경통, 신경쇠약, 월경부조

(19) 담수膽兪

청설간담사열淸泄肝膽邪熱(간담의 삿된 열을 끄고 누설시킴), 화위관격和胃寬膈(위를 조화롭게 하고 가슴을 넓힘), 명목明目(눈을 밝게 함) : 간염, 담도염, 위염, 담도회충증, 임파절결핵, 흉격통, 황달

(20) 비수脾兪

부토거수습扶土袪水濕(토를 북돋고 수습을 제거함), 이비조운화理脾助運化(비를 다스리고 운화를 도움), 익영혈益營血(영혈을 증익시킴) : 위염, 괴양병, 위하수, 신경성 구토, 소화불량, 간염, 장염, 부종, 빈혈, 간비종대, 만성 출혈성 질환, 자궁하수

(21) 위수胃兪

건비화위健脾和胃(비를 건강하게 하고 위를 조화롭게 함), 화습소체化濕消滯(습을 없애고 막힌 것을 소통시킴), 부중기허약扶中氣虛弱(중기허약을 좋아지게 함)

(22) 삼초수三焦兪

조기화調氣化(기화를 조절함), 이수습利水濕(수습을 없앰) : 위염, 장염, 신염, 복수, 요통

(23) 신수腎兪

자보신음滋補腎陰(신음을 자양하고 보함), 진기화振氣化(기화를 촉진시킴), 거수습袪水濕(수습을

제거함), 강요척강요척強腰脊(척추와 허리를 강하게 함), 익수장화益水壯火(수를 증익시키고 화를 성하게 함), 익청명목益聽明目(잘 듣게 하고 눈을 밝게 함) : 위염, 신하수, 요통, 유정, 월경부조, 발기 불능, 기관지천식, 이명, 빈혈, 요부 연부조직의 손상

(24) 기해수氣海兪

조기혈調氣血(기혈을 조절함), 건요슬健腰膝(허리과 무릎을 건강하게 함) : 요통, 월경부조, 기능성 자궁 출혈, 하지 마비

(25) 대장수大腸兪

소조이장疏調二腸(대·소장을 소통시키고 조절함), 이기화체理氣化滯(기를 다스리고 막힌 것을 없앰), 강건요슬强健腰膝(허리와 무릎을 강건하게 함) : 설사, 배뇨 곤란, 배변 곤란

(26) 관원수關元兪

통경활락通經活絡(경락을 통하게 하고 살림), 소풍산한疏風散寒(풍을 없애고 한기를 제거함) 설이습체泄利濕滯(습체를 누설시켜 없앰), 조리하초調理下焦(하초를 조절하고 다스림), 강건요슬强健腰膝(허리와 무릎을 강건하게 함) : 만성 장염, 요통, 당뇨병, 빈혈, 여자내성기의 만성 염증, 방광염

(27) 소장수小腸兪

이소장理小腸(소장을 다스림), 화체적化滯積(적체를 없앰), 청리하초습열淸利下焦濕熱(하초습열을 없앰), 통조이변通調二便(대·소변을 통하게 하고 조절함), 조방광調膀胱(방광을 조절함) : 요통, 장염, 변비, 여자내성기의 염증

(28) 방광수膀胱兪

보방광調膀胱(방광을 조절함), 이요척利腰脊(허리뼈를 이롭게 함), 통리수도通理水道(수도를 통하게 하고 다스림), 배보하원培補下元(하원을 북돋고 보함) : 좌골신경통, 설사, 변비, 당뇨병, 생

식기 계통 질환

(29) 중려수中膂兪

조광방調膀胱(방광을 조절함), 통리수도通利水道(수도를 통하게 하고 이롭게 함) : 장염, 좌골신경통

(30) 백환수白環兪

이소장利小腸(소장을 이롭게 함), 조기화助氣化(기화를 도움) : 좌골신경통, 자궁내막염, 항문 질환, 소아마비 후유증

(31) 상료上髎

통경활락通經活絡(경락을 통하게 하고 살림), 보익하초補益下焦(하초를 보익함), 강건요슬强健腰膝(허리와 무릎을 강건하게 함) : 좌골신경통, 월경부조, 백대하 과다, 유산, 여자내성기의 질환, 하지 마비, 소아마비 후유증

(32) 차료次髎

통경활락通經活絡(경락을 소통시키고 살림), 보익하초補益下焦(하초를 보하고 증익시킴), 강건요슬强健腰膝(허리와 무릎을 강건하게 함) : 치질, 방광염, 자궁내막염, 하지의 동통

(33) 중료中髎

통경활락通經活絡(경락을 소통시키고 살림)

(34) 하료下髎

서근활락舒筋活絡(근육을 풀고 경락을 살림) : 치질, 회음부통

(35) 회양會陽

이기소통利氣疏通(기를 이롭게 하고 소통시킴) : 월경기 요통, 백대하 과다, 설사, 발기 불능

(36) 승부承扶

서근활락舒筋活絡(근육을 풀고 경락을 살림) : 요배통, 좌골신경통, 치질, 변비

(37) 은문殷門

조삼초기調三焦氣(삼초의 기를 조절함) : 요추추간판탈출증, 좌골신경통, 후두통, 하지 마비

(38) 부극浮郄

소간疏肝(간을 소통시킴), 이기利氣(기를 이롭게 함), 통락通絡(경락을 통하게 함) : 급성 위장염, 방광염, 변비, 하지 마비

(39) 위양委陽

통삼초通三焦(삼초를 통하게 함), 소수도疏水道(수도를 소통시킴), 이방광利膀胱(방광을 이롭게 함) : 요배통, 신장염, 방광염, 비복근 경련

(40) 위중委中

청혈설열淸血泄熱(피를 맑게 하고 열을 누설시킴), 서근통락舒筋通絡(근육을 풀고 경락을 통하게 함), 거풍습祛風濕(풍습을 제거함), 이요슬利腰膝(허리와 무릎을 이롭게 함), 지토사止吐瀉(토하는 것과 설사를 멈춤) : 더위 먹었을 때, 급성 위장염, 요배통, 좌골신경통, 슬관절염

(41) 부분附分

소풍산한疏風散寒(풍을 없애고 한기를 흩트림), 서근활락舒筋活絡(근육을 풀고 경락을 살림) : 어깨 · 목 · 등의 통증

(42) 백호魄戸

선통폐기宣通肺氣(폐기를 선통시킴), 평천지해平喘止咳(천식과 기침을 멈추게 함) : 기관지염, 천식, 폐결핵, 흉막염

(43) 고황膏肓

보폐건비補肺健脾(폐를 보하고 비를 건강하게 함), 익기보허益氣補虛(기를 올리고 허한 것을 보함), 치로익손治勞益損(피로를 덜어 줌), 녕심배신寧心培腎(심을 편안하게 하고 신을 북돋음) : 기관지염, 천식, 흉막염, 폐결핵, 신경쇄약, 오랜 병으로 인한 신체의 쇄약

(44) 신당神堂

소통화영疏通和營(영기를 소통시키고 조화롭게 함) : 기관지염, 천식, 늑간신경통, 심질환

(45) 의희譩譆

화기영위和氣營衛(영기와 위기를 조화롭게 함) : 심막염, 천식, 늑간신경통, 딸꾹질

(46) 격관膈關

녕심익기寧心益氣(심을 편안하게 하고 기를 올림) : 늑간신경통, 식도경련, 위출혈

(47) 혼문魂門

선통폐기宣通肺氣(폐기를 선통시킴) : 신경쇄약, 간담 질환, 흉막염, 위통

(48) 양강陽綱

청담위淸痰胃(위의 담을 없앰), 화습열化濕熱(습열을 없앰) : 간염, 담도염, 위염

(49) 의사意舍

소설습열疏泄濕熱(습열을 소통시켜서 누설시킴), 건운비양健運脾陽(비양을 건강하게 하고 운화시

킴) : 위경련, 복만(배가 그득함)

(50) 위창胃倉

이기화위화습理氣和胃化濕(기를 다스리고 위를 조화시키고 습을 없앰), 이기창중理氣暢中(기를 다스리고 중초를 통하게 함) : 위통, 위염, 복통, 배부통(등 부위의 통증)

(51) 황문肓門

청열설열淸熱泄熱(열을 끄고 누설시킴) : 유선염, 상복통, 요통, 하지 마비

(52) 지실志室

보신익정補腎益精(신을 보하고 정을 증익함), 이수도습利水導濕(수를 이롭게 하고 습을 인도함) : 신장염, 요통, 유정, 발기 불능, 전립선염, 소변불리(소변을 잘 못봄), 하지 마비

(53) 포황胞肓

서근활락舒筋活絡(근육을 풀고 경락을 살림) : 요통, 복통, 좌골신경통, 장명, 뇨폐

(54) 질변秩邊

소통경락疏通經絡(경락을 소통시킴), 강건요슬强健腰膝(허리와 무릎을 강건하게 함) : 허리아래 통증, 하지마비, 치질

(55) 합양合陽

이요슬利腰膝(허리와 무릎을 이롭게 함) : 요슬산통(허리와 무릎이 시리고 아픔)

(56) 승근承筋

서근활락舒筋活絡(근육을 풀고 경락을 살림) : 두통, 요배강통(허리와 등이 경직되고 아픔), 하지 마비, 치질

(57) 승산承山

서근냉혈舒筋凉血(근육을 풀고 피를 차게 함), 화장요치和腸療痔(장을 조화롭게 하고 치질을 치료함) : 좌골신경통, 비복근 경련, 치질, 탈항(항문이 밖으로 빠져나옴)

(58) 비양飛陽

거태양경사祛太陽經邪(태양경의 사기를 제거함), 산경락풍습散經絡風濕(경락의 풍습을 흩트림), 청열소종淸熱消腫(열을 끄고 종기를 없앰) : 두통, 어지러움, 코막힘, 코피날 때, 치질, 허리와 등의 통증

(59) 부양跗陽

서근활락舒筋活絡(근육을 풀고 경락을 살림) : 두통, 허리 · 하지의 동통, 하지 마비, 발 관절이 붓고 아플 때

(60) 곤륜崑崙

거태양경사祛太陽經邪(태양경의 사기를 제거함), 이포궁청혈理胞官淸血(자궁을 이롭게 하고 피를 맑게 함), 서근화습舒筋化濕(근육을 풀고 습을 없앰), 건요강신健腰强腎(허리를 건강하게 하고 신장을 튼튼하게 함), 소종지통消腫止痛(종기를 없애고 통증을 멈춤) : 두통, 항강(뒷목이 뻣뻣할 때), 갑상선종대, 좌골신경통, 족관절 및 주위 연부조직의 질환

(61) 복삼僕參

통경활락通經活絡(경락을 통하게 하고 살림), 소종지통消腫止痛(종기를 없애고 통증을 멈춤) : 요통, 족과통, 하지 마비, 각기(비타민B의 부족으로 다리가 붓고 아픔)

(62) 신맥申脈

소표사疏表邪(표사를 없앰), 치풍담治風痰(풍담을 다스림), 녕신지寧神志(신지를 편안하게 함), 서근맥舒筋脈(근맥을 풀어 줌) : 두통, 뇌척수막염, 메니에르병, 정신분열증, 족관절염

(63) 금문金門

도수습거담導水濕祛痰(수습을 인도하고 담을 제거함) : 요퇴통(허리와 대퇴부의 통증), 족저통(발바닥 통증), 소아경련

(64) 경골京骨

거풍소사祛風疎邪(풍을 제거하고 사기를 멀리함), 녕심청뇌寧心淸腦(심을 편안하게 하고 뇌를 맑게 함) : 두통, 항강(뒷목이 뻣뻣함), 심근염, 뇌막염, 간질, 요퇴통

(65) 속골束骨

이기강역利氣降逆(기를 이롭게 하고 거스리는 것을 내림) : 두항통(목과 어깨가 아픔), 목예(눈에 눈곱이 낌), 간질, 신경과 질환

(66) 족통곡足通谷

소도경기疎導經氣(경락의 기를 소통시키고 인도함) : 두통, 천식, 코피, 정신과 질환

(67) 지음至陰

소전정풍사疏癲頂風邪(간질병과 풍사를 없앰), 청두명목淸頭明目(머리를 맑게 하고 눈을 밝게 함), 선하초기기宣下焦氣機(하초의 기와 기관을 고르게 함), 교정태위矯正胎位(태아의 위치를 바로잡음) : 두통, 중풍, 태위 이상, 난산

8. 족소음신경足少陰腎經

(1) 용천湧泉

청신열淸腎熱(신장의 열을 끔), 강음화降陰火(음화를 내림), 녕신지寧神志(신지를 편안하게 함), 노궐역勞厥逆(일을 많이 해서 피가 머리로 모이는 것을 내림) : 심장병, 뇌출혈, 기절, 어지러

움, 아랫배가 찰 때, 자궁하수, 불임증, 당뇨병

(2) 연곡然谷

퇴신열退腎熱(신장의 열을 물리침), 소궐기疏厥氣(기가 거꾸로 오르는 것을 소멸시킴), 이하초理下焦(하초를 다스림) : 인후염, 방광염, 당뇨병, 심장병, 자궁병, 고환염

(3) 태계太谿

자신음滋腎陰(신음을 자양함), 퇴허열退虛熱(허열을 물리침), 장원양壯元陽(원양을 왕성하게 함), 이포궁理胞宮(자궁을 다스림), 강건요슬强健腰膝(허리와 무릎을 강건하게 함) : 발바닥 통증, 당뇨병, 신경쇠약, 심장병, 자궁병, 구토, 요통

(4) 대종大鍾

조신화혈調腎和血(신장을 조절하고 혈을 조화롭게 함), 보익정신補益精神(정신을 보하고 증익시킴) : 구내염, 신경쇠약, 심계항진, 자궁 경련, 히스테리

(5) 수천水泉

통조경通調經(경락을 통하게 하고 조절함), 소설하초疏泄下焦(하초를 소통시키고 누설시킴) : 월경이 일정치 않을 때, 자궁하수, 소변을 잘 못 볼 때, 폐결핵

(6) 조해照海

통경화열通經和熱(경락을 통하게 하고 온화하게 함), 설화소기泄火疏氣(화를 누설시키고 기를 소통시킴), 청신지淸神志(신지를 맑게 함), 이인후利咽喉(인후를 이롭게 함) : 월경 불순, 임질, 인후종통(인후가 붓고 아플 때), 편도선염, 신경쇠약, 불면증

(7) 부류復溜

소조현부疏調玄府(신장을 소통시키고 조절함), 이도방광利導膀胱(방광을 이롭게 하고 이끔, 거습

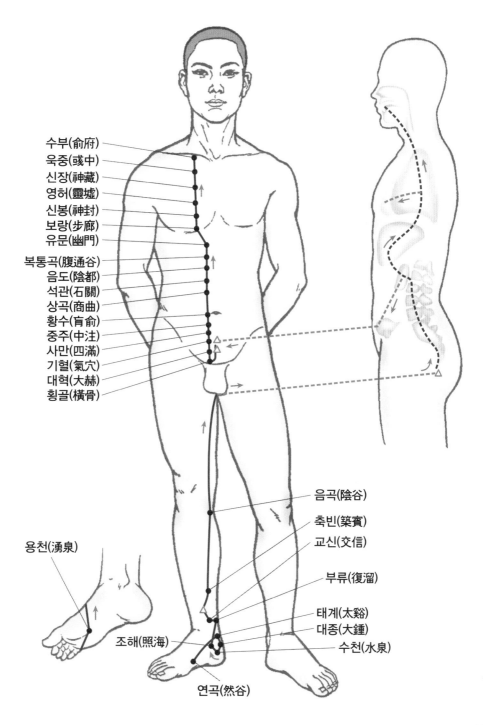

수부(俞府)
욱중(彧中)
신장(神藏)
영허(靈墟)
신봉(神封)
보랑(步廊)
유문(幽門)
복통곡(腹通谷)
음도(陰都)
석관(石關)
상곡(商曲)
황수(肓俞)
중주(中注)
사만(四滿)
기혈(氣穴)
대혁(大赫)
횡골(橫骨)

음곡(陰谷)
축빈(築賓)
교신(交信)

부류(復溜)

태계(太谿)
대종(大鍾)
수천(水泉)

용천(湧泉)

조해(照海)

연곡(然谷)

청체祛濕淸滯(습을 제거하고 막힌 것을 없앰), 자신윤조거습滋腎潤燥祛濕(신장을 자양하고 마른 것을 윤택하게 하고 습을 제거함) : 신장염, 고환염, 척수염, 복막염, 임질, 도한(밤에 잘 때 땀이 남), 치통

(8) 교신交信

조영위調營衛(영위를 조절함) : 고환염, 월경 불순, 대하, 급성 설사, 변비, 복막염

(9) 축빈築賓

이소음지기利少陰之氣(소음의 기를 이롭게 함) : 해독 작용, 비복근 경련, 간질

(10) 음곡陰谷

거습통수祛濕通藪(음모 부위의 습을 제거하고 잘 통하게 함), 자신청열滋腎淸熱(신장을 자양하고 열을 끔), 소설궐기疏泄厥氣(거꾸로 올라가는 기를 소통시키고 누설시킴), 이도하초利導下焦(하초를 이롭게 하고 인도함) : 슬관절염, 자궁 출혈, 발기 불능, 요도염, 질내염, 임질, 대하, 하복부가 당기고 아플 때

(11) 횡골橫骨

화위습열和胃濕熱(위를 조화롭게 하고 습열을 없앰) : 소변을 잘 못 볼 때, 유정(저절로 정액이 흘러나올 때), 전립선염

(12) 대혁大赫

조경기화위助經氣和胃(경기를 조절하고 위를 조화롭게 함) : 생식기 질환, 적백대하, 유정, 음위(발기 불능), 조루, 눈병

(13) 기혈氣穴

이도하초利道下焦(하초를 이롭게 하고 인도함) : 월경 불순, 대하, 요척통(허리등뼈가 아플 때),

불임증, 신장염, 설사

(14) 사만四滿

화위和胃(위를 조화롭게 함), 이장위利腸胃(장과 위를 이롭게 함) : 제하적취臍下積聚(배꼽 아래 적취가 있을 때), 산후 복통, 월경 불순, 장염, 불임증

(15) 중주中注

조리비위調理脾胃(비위를 조절하고 다스림) : 하복통, 월경 불순, 변비, 장염

(16) 황수肓兪

청신열淸腎熱(신장의 열을 끔), 소궐기疏厥氣(거꾸로 올라가는 기를 없앰), 조충맥調衝脈(충맥을 조절함), 이하초利下焦(하초를 이롭게 함) : 습관성 변비, 장염, 위경련, 자궁 경련, 신장질환, 당뇨병, 목적통(눈이 붉고 아픔), 구토

(17) 상곡商曲

퇴신열退腎熱(신장의 열을 물리침), 이기통락利氣通絡(기를 이롭게 하고 경락을 통하게 함) : 위 경련, 복중적취(복부 안에 적취가 있을 때), 복막염, 장산통(장이 당기고 아플 때, 변비, 설사, 안구 충혈, 식욕 부진

(18) 석관石關

이하초利下焦(하초를 이롭게 함) : 위경련, 딸꾹질, 변비, 산후 복통, 구토, 임질, 안구 충혈, 통 경(생리할 때 아픔)

(19) 음도陰都

조기신허調氣腎虛(기를 조절하고 신허를 다스림) : 심하번만心下煩滿(가슴이 뛰고 답답함), 복통, 변비, 구토, 불임, 폐기종, 천식, 안구 충혈, 각막염

(20) 복통곡腹通谷

청사열淸邪熱(삿된 열을 없앰), 이방광理膀胱(방광을 다스림) : 급 · 만성 위염, 복통, 구토, 비위 허약, 설사, 안구 충혈

(21) 유문幽門

청신열淸腎熱(신장의 열을 끔), 이장위利腸胃(장과 위를 이롭게 함) : 만성 위염, 심하번만心下煩滿 (가슴이 뛰고 답답함), 애역(딸꾹질), 늑간신경통, 설사, 위경련

(22) 보랑步廊

통락화적체通絡化積滯(경락을 통하게 하고 적체를 없앰) : 늑간신경통, 늑막염, 기관지염, 구토, 비색(코막힘), 천식, 식욕 부진

(23) 신봉神封

청신영위淸神營衛(정신과 영위를 맑게 함) : 협심증, 흉만통, 늑막염, 늑간신경통, 유종(유방에 종기가 있을 때), 기관지염, 구토

(24) 영허靈墟

조삼초기화調三焦氣化(삼초의 기화를 조절함) : 늑간신경통, 늑막염, 기관지염, 협심증, 우울증, 유종(유방에 종기가 있을 때), 비색(코막힘)

(25) 신장神藏

청선삼초淸宣上焦(삼초를 맑게 하고 퍼트림), 화위기化胃氣(위기를 화하게 함) : 기관지염, 늑간 신경통, 늑막염, 해수(기침), 구토, 불면

(26) 욱중彧中

소통흉중사기疏通胸中邪氣(가슴 속의 사기를 소통시킴) : 기관지염, 늑간신경통, 늑막염, 해수,

구토, 도한(밤에 잘 때 땀이 남)

(27) 수부俞府

부중기허약扶中氣虛弱(중기허약을 북돋음) : 불면, 천식, 늑간신경통

9. 수궐음심포경手厥陰心包經

(1) 천지天池

화영위和營衛(영위를 조화시킴), 청영냉혈淸營凉血(영기를 맑게 하고 혈을 시원하게 함) : 액와선염, 늑간신경통, 뇌충혈, 심장외막염, 유방염, 해수(기침)

(2) 천천天泉

청신지淸神志(신지를 맑게 함), 녕신안심寧神安心(정신을 편안하게 하고 심을 안정시킴) : 팔내측통, 심내막염, 심계항진, 해수(기침), 애역(딸꾹질), 늑간신경통

(3) 곡택曲澤

소강상초역기疎降上焦逆氣(상초의 역기를 소통시키고 내림), 청심화淸心火(심화을 끔), 제혈열除血熱(혈열을 제거함), 진경련鎭痙攣(경련을 진정시킴), 지통지사止痛止瀉(통증을 없애고 설사를 멈춤) : 심장염, 팔꿈치 통증, 기관지염, 상박신경통, 애역, 구토, 오조(미식거림)

(4) 극문郄門

녕심안신寧心安神(심장을 편안하게 하고 정신을 안정시킴), 관흉이기기寬胸理氣(가슴을 넓히고 기를 다스림), 통락지혈通絡止血(경락을 통하게 하고 지혈시킴) : 심장염, 뉵혈(코피), 각혈(피를 토할 때), 해수(기침), 늑간신경통

(5) 간사間使

조심기調心氣(심기를 조절함), 청신지淸神志(신지를 맑게 함), 하위거담和胃祛痰(위를 조화롭게 하고 담을 제거함), 통경치락通經治絡(경락을 통하게 하고 다스림) : 협심증, 위염, 비통(팔의 통증), 늑간신경통, 월경 불순, 정신분열증, 구안와사

(6) 내관內關

소삼초疏三焦(삼초를 소통시킴), 녕심안신寧心安神(심을 편안하게 하고 정신을 안정시킴), 관흉이기寬胸理氣(가슴을 넓히고 기를 다스림), 화위和胃(위를 조화롭게 함), 진정진통鎭靜鎭痛(통증을 진정시킴) : 심장병, 고혈압, 저혈압, 간장병, 위염, 구내염, 치통

(7) 대릉大陵

청심녕신淸心寧神(심을 맑게 하고 정신을 안정시킴), 화위관흉和胃寬胸(위를 조화롭게 하고 가슴을 넓힘), 청영량혈淸營凉血(영기를 맑게 하고 혈을 시원하게 함) : 심장병, 늑간신경통, 신경쇠약, 편도선염, 두통, 정신병, 급성 위염

(8) 노궁勞宮

청심화淸心火(심화를 끔), 제습열除濕熱(습열을 제거함), 식풍량혈熄風凉血(바람을 삭히고 혈을 시원하게 함), 안신화위진정安神和胃鎭靜(정신을 편안하게 하고 위를 조화시키고 진정시킴), 개규회양開竅回陽(구멍을 열고 양을 되돌림) : 기절, 뇌충혈, 구강염, 연하곤란(삼키지 못함), 뉵혈(코피), 황달, 애역(딸꾹질), 중풍, 정신 이상

(9) 중충中衝

개규노궐開竅勞厥(구멍을 열고 노궐을 치료함), 청심퇴열淸心退熱(심을 맑게 하고 열을 물리침), 회양구역回陽救逆(양을 되돌리고 역기하는 것을 막음) : 뇌출혈, 실신, 정신병, 현훈(어지러움), 소아간풍(어린아이의 간질), 심통, 편도선염

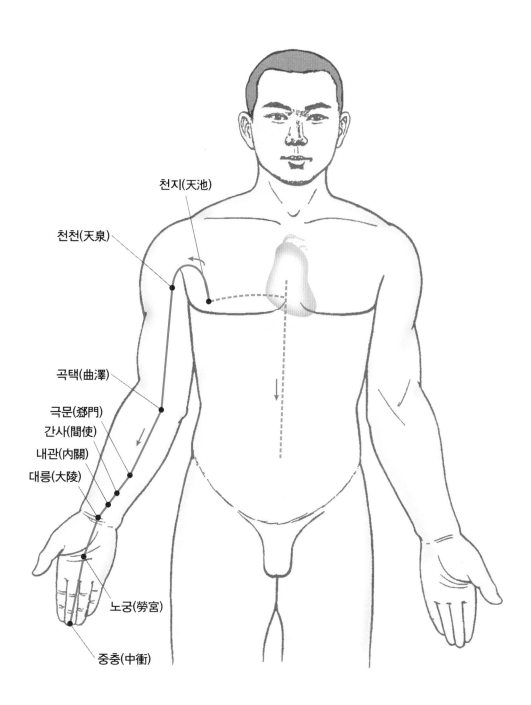

천지(天池)

천천(天泉)

곡택(曲澤)

극문(郄門)

간사(間使)

내관(內關)

대릉(大陵)

노궁(勞宮)

중충(中衝)

10. 수소양삼초경 手少陽三焦經

(1) 관충關衝

소경락기화疎經絡氣火(경락과 기화를 소통시킴), 해삼초울열解三焦鬱熱(삼초의 울체된 열을 풀어 줌) : 두통, 구토, 각막염, 인후종통, 편도선염, 주비(팔꿈치 · 팔) 신경통

(2) 액문液門

소화산열消火散熱(화를 소멸시키고 열을 흩트림), 청두개규淸頭開竅(머리를 맑게 하고 구멍을 염) : 뇌빈혈 두통(뇌의 혈액이 부족해서 오는 두통), 인후종통(인후가 붓고 아픔), 결막염, 손과 팔이 아플 때

(3) 중저中渚

소소양열疏少陽熱(소양경의 열을 소통시킴), 해삼초사열解三焦邪熱(삼초의 삿된 열을 해소시킴), 개규익청開竅益聽(구멍을 열고 잘 듣게 함) : 상박신경통, 완관절통, 고혈압, 두통, 현훈(어지러움)

(4) 양지陽池

해반표반리지사解半表半裏之邪(소양경의 사기를 해소시킴), 청삼초경락지열淸三焦經絡之熱(삼초경락의 열을 끔), 서근통락舒筋通絡(근육을 풀고 경락을 통하게 함) : 완관절염(팔뚝의 관절염), 감기, 당뇨병

(5) 외관外關

거육음표사祛六淫表邪(육음의 표사를 제거함), 소삼초옹열疏三焦壅熱(삼초의 뭉친 열을 소통시킴), 통경락기체通經絡氣滯(경락의 기체를 통하게 함), 소풍해표疎風解表(풍을 소멸시키고 표를 풀어 줌) : 고혈압, 반신불수, 유행성 감기, 감기로 인한 두통, 치통, 전신 관절이 아플 때

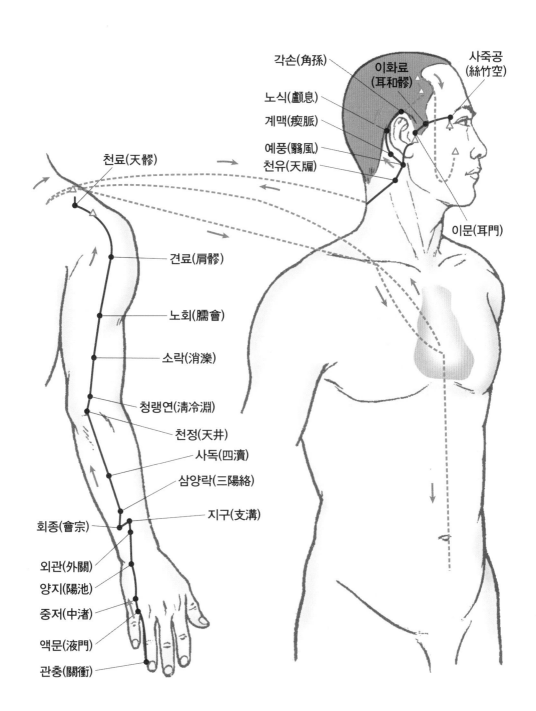

각손(角孫)

이화료
(耳和髎)

사죽공
(絲竹空)

노식(顱息)

계맥(瘈脈)

예풍(翳風)

천유(天牖)

이문(耳門)

천료(天髎)

견료(肩髎)

노회(臑會)

소락(消濼)

청랭연(淸冷淵)

천정(天井)

사독(四瀆)

삼양락(三陽絡)

지구(支溝)

회종(會宗)

외관(外關)

양지(陽池)

중저(中渚)

액문(液門)

관충(關衝)

(6) 지구支溝

청삼초淸三焦(삼초를 맑게 함), 통부기通腑氣(육부의 기를 통하게 함), 통관개규通關開竅(닫혀 있는 것을 통하게 하고 구멍을 염), 활락산어活絡散瘀(경락을 활발하게 살리고 어혈을 흩트림) : 심장염, 폐렴, 늑막염, 늑간신경통, 상습 변비, 구토, 이명

(7) 회종會宗

설경락풍습泄經絡風濕(경락의 풍습을 누설시킴) : 간질, 상박통(윗팔뚝이 아플 때)

(8) 삼양락三陽絡

개규開竅(구멍을 염), 통락通絡(경락을 통하게 함), 진통鎭痛(통증을 진정시킴) : 실어증, 팔꿈치가 아플 때, 피를 토할 때

(9) 사독四瀆

녕신지寧神志(신지를 편안하게 함), 이수습理水濕(수습을 다스림) : 실어증, 팔꿈치가 아플 때, 피를 토할 때

(10) 천정天井

화경락담습化經絡痰濕(경락의 담습을 없앰), 소삼초기화疏三焦氣火(삼초의 기화를 소통시킴) : 기관지염, 경항신경통(목의 신경통), 편도선염, 인후염, 나력瘰癧(목 부위 임파선의 만성종기와 창양), 이롱(귀가 잘 안 들림)

(11) 청랭연淸冷淵

소간疏肝(간기를 통하게 함), 이기利氣(기를 이롭게 함), 통락通絡(경락을 통하게 함) : 견배통(어깨와 등이 아플 때), 팔꿈치 통증, 두통

(12) 소락消濼

산풍열散風熱(풍열을 흩트림), 화습체化濕滯(습체를 없앰) : 두통, 치통, 뒷머리 신경통, 당뇨, 항배강급(목과 등이 굳고 당김)

(13) 노회臑會

이기소담理氣消痰(기를 다스리고 담을 없앰)

(14) 견료肩髎

거경락풍습祛經絡風濕(경락의 풍습을 제거함), 조기혈조체調氣血阻滯(기혈이 막힌 것을 조절함) : 견비통, 윗팔뚝이 아플 때, 늑막염

(15) 천료天髎

청신지淸神志(신지를 맑게 함), 해표열解表熱(표열을 해소시킴) : 견비통, 윗팔뚝이 아플 때, 늑막염

(16) 천유天牖

선기기宣氣機(기기를 펼침), 조영위調營衛(영기와 위기를 조절함) : 인후염, 안구 충혈, 안면 부종, 견배통(어깨와 등이 아플 때)

(17) 예풍翳風

조삼초기기調三焦氣機(삼초의 기기를 조절함), 개규익청開竅益聽(구멍을 열고 잘 듣게 함), 거풍설열祛風泄熱(풍을 제거하고 열을 누설시킴), 진통鎭痛(통증을 진정시킴) : 안면 신경 마비, 중풍, 반신불수, 이하선염, 이명(귀에서 소리가 남), 이롱(귀가 잘 안 들릴 때)

(18) 계맥瘈脈

서근활락舒筋活絡(근육을 풀어 주고 경락을 살림) : 뇌충혈, 두통, 구토, 소아경간(어린아이가

놀라서 경기할 때), 이명(귀에서 소리가 날 때), 간질, 설사

(19) 노식顧息

선폐풍열宣肺風熱(폐기를 펼치고 풍열을 퍼트림), 청화강역기淸火降逆氣(화를 끄고 기가 상역된 것을 내림) : 두통, 이명, 소아구토, 뇌충혈

(20) 각손角孫

청두명목淸頭明目(머리를 맑게 하고 눈을 밝게 함), 소풍활락疏風活絡(풍을 소멸시키고 경락을 살림) : 눈병, 각막염, 치통, 잇몸 염증, 구내염, 입술이 마를 때, 잘 씹지 못할 때, 편두통, 귀의 통증

(21) 이문耳門

소통경락疏通經絡(경락을 소통시킴), 개규익청開竅益聽(구멍을 열고 잘 듣게 함), 소사열疏邪熱(삿된 열을 소멸시킴) : 중이염, 치농, 편두통

(22) 이화료耳和髎

녕심안신寧心安神(심을 편안하게 하고 정신을 안정시킴) : 두통, 입을 잘 못 벌릴 때, 비염, 축농증, 안면 신경 마비, 모든 종류의 눈병

(23) 사죽공絲竹空

평간식풍平肝熄風(간을 편안하게 하고 간의 풍을 삭힘), 명목진통明目鎭痛(눈을 밝게 하고 통증을 진정시킴), 청화설열淸火泄熱(화를 끄고 열을 누설시킴), 통조삼초기기通調三焦氣機(삼초기기를 통하게 하고 조절함) : 두통, 안면 신경 마비, 눈병

11. 족소양담경 足少陽膽經

(1) 동자료 瞳子髎

거풍설열祛風泄熱(풍을 제거하고 열을 누설시킴), 청두명목淸頭明目(머리를 맑게 하고 눈을 밝게 함), 소종지통消腫止痛(종기를 소멸시키고 통증을 멈춤) : 결막염, 각막염, 야맹증, 망막염, 안구 충혈, 시신경 위축, 두통, 안면 신경 마비

(2) 청회 聽會

소경활락疏經活絡(경락을 소통시키고 살림), 청설간담습화淸泄肝膽濕火(간담의 습화를 없애고 누설시킴), 거풍사祛風邪(풍사를 제거함), 개이규익청開耳竅益聽(귓구멍을 열고 잘 듣게 함) : 이명, 중이염, 안면 신경 마비, 치통

(3) 상관 上關

통경활락通經活絡(경락을 통하게 하고 살림), 개규익청開竅益聽(구멍을 열고 잘 듣게 함) : 치통, 구안와사, 이명, 두통, 하악탈골

(4) 함염 頷厭

소풍활락疏風活絡(풍을 통하게 하고 경락을 살림), 지통익청止痛益聽(통증을 멈추고 잘 듣게 함) : 두통, 현훈(어지러움), 이명, 삼차신경통, 안면 신경 마비

(5) 현로 懸顱

소풍활락疏風活絡(풍을 통하게 하고 경락을 살림), 지통익청止痛益聽(통증을 멈추고 잘 듣게 함) : 두통, 치통, 비염, 뇌신경쇠약

(6) 현리 懸釐

사소양상화지기瀉少陽相火之氣(소양상화의 기를 내보냄) : 뇌충혈, 두통, 편두통, 치통, 이명, 간질

(7) 곡빈曲鬢

설소양습열泄少陽濕熱(소양경의 습열을 누설시킴) : 반신불수, 입을 잘 못 벌릴 때, 두통, 치통, 삼차신경통

(8) 솔곡率谷

이기기利氣機(기기를 이롭게 함), 화습열化濕熱(습열을 없앰) : 두통, 알코올 중독, 편두통, 안구질환, 구토

(9) 천충天衝

청두명목淸頭明目(머리를 맑게 하고 눈을 밝게 함), 소풍활락疏風活絡(풍을 소통시키고 경락을 살림) : 두통, 현훈(어지러움), 치통, 간질, 정신장애, 이명

(10) 부백浮白

거경락풍습祛經絡風濕(경락의 풍습을 제거함) : 두통, 이명, 난청, 치신경통, 편도선염, 호흡 곤란, 눈병

(11) 두규음頭竅陰

청두개규淸頭開竅(머리를 맑게 하고 구멍을 염) : 귓병, 눈병, 뇌막염, 두정통, 입이 쓸 때, 현훈(어지러움)

(12) 완골完骨

화위이기和胃利氣(위를 조화롭게 하고 기를 이롭게 함) : 난청, 이명, 구안와사, 편두통, 안면질환, 뇌질환

(13) 본신本神

녕신안신寧神安神(정신을 편안하게 하고 안정시킴) : 뇌충혈, 현훈, 구토, 흉협통, 간질

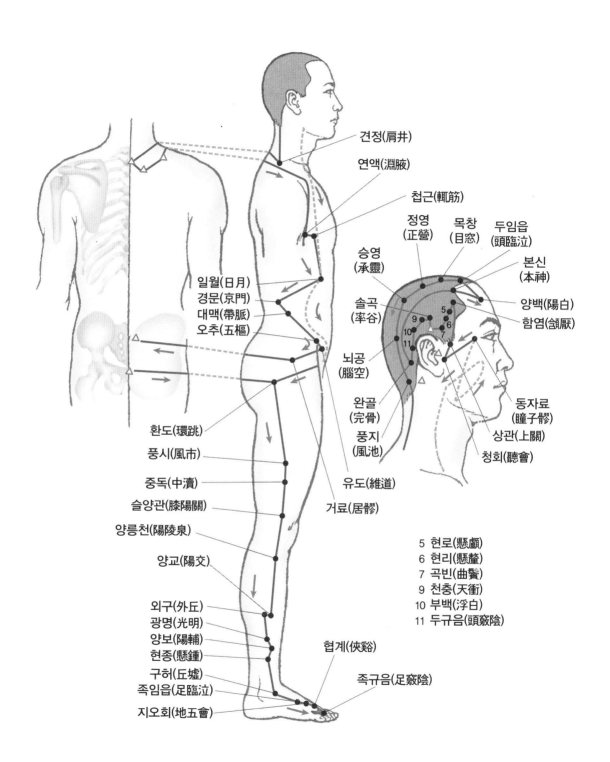

견정(肩井)

연액(淵腋)

첩근(輒筋)

정영(正營)

목창(目窓)

두임읍(頭臨泣)

본신(本神)

승영(承靈)

솔곡(率谷)

양백(陽白)

함염(頷厭)

일월(日月)
경문(京門)
대맥(帶脈)
오추(五樞)

뇌공(腦空)

동자료(瞳子髎)

완골(完骨)

상관(上關)

풍지(風池)

청회(聽會)

환도(環跳)

풍시(風市)

중독(中瀆)

슬양관(膝陽關)

유도(維道)

양릉천(陽陵泉)

거료(居髎)

양교(陽交)

외구(外丘)
광명(光明)
양보(陽輔)
현종(懸鍾)
구허(丘墟)
족임읍(足臨泣)
지오회(地五會)

협계(俠谿)

족규음(足竅陰)

5 현로(懸顱)
6 현리(懸釐)
7 곡빈(曲鬢)
9 천충(天衝)
10 부백(浮白)
11 두규음(頭竅陰)

(14) 양백陽白

거풍설화祛風泄火(풍을 제거하고 화를 누설시킴), 선기명목宣氣明目(기를 골고루 퍼트리고 눈을 밝게 함) : 눈병, 눈꺼풀이 떨릴 때, 머리가 무거울 때, 삼차신경통

(15) 두임읍頭臨泣

조기혈調血氣(기혈을 조절함) : 축농증, 결막 충혈, 각막염, 두통, 현훈, 중풍

(16) 목창目窓

소통경락疏通經絡(경락을 소통시킴), 청두명목淸頭明目(머리를 맑게 하고 눈을 밝게 함) : 안구 충혈, 시력 감퇴, 안면 부종, 두통

(17) 정영正營

화영위和營衛(영위를 조화시킴) : 현훈(어지러움), 두통, 치통, 오심, 구토

(18) 승영承靈

안신지安神志(신지를 안정시킴), 청심안신淸心安神(심을 맑게 하고 정신을 안정시킴) : 두통, 어지러움, 코피

(19) 뇌공腦空

통경활락通經活絡(경락을 통하게 하고 살림), 조리기혈調理氣血(기혈을 조절하고 다스림), 청두명목淸頭明目(머리를 맑게 하고 눈을 밝게 함) : 두통, 후두신경통, 머리가 무거울 때, 어지러울 때, 천식, 오한발열(으슬으슬 추우면서 열이 날 때)

(20) 풍지風池

조기혈調氣血(기혈을 조절함), 거풍해표祛風解表(풍을 제거하고 표를 염), 소사청열疎邪淸熱(사기를 없애고 열을 끔), 청두개규淸頭開竅(머리를 맑게 하고 구멍을 염), 명목익청明目益聽(눈을 밝

게 하고 잘 듣게 함), 이기利氣關(기관을 이롭게 함) : 뇌질환, 안구 질환, 귀질환, 코질환, 반신불수

(21) 견정肩井

통경활락通經活絡(경락을 통하게 하고 살림), 활담개규豁痰開竅(담을 없애고 구멍을 염) : 반신불수, 뇌충혈, 어깨와 등의 통증, 자궁 출혈, 담석통, 갑상선 기능항진증, 유선염

(22) 연액淵腋

통경활락通經活絡(경락을 통하게 하고 살림), 활담개규豁痰開竅(담을 없애고 구멍을 염) : 늑막염, 늑간신경통, 흉만(가슴이 그득함), 어깨 통증, 기침, 오한발열(으슬으슬 춥고 열날 때), 기침

(23) 첩근輒筋

소간화위疏肝和胃(간을 소통시키고 위를 조화롭게 함), 평천강역平喘降逆(천식을 가라앉히고 역기를 내림) : 사지불수(사지를 들 수 없음), 하복창만(아랫배가 당기고 그득함), 구토

(24) 일월日月

소담기疏膽氣(담기를 소통시킴), 화습열化濕熱(습열을 없앰), 화중초和中焦(중초를 조화시킴) : 급 · 만성 간염, 위질환, 횡경막경련, 늑간신경통

(25) 경문京門

온신한溫腎寒(신장의 한기를 따뜻하게 함), 도수습導水濕(수습을 인도함), 강위역降胃逆(위기가 역기하는 것을 내림), 서근활락舒筋活絡(근육을 풀고 경락을 살림) : 신장염, 배가 아플 때, 요통, 늑간신경통

(26) 대맥帶脈

속대맥束帶脈(대맥을 묶어 줌), 조영혈調營血(영혈을 조절함), 자간신滋肝腎(간신을 자양함), 청리하초습열淸理下焦濕熱(하초습열을 없애고 다스림), 조경지대하調經止帶下(경을 조절하고 대하를 그치게 함) : 대하, 자궁내막염, 생리 불순, 자궁 경련, 방광염, 흉협통, 배가 당기고 아플 때, 설사, 요통, 전립선염

(27) 오추五樞

화위기和胃氣(위기를 조화롭게 함), 화중초和中焦(중초를 조화롭게 함) : 적백대하, 허리와 등이 아플 때, 복통, 변비, 고환염

(28) 유도維道

소기체疏氣滯(기체를 소통시킴), 이이장理二腸(대ㆍ소장을 다스림), 속대맥束帶脈(대맥을 묶어 줌) : 대하, 자궁내막염, 배가 당기고 아플 때, 습관성 변비, 요통, 서혜선염, 고환염, 구토, 설사

(29) 거료居髎

서근활락舒筋活絡(근육을 풀고 경락을 살림), 강건요퇴强健腰腿(허리와 다리를 강건하게 함) : 고환염, 임질, 자궁내막염, 방광염, 대하, 맹장염, 요통, 다리 통증

(30) 환도環跳

통경활락通經活絡(경락을 통하게 하고 살림), 소산경락풍습疏散經絡風濕(경락의 풍습을 제거함), 선이요비기체宣利腰翡氣滯(허리와 경락의 기체를 잘 통리시킴) : 좌골신경통, 허리ㆍ대퇴부ㆍ무릎의 근육염, 소아마비, 반신불수

(31) 풍시風市

통경활락通經活絡(경락을 통하게 하고 살림), 소풍사疎風邪(풍사를 소멸시킴), 청습열淸濕熱(습열

을 없앰), 강건요퇴强健腰腿(허리와 다리를 강건하게 함), 지양지통止痒止痛(가려움을 그치게 하고 통증을 멈춤) : 좌골신경통, 하지마비, 허리와 다리의 통증, 각기병, 슬관절염, 반신불수, 전신이 가려울 때

(32) 중독中瀆

서근활락舒筋活絡(근육을 풀어 주고 경락을 살림), 구풍산한驅風散寒(풍을 내몰고 한기를 흩트림) : 좌골신경통, 반신불수, 각기병, 하지마비, 경련

(33) 슬양관膝陽關

서근활락舒筋活絡(근육을 풀고 경락을 살림) : 무릎관절염, 반신불수, 좌골신경통, 각기병, 전신 근육병

(34) 양릉천陽陵泉

서근맥舒筋脈(근맥을 풀어 줌), 청설습열淸泄濕熱(습열을 없애고 누설시킴), 구퇴슬풍사驅腿膝風邪(다리와 무릎의 풍사를 몰아냄), 소경락습체疏經絡濕滯(경락의 습체를 소통시킴) : 무릎관절염, 반신불수, 좌골신경통, 각기병, 전신 근육병

(35) 양교陽交

소경락습체疏經絡濕滯(경락의 습체를 소통시킴) : 좌골신경통, 다리외측통, 천식, 늑막염

(36) 외구外丘

소산경락풍습疏散經絡風濕(경락의 풍습을 소통시키고 흩트림) : 두통, 목이 딱딱하게 굳었을 때, 비골신경통, 비복근경련, 각기병, 간질

(37) 광명光明

조간명목調肝明目(간을 조절하고 눈을 밝게 함), 거풍이습祛風利濕(풍을 제거하고 습을 없앰) :

야맹증, 시신경 위축, 근시, 결막염, 하지신경통, 편두통

(38) 양보陽輔

거담활혈祛痰活血(담을 제거하고 혈을 살림) : 전신통증, 요통, 무릎관절염, 하지신경통, 심협통, 반신불수, 소아마비, 편두통

(39) 현종懸鍾

설담화泄膽火(담화를 누설시킴), 청수열淸髓熱(골수의 열을 끔), 구경락풍습驅經絡風濕(경락의 풍습을 몰아냄) : 고혈압, 반신불수, 좌골신경통, 골수염, 소아마비, 전신이 저리고 아플 때

(40) 구허丘墟

거반표반리지사祛半表半裏之邪(소양경의 사기를 제거함), 활락화어活絡化瘀(경락을 살리고 어혈을 제거함), 청간담淸肝膽(간담을 맑게 함), 화습열化濕熱(습열을 없앰), 소궐기疏厥氣(상기된 기를 소통시킴) : 담낭염, 늑간신경통, 좌골신경통, 뇌충혈, 액하종(겨드랑이 아래 생기는 종기)

(41) 족임읍足臨泣

청화식풍淸火熄風(화를 끄고 풍을 사그러트림), 명목청이明目聰耳(눈을 맑게 하고 귀가 잘 들리게 함), 소간담기체疏肝膽氣滯(간담의 기체를 소통시킴), 화담열化痰熱(담열을 끔), 조역阻逆(역기를 조절함) : 유선염, 목 임파선 결핵, 결막염, 심내막염, 늑막염, 생리 불순, 담석통

(42) 지오회地五會

조영위調營衛(영위를 조절함) : 이명, 목적통(눈이 빨갛고 아픔), 유선염, 요통, 액하종

(43) 협계俠谿

청열淸熱(열을 끔), 식풍熄風(풍을 사그러트림), 지통止痛(통증을 그치게 함) : 이명, 뇌충혈, 늑간신경통, 흉협통, 열병, 땀이 안 날 때

(44) 족규음足竅陰

식풍양熄風陽(풍양을 사그러트림), 청간담淸肝膽(간담을 맑게 함), 소기화疏氣火(기화을 소통시킴)
: 늑막염, 두통, 뇌충혈, 기절, 꿈을 많이 꿀 때, 눈병, 늑간신경통, 신경쇠약, 천식, 심장비대

12. 족궐음간경 足厥陰肝經

(1) 대돈大敦

소설궐기疏泄厥氣(상기된 기를 소통시키고 누설시킴), 조경화영調經和營(경을 조절하고 영기를
조화시킴), 이하초理下焦(하초를 다스림), 회궐역回厥逆(역기된 기를 되돌림), 청신지淸神志(신지
를 맑게 함) : 자궁 출혈, 월경 과다, 자궁 하수, 두통, 기절, 복막염, 복수가 찼을 때, 임질, 고
환염, 음부 통증

(2) 행간行間

설간화량혈열泄肝火凉血熱(간화를 누설시키고 혈열을 시원하게 함), 청하초淸下焦(하초를 맑게
함), 식풍양熄風陽(풍양을 사그러트림) : 배가 당기고 아플 때, 변비, 음경통(성기가 아플 때),
월경 과다, 두통, 불면, 심계항진, 간질, 소화불량

(3) 태충太衝

청식간화간양淸熄肝火肝陽(간화와 간양을 수그러트리고 맑게 함), 소설하초습열疏泄下焦濕熱(하초
의 습열을 소통시키고 누설시킴), 서간이기舒肝理氣(간을 풀고 기를 다스림), 통락활혈通絡活血
(경락을 통하게 하고 혈을 살림) : 급·만성 위장병, 자궁 출혈, 장 출혈, 간병, 황달, 변비, 두
통, 현훈(어지러움)

(4) 중봉中封

소간통락疏肝通絡(간을 소통시키고 경락을 통하게 함) : 간염, 유정(정액이 그냥 흘러 나옴), 배

뇨 곤란, 배가 아플 때, 황달, 전신마비

(5) 여구蠡溝

소간疏肝(간을 소통시킴), 이기理氣(기를 다스림), 통락通絡(경락을 소통시킴) : 소변을 못 볼 때, 자궁내막염, 생리 불순, 피부가 가려울 때, 배가 당기고 아플 때, 무좀

(6) 중도中都

통경락通經絡(경락을 통하게 함), 조기혈調氣血(기혈을 다스림), 진통지통鎭痛止痛(통증을 진정시키고 멈추게 함) : 배가 당기고 아플 때, 월경 과다, 아랫배의 경련, 산후오로부지(아이를 낳고 나쁜 것들이 다 안 빠졌을 때)

(7) 슬관膝關

서근활락舒筋活絡(근육을 풀고 경락을 살림) : 무릎 통증, 무릎 관절염, 반신불수, 인후통

(8) 곡천曲泉

청습열淸濕熱(습열을 끔), 이방광利膀胱(방광을 이롭게 함), 설간화泄肝火(간화를 누설시킴), 통하초通下焦(하초를 통하게 함), 서근활락舒筋活絡(근육을 풀고 경락을 살림) : 비뇨기병, 무릎 관절병, 반신불수

(9) 음포陰包

자음양혈滋陰養血(음과 혈을 자양함) : 생리 불순, 허리와 엉덩이 근육의 경련

(10) 족오리足五里

이기화위理氣和胃(기를 다스리고 위를 조화시킴) : 아랫배가 당길 때, 호흡 곤란

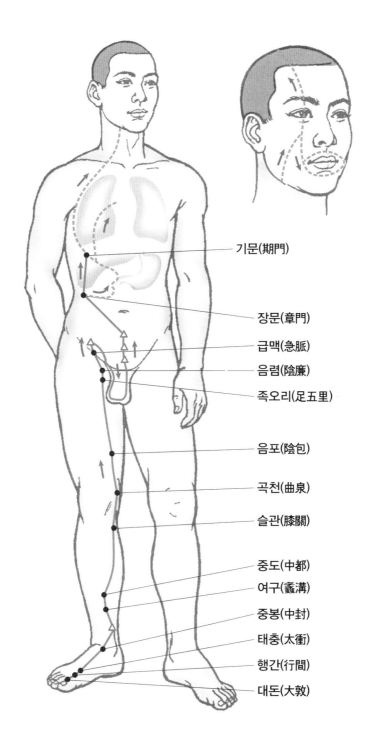

기문(期門)

장문(章門)

급맥(急脈)

음렴(陰廉)

족오리(足五里)

음포(陰包)

곡천(曲泉)

슬관(膝關)

중도(中都)

여구(蠡溝)

중봉(中封)

태충(太衝)

행간(行間)

대돈(大敦)

(11) 음렴陰廉

자신량혈滋腎凉血(신장을 자양하고 혈을 시원하게 함) : 생리 불순, 불임증, 백대하, 음부가 가려울 때, 임질

(12) 급맥急脈

통락활혈通絡活血(경락을 통하게 하고 혈을 살림) : 성기가 아플 때, 아랫배의 통증, 대퇴내측통

(13) 장문章門

산오장한기散五臟寒氣(오장의 한기를 흩트림), 화중초적체化中焦積滯(중초의 적체를 없앰), 소간이기疏肝理氣(간기를 소통시키고 다스림), 소담어消痰瘀(담과 어혈을 소멸시킴), 조운화調運化(운화를 조절함) : 간염, 장염, 소화불량, 비장종대, 늑간신경통, 늑막염, 기관지염, 천식, 복막염

(14) 기문期門

거혈실사열祛血室邪熱(간의 삿된 열을 제거함), 조반표반리調半表半裏(소양경을 조절함), 화담소어化痰消瘀(담을 없애고 어혈을 소멸시킴), 평간이기平肝理氣(간을 편하게 하고 기를 다스림) : 간염, 신장염, 늑간신경통, 담낭염, 기관지 천식, 소화불량, 늑막염

기경팔맥

5

기경팔맥은 선천先天의 저수지와 같은 곳이다. 12정경에서 기가 부족하면 기경팔맥에서 채워준다. 각 경락과 밀접히 연관되어 각 경맥의 기혈의 성쇠를 통솔·연합·조절하고, 12경맥의 기혈을 공급 및 저장한다.

독맥督脈, 임맥任脈을 제외한 나머지 6맥은 고유의 경혈이 없고 다른 경혈에서 서로 교회한다. 대맥帶脈, 충맥衝脈, 양교맥陽蹻脈, 음교맥陰蹻脈, 양유맥陽維脈, 음유맥陰維脈은 고유의 경혈이 없다.

기경팔맥은 선도仙道 수련 시 중요시되는 경맥이기도 하다.

1. 임맥任脈

(1) 회음會陰

이하초利下焦(하초를 이롭게 함), 온경락溫經絡(경락을 따뜻하게 함) : 요도염, 전립선염, 생리불순

(2) 곡골曲骨

배보원기培保元氣(원기를 북돋고 기름), 이하초利下焦(하초를 이롭게 함) : 생리 불순, 방광염, 고환염

(3) 중극中極

배원조기화培元助氣化(원기를 북돋고 기화를 도움), 조혈실調血室(혈실을 조절함), 온정궁溫精宮 (정궁을 따뜻하게 함), 청리습열淸利濕熱(습열을 맑게 제거함), 이방광利膀胱(방광을 이롭게 함), 이하초理下焦(하초를 다스림) : 발기 불능, 조루, 생리 불순, 불임증, 신장염, 뇨로 감염

(4) 관원關元

배신고본培腎固本(신장을 북돋고 본을 굳건하게 함), 보익원기補益元氣(원기를 보하고 증익시 킴), 회양고탈回陽固脫(양을 되돌리고 빠져나가는 것을 막음), 온조혈溫調血(혈을 따뜻하게 하고 조절함), 거제한습음냉분청별탁祛除寒濕陰冷分淸別濁(한습을 제거하고 생식기를 시원하게 하고 맑고 탁함을 분별함), 조원산사調元散邪(원기를 조절하고 사기를 흩트림) : 복통, 설사, 이질, 뇨로 감염증, 신장염, 생리 불순, 월경통, 여자내성기의 염증, 기능성 자궁 출혈

(5) 석문石門

조영혈調營血(영혈을 조절함), 이방광利膀胱(방광을 이롭게 함) : 무월경, 부종, 유선염

(6) 기해氣海

조기익원調氣益元(기를 조절하고 원기를 기름), 배신보허培腎補虛(신을 북돋고 허한 것을 보함), 화영혈이경대和營血理經帶(영혈을 조화시키고 경대를 다스림), 온하초溫下焦(하초를 따뜻하게 함), 거습지양고정祛濕振陽固精(습을 제거하고 양이 퍼져나가게 하고 정을 고정시킴) : 생리 불 순, 불임, 아랫배 통증, 중서(더위 먹었을 때), 기절

(7) 음교陰交

조위허원助胃虛原(위허를 도와 원기를 보함) : 생리 불순, 대하, 부종, 만성 설사

(8) 신궐神闕

온통원기溫通元氣(원기를 따뜻하게 하고 통하게 함), 노궐고탈勞厥固脫(노궐로 인한 탈증을 방지

함), 운장위기기運腸胃氣機(장위의 기기를 움직이게 함), 화한습적체化寒濕積滯(한습적체를 없앰)

: 중풍, 더위 먹었을 때, 인사불성, 만성설사, 복통, 탈항(항문이 빠져나옴)

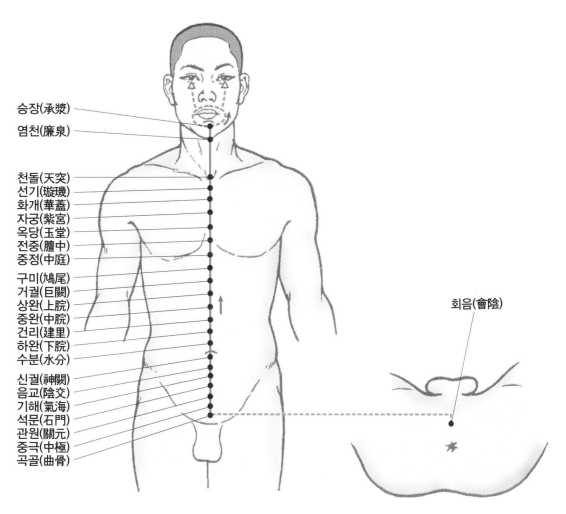

승장(承漿)
염천(廉泉)

천돌(天突)
선기(璇璣)
화개(華蓋)
자궁(紫宮)
옥당(玉堂)
전중(膻中)
중정(中庭)

구미(鳩尾)
거궐(巨闕)
상완(上脘)
중완(中脘)
건리(建里)
하완(下脘)
수분(水分)

신궐(神闕)
음교(陰交)
기해(氣海)
석문(石門)
관원(關元)
중극(中極)
곡골(曲骨)

회음(會陰)

(9) 수분水分

운비토運脾土(비토를 움직임), 이수습소종利水濕消腫(수습을 없애고 종기를 소멸시킴) : 복수(배에 물이 찼을 때), 구토, 설사, 신장염

(10) 하완下脘

조장위운화助腸胃運化(장위의 운화를 도움), 소식적기체消食積氣滯(식적과 기체를 없앰) : 소화불량, 위통, 위하수, 설사

(11) 건리建里

운비이기運脾理氣(비장을 움직이고 기를 다스림), 화위소적和胃消積(위를 조화롭게 하고 적을 없앰), 화습관중化濕寬中(습을 없애고 중초를 넓힘) : 급 · 만성 위염, 심교통(심장이 꼬인 듯이 아픔), 복통

(12) 중완中脘

화위기和胃氣(위기를 조화시킴), 화습체化濕滯(습체를 없앰), 이중초理中焦(중초를 다스림), 조승강調升降(승강을 조절함) : 위염, 위궤양, 위하수, 급성장협착, 구토, 설사, 변비, 소화불량, 고혈압, 신경쇠약, 정신병

(13) 상완上脘

이비위理脾胃(비위를 다스림), 화담탁化痰濁(담탁을 없앰), 소기기疏氣機(기기를 소통시킴), 녕신지寧神志(신지를 편안하게 함) : 급 · 만성 위염, 위경련

(14) 거궐巨闕

소흉격담응消胸膈痰凝(흉격의 담응을 없앰), 화중초습체化中焦濕滯(중초의 습체를 없앰), 청심녕신清心寧神(심을 맑게 하고 정신을 편안하게 함), 이기창중理氣暢中(기를 다스리고 중초를 뚫음) : 정신병, 간질, 협심통, 위통, 구토, 횡경막 경련, 담도회충증, 만성 간염

(15) 구미鳩尾

이기기理氣機(기기를 다스림), 화영혈和營血(영혈을 조화롭게 함) : 심교통(심장이 꼬인 듯 아픔), 간질, 딸꾹질, 정신과 질환

(16) 중정中庭

소통경락疏通經絡(경락을 소통시킴) : 천식, 구토

(17) 전중膻中

조기강투調氣降透(기를 조절하고 내리고 통하게 함), 청지화담淸肢化痰(팔다리를 맑게 하고 담을 없앰), 관흉이격寬胸利膈(흉격을 넓히고 이롭게 함) : 기관지천식, 기관지염, 흉통, 유선염, 젖이 안 나올 때, 늑간신경통, 피를 토할 때, 갑상선비대

(18) 옥당玉堂

건화위健和胃(위를 건강하게 하고 조화롭게 함) : 기관지염, 천식, 구토, 폐기종, 늑간신경통

(19) 자궁紫宮

안심녕신安心寧神(심을 안정시키고 정신을 편안하게 함) : 기관지 팽창증, 천식, 폐결핵

(20) 화개華蓋

관흉이격寬胸理膈(가슴을 넓히고 횡격막을 다스림) : 기관지염, 천식, 늑간신경통, 인후염

(21) 선기璇璣

사흉중지기瀉胸中之氣(흉중의 기를 사함), 이화위理和胃(위를 다스리고 조화롭게 함) : 기관지천식, 만성 기관지염, 식도 경련

(22) 천돌天突

선폐화담宣肺化痰(폐를 펼치고 담을 없앰), 이인개음利咽開音(목구멍을 이롭게 하고 소리를 내게 함) : 기관지 천식, 기관지염, 인후염, 갑상선종, 횡경막 경련, 신경성 구토, 식도 경련

(23) 염천廉泉

이기관利機關(기관을 이롭게 함), 제담기除痰氣(담기를 제거함), 청화역淸火逆(화가 거슬러 올라오는 것을 없앰) : 기관지염, 인후염, 편도선염, 설골근 마비

(24) 승장承漿

조음양기기승역調陰陽氣機乖逆(음양기기의 오르고 내림을 조절함), 소구치면목풍사疏口齒面目風邪(입 · 이 · 얼굴 · 눈의 풍사를 소멸함) : 안면 신경 마비, 치통, 궤양성 구내염

2. 독맥督脈

(1) 장강長强

통임독通任督(임독맥을 통하게 함), 조장부調腸府(장부를 조절함) : 치질, 탈항(항문이 빠져나옴), 설사, 유산, 발기 불능, 정신분열증

(2) 요수腰兪

온하초溫下焦(하초를 따뜻하게 함), 서경맥舒經脈(경맥을 풀어 줌), 구풍습驅風濕(풍습을 내몰음), 강요슬强腰膝(허리와 무릎을 강건하게 함) : 간질, 생리 불순, 치질, 요통, 요실금, 하지 마비

(3) 요양관腰陽關

온혈실정궁溫血室精宮(혈실과 정궁을 따뜻하게 함), 거하초한습祛下焦寒濕(하초의 한습을 제거함), 이요슬利腰膝(허리와 무릎에 이로움) : 허리 통증, 하지 마비, 생리 불순, 발기 불능, 만성 장염

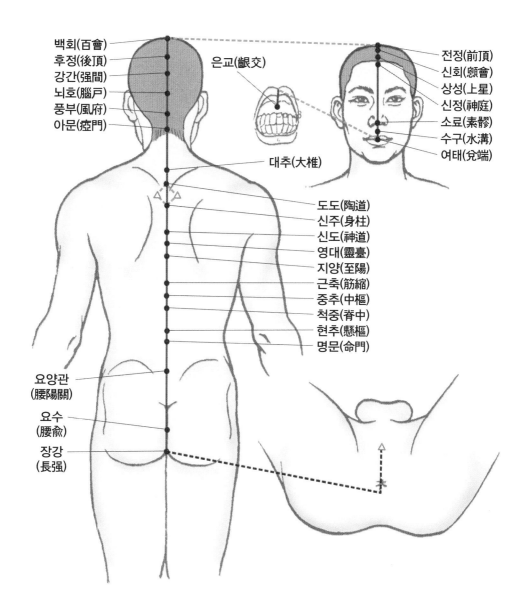

백회(百會)
후정(後頂)
강간(强間)
뇌호(腦戶)
풍부(風府)
아문(瘂門)

은교(齦交)

전정(前頂)
신회(顖會)
상성(上星)
신정(神庭)
소료(素髎)
수구(水溝)
여태(兌端)

대추(大椎)

도도(陶道)
신주(身柱)
신도(神道)
영대(靈臺)
지양(至陽)
근축(筋縮)
중추(中樞)
척중(脊中)
현추(懸樞)
명문(命門)

요양관
(腰陽關)

요수
(腰兪)

장강
(長强)

(4) 명문命門

배원보신培元補腎(원기를 북돋고 신장을 보함), 고정지대固精止帶(정을 지키고 대하를 멈춤), 서근화혈舒筋和血(근육을 풀고 혈을 조화롭게 함), 소경조기疏經調氣(경락을 소통시키고 기를 조절함), 강건요척強健腰脊(요척을 강건하게 함) : 요통, 허리가 삐었을 때, 발기 불능, 대하, 자궁내막염, 여자내성기의 염증, 척추염, 좌골신경통, 신장염, 소아 마비 후유증

(5) 현추懸樞

소설간담疏泄肝膽(간담을 소통시키고 누설시킴), 청폐화담淸肺化痰(폐를 맑게 하고 담을 없앰) : 이질, 복통, 설사, 탈항, 요척통, 소화불량

(6) 척중脊中

청습열淸濕熱(습열을 없앰), 거담활혈祛痰活血(담을 제거하고 혈을 살림) : 간염, 간질, 허리와 등의 통증, 하지 마비

(7) 중추中樞

강담기降痰氣(담기를 내림), 이습열利濕熱(습열을 없앰) : 위통, 시력 감퇴, 허리와 등의 통증

(8) 근축筋縮

서근통락舒筋通絡(근육을 풀고 경락을 통하게 함) : 간염, 담도염, 히스테리, 늑간신경통

(9) 지양至陽

이기기理氣機(기기를 다스림), 화습열化濕熱(습열을 없앰), 관흉격寬胸膈(흉격을 넓힘) : 기침, 천식, 가슴과 등의 통증, 사지 권태, 위가 찰 때, 배에서 꾸르륵 소리가 날 때

(10) 영대靈臺

안위녕신安胃寧神(위를 편안하게 하고 정신을 편케함) : 기침, 천식, 기관지염, 담도회충증, 위통

(11) 신도神道

청심거풍이기淸神祛風利氣(정신을 맑게 하고 풍을 제거하고 기를 이롭게 함) : 열성질환, 심장질환, 간질, 늑간신경통

(12) 신주身柱

이기강역理氣降逆(기의 오르고 내림을 다스림), 거사퇴열祛邪退熱(삿된 것을 제거하고 열을 물리침), 청심녕지淸心寧志(심을 맑게 하고 지를 편안하게 함), 보폐청영補肺淸營(폐를 보하고 영을 맑게 함), 지해천화진정止咳喘和鎭靜(기침과 천식을 그치게 하고 진정시킴) : 기관지염, 폐렴, 기침, 천식, 가슴과 등의 통증, 정신병, 히스테리

(13) 도도陶道

소표사疏表邪(표사를 소멸시킴), 청폐열淸肺熱(폐열을 끔), 보허손補虛損(허하고 손상된 것을 보함), 안신安神(정신을 안정시킴) : 발열, 두통, 간질, 정신분열증, 폐결핵

(14) 대추大椎

소풍산한疏風散寒(풍을 없애고 한을 흩트림), 해표통양解表通陽(표를 풀고 양을 통하게 함), 이기강역理氣降逆(기의 오르고 내림을 다스림), 진정안신여건뇌鎭靜安神與健腦(정신을 진정시키고 편안하게 하고 뇌를 건강하게 함) : 발열, 더위 먹었을 때, 간질, 정신분열증, 기관지염, 기침, 천식, 폐결핵, 폐기종, 간염, 혈액 질환, 습진

(15) 아문瘂門

통경락通經絡(경락을 통하게 함), 이기관利機關(기관을 이롭게 함), 개신규開神竅(신규를 염), 청신지淸神志(신지를 맑게 함) : 두통, 간질, 뇌성마비, 대뇌 발육 부진, 히스테리, 정신분열증

(16) 풍부風府

거풍사祛風邪(풍사를 제거함), 이기관利機關(기관을 이롭게 함), 청신지淸神志(신지를 맑게 함), 설기

화泄氣火(기화를 누설시킴) : 목이 굳으면서 아플 때, 사지 마비, 감기, 두통, 중풍, 정신과 질환

(17) 뇌호腦戶

거풍사祛風邪(풍사를 제거함), 청신지淸神志(신지를 맑게 함) : 두통, 뒷목이 굳으면서 아플 때, 불면, 간질

(18) 강간强間

강경락소통强經絡疏通(경락을 강하게 하고 소통시킴) : 두통, 불면, 간질

(19) 후정後頂

소설풍열疏泄風熱(풍열을 없앰) : 편두통, 감기, 불면, 간질

(20) 백회百會

식간풍熄肝風(간풍을 삭힘), 잠간양潛肝陽(간양을 잠재움), 청신지淸神志(신지를 맑게 함), 회양고탈回陽固脫(양을 되돌리고 빠지는 것을 막음), 거양기하함擧陽氣下陷(양기가 아래로 내려가는 것을 막음), 청열개규淸熱開竅(열을 뜨고 구멍을 염) : 두통, 어지러움, 쇼크, 고혈압, 불면, 간질, 탈항(항문이 빠져나옴)

(21) 전정前頂

소태양경풍열疏太陽經風熱(태양경의 풍열을 없앰) : 두통, 어지러움, 부종

(22) 신회顖會

거풍산한祛風散寒(풍을 제거하고 한을 흩트림) : 두통, 어지러움, 비염, 소아경풍(어린아이가 놀라서 풍기를 일으킬 때

(23) 상성上星

산풍열散風熱(풍열을 흩트림), 통비규通鼻竅(콧구멍을 통하게 함) : 두통, 비염, 코피, 각막염, 눈의 통증

(24) 신정神庭

건뇌녕신健腦寧神(뇌를 건강하게 하고 정신을 편안하게 함), 산풍열散風熱(풍열을 흩트림), 통비규通鼻竅(콧구멍을 통하게 함) : 두통, 어지러움, 비염, 간질, 정신분열증

(25) 소료素髎

회양구역回陽救逆(양을 되돌리고 되돌아가는 것을 막음), 개규설열開竅泄熱(구멍을 열고 열을 누설시킴) : 쇼크, 저혈압, 주사비(코끝이 빨갈 때), 코피, 비염

(26) 수구水溝

청열개규淸熱開竅(열을 끄고 구멍을 염), 청신지淸神志(신지를 맑게 함), 거풍사祛風邪(풍사를 제거함), 소내열消內熱(내열을 소멸시킴), 능조음能調陰(능히 음을 조절함), 강역기降逆氣(기가 거꾸로 오르는 것을 내림), 진통녕신회양구역鎭痛寧神回陽救逆(통증을 진정시키고 정신을 편안하게 하고 양을 되돌리고 양이 되돌아가는 것을 막음) : 쇼크, 정신을 잃었을 때, 더위 먹었을 때, 간질, 히스테리, 정신분열증, 멀미, 급성으로 허리를 삐었을 때, 안면부의 부종, 코 질환, 구취, 입과 얼굴 부위의 근육 경련

(27) 여태兌端

거풍냉祛風冷(풍냉을 제거함), 화습열化濕熱(습열을 없앰) : 구토, 코가 막혔을 때, 간질, 구내염

(28) 은교齦交

설열화위泄熱和胃(열을 누설시키고 위를 조화롭게 함) : 급성으로 허리가 삐었을 때, 치통 출혈, 정신과 질환

대맥, 충맥, 양교맥, 음교맥, 양유맥, 음유맥은 자기 고유의 경혈이 없어 다른 경의 교회혈交會穴을 쓴다. 앞에서 다 언급했던 혈자리이기 때문에 반복해서 주치主治를 설명하지 않겠다.

3. 대맥帶脈

(1) 대맥帶脈

속대맥束帶脈(대맥을 묶어 줌), 조영혈調營血(영혈을 조절함), 자간신滋肝腎(간신을 자양함), 청리하초습열淸理下焦濕熱(하초습열을 없애고 다스림), 조경지대하調經止帶下(경을 조절하고 대하를 그치게 함) : 대하, 자궁내막염, 생리 불순, 자궁 경련, 방광염, 흉협통, 배가 당기고 아플 때, 설사, 요통, 전립선염

(2) 오추五樞

화위기和胃氣(위기를 조화롭게 함), 화중초和中焦(중초를 조화롭게 함) : 적백대하, 허리와 등이 아플 때, 복통, 변비, 고환염

(3) 유도維道

소기체疏氣滯(기체를 소통시킴), 이이장理二腸(대·소장을 다스림), 속대맥束帶脈(대맥을 묶어 줌) : 대하, 자궁내막염, 배가 당기고 아플 때, 습관성 변비, 요통, 서혜선염, 고환염, 구토, 설사

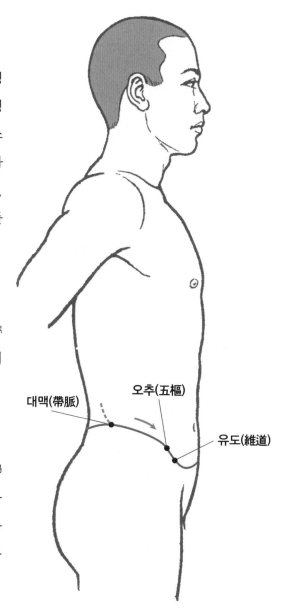

대맥(帶脈)

오추(五樞)

유도(維道)

4. 충맥衝脈

(1) 기충氣衝

서종근舒宗筋(종근을 풀어 줌), 산궐기散厥氣(궐기를 흩트림), 조방광調膀胱(방광을 조절함), 화영혈和營血(영혈을 조화롭게 함) : 남녀 생식기 질환, 음경통, 불임

(2) 횡골橫骨

화위습열和胃濕熱(위를 조화롭게 하고 습열을 없앰) : 소변을 잘 못 볼 때, 유정(저절로 정액이 흘러나올 때), 전립선염

(3) 대혁大赫

조경기화위助經氣和胃(경기를 조절하고 위를 조화롭게 함) : 생식기 질환, 적백대하, 유정, 음위(발기 불능), 조루, 눈병

(4) 기혈氣穴

이도하초利道下焦(하초를 이롭게 하고 인도함) : 월경 불순, 대하, 요척통(허리 등뼈가 아플 때), 불임증, 신장염, 설사

(5) 사만四滿

화위和胃(위를 조화롭게 함), 이장위利腸胃(장과 위를 이롭게 함) : 제하적취(배꼽 아래 적취가 있을 때), 산후 복통, 월경 불순, 장염, 불임증

(6) 중주中注

조리비위調理脾胃(비위를 조절하고 다스림) : 하복통, 월경 불순, 변비, 장염

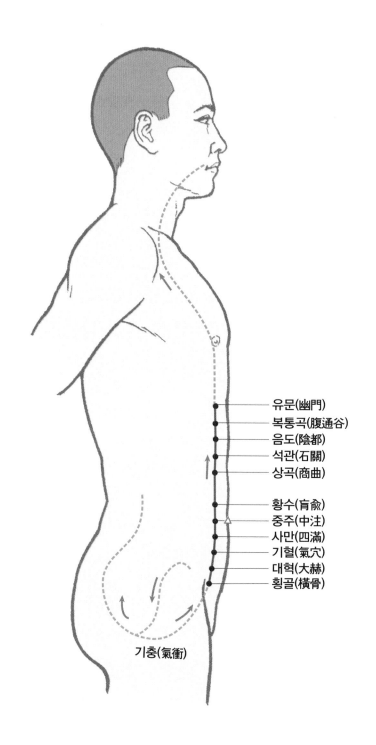

유문(幽門)

복통곡(腹通谷)

음도(陰都)

석관(石關)

상곡(商曲)

황수(肓兪)

중주(中注)

사만(四滿)

기혈(氣穴)

대혁(大赫)

횡골(橫骨)

기충(氣衝)

(7) 황수肓兪

청신열淸腎熱(신장의 열을 끔), 소궐기疏厥氣(거꾸로 올라가는 기를 없앰), 조충맥調衝脈(충맥을 조절함), 이하초利下焦(하초를 이롭게 함) : 습관성 변비, 장염, 위경련, 자궁 경련, 신장 질환, 당뇨병, 목적통(눈이 붉고 아픔), 구토

(8) 상곡商曲

퇴신열退腎熱(신장의 열을 물리침), 이기통락利氣通絡(기를 이롭게 하고 경락을 통하게 함) : 위경련, 복중적취(복부 안에 적취가 있을 때), 복막염, 장산통(장이 당기고 아플 때), 변비, 설사, 안구 충혈, 식욕 부진

(9) 석관石關

이하초利下焦(하초를 이롭게 함) : 위경련, 딸꾹질, 변비, 산후 복통, 구토, 임질, 안구 충혈, 통경(생리할 때 아픔)

(10) 음도陰都

조기신허調氣腎虛(기를 조절하고 신허를 다스림) : 심하번만(가슴이 뛰고 답답함), 복통, 변비, 구토, 불임, 폐기종, 천식, 안구 충혈, 각막염

(11) 복통곡腹通谷

청사열淸邪熱(삿된 열을 없앰), 이방광理膀胱(방광을 다스림) : 급 · 만성 위염, 복통, 구토, 비위 허약, 설사, 안구 충혈

(12) 유문幽門

청신열淸腎熱(신장의 열을 끔), 이장위利腸胃(장과 위를 이롭게 함) : 만성 위염, 심하번만(가슴이 뛰고 답답함), 애역(딸꾹질), 늑간신경통, 설사, 위경련

5. 양교맥陽蹻脈

(1) 신맥申脈

소표사疏表邪(표사를 없앰), 치풍담治風痰(풍담을 다스림), 녕신지寧神志(신지를 편안하게 함), 서근맥舒筋脈(근맥을 풀어 줌) : 두통, 뇌척수막염, 메니에르병, 정신분열증, 족관절염

(2) 복삼僕參

통경활락通經活絡(경락을 통하게 하고 살림), 소종지통消腫止痛(종기를 없애고 통증을 멈춤) : 요통, 족과통, 하지 마비, 각기(비타민B 부족으로 다리가 붓고 아픔)

(3) 부양附陽

서근활락舒筋活絡(근육을 풀고 경락을 살림) : 두통, 허리·하지의 동통, 하지 마비, 발관절이 붓고 아플 때

(4) 거궐居髎

소흉격담응消胸膈痰凝(흉격의 담응을 없앰), 화중초습체化中焦濕滯(중초의 습체를 없앰), 청심녕신淸心寧神(심을 맑게 하고 정신을 편안하게 함), 이기창중理氣暢中(기를 다스리고 중초를 뚫음) : 정신병, 간질, 협심통, 위통, 구토, 횡경막경련, 담도회충증, 만성 간염

(5) 노수臑俞

거태양경사祛太陽經邪(태양경의 사기를 제거함) : 견배통, 팔을 못 올릴 때, 상지 마비

(6) 견우肩髃

소산경락풍습疎散經絡風濕(경락의 풍습을 소산시킴), 청설양명기화淸泄陽明氣火(양명경의 기화를 없앰), 통리관절通利關節(관절을 통하게 하고 이롭게 함), 거사해열祛邪解熱(사기를 제거하고 열을 끔), 조화기혈調和氣血(기혈을 조화시킴) : 류머티즘성 견관절염, 반신불수, 갑상선 비대

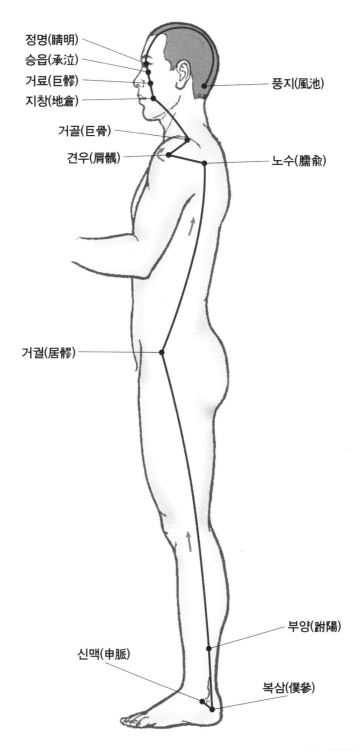

정명(睛明)

승읍(承泣)

거료(巨髎)

지창(地倉)

거골(巨骨)

견우(肩髃)

풍지(風池)

노수(臑兪)

거궐(居髎)

부양(跗陽)

신맥(申脈)

복삼(僕參)

(7) 거골巨骨

산어散瘀(어혈을 없앰), 통락通絡(낙맥을 통하게 함), 통리관절通利關節(관절을 통하게 하고 이롭게 함) : 견관절 및 연부조직의 질환, 토혈(피를 토함), 경부임파결절핵

(8) 지창地倉

거풍사祛風邪(풍사를 없앰), 통기체通氣滯(기체를 통하게 함), 이기관利機關(기관을 이롭게 함), 부정진통扶正鎭痛(정기를 북돋고 통증을 진정시킴) : 안면 신경 마비, 삼차신경통, 구안와사

(9) 거료巨髎

서근통락舒筋通絡(근육을 풀고 경락을 통하게 함) : 비염, 삼차신경통, 안면 신경 마비

(10) 승읍承泣

거풍산화祛風散火(풍을 없애고 화를 흩트림), 개규명목開竅明目(구멍을 열고 눈을 밝게 함) : 목적통(눈이 붉고 아플 때), 눈물이 흐를 때, 근시, 눈꺼풀이 떨릴 때, 구안와사

(11) 정명睛明

소풍설화疏風泄火(풍을 통하게 하고 화를 누설시킴), 자수명목滋水明目(수를 증가시키고 눈을 밝게 함) : 눈이 붉고 아플 때, 바람을 맞으면 눈물이 날 때, 급 · 만성 안구 결막염, 근시, 원시, 난시, 색맹, 야맹증, 시신경염, 시신경 위축, 각막염, 녹내장

(12) 풍지風池

조기혈調氣血(기혈을 조절함), 거풍해표祛風解表(풍을 제거하고 표를 엶), 소사청열疎邪淸熱(사기를 없애고 열을 끔), 청두개규淸頭開竅(머리를 맑게 하고 구멍을 엶), 명목익청明目益聽(눈을 밝게 하고 잘 듣게 함), 이기利氣關(기관을 이롭게 함) : 뇌질환, 안질환, 귀 · 코 질환, 반신불수

6. 음교맥陰蹻脈

(1) 연곡然谷

퇴신열退腎熱(신장의 열을 물리침), 소궐기疏厥氣(기가 거꾸로 오르는 것을 소멸시킴), 이하초理下焦(하초를 다스림) : 인후염, 방광염, 당뇨병, 심장병, 자궁병, 고환염

(2) 조해照海

통경화열通經和熱(경락을 통하게 하고 온화하게 함), 설화소기泄火疏氣(화를 누설시키고 기를 소통시킴), 청신지淸神志(신지를 맑게 함), 이인후利咽喉(인후를 이롭게 함) : 월경 불순, 임질, 인후종통(인후가 붓고 아플 때), 편도선염, 신경쇠약, 불면증

(3) 교신交信

조영위調營衛(영위를 조절함) : 고환염, 월경 불순, 대하, 급성 설사, 변비, 복막염

(4) 정명睛明

소풍설화疏風泄火(풍을 통하게 하고 화를 누설시킴), 자수명목滋水明目(수를 증가시키고 눈을 밝게 함) : 눈이 붉고 아플 때, 바람을 맞으면 눈물이 날 때, 급ㆍ만성 안구 결막염, 근시, 원시, 난시, 색맹, 야맹증, 시신경염, 시신경위축, 각막염, 녹내장

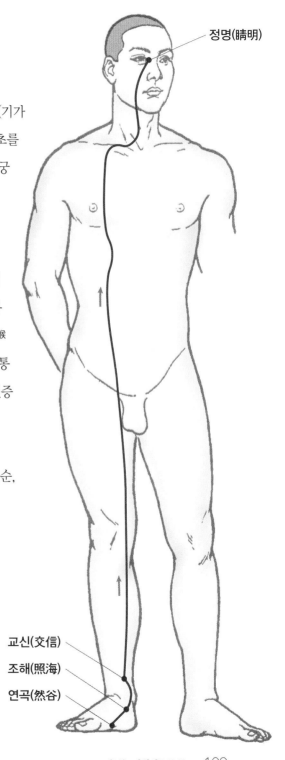

정명(睛明)

교신(交信)

조해(照海)

연곡(然谷)

7. 양유맥陽維脈

(1) 금문金門

도수습거담導水濕祛痰(수습을 인도하고 담을 제거함) : 요퇴통(허리와 대퇴부의 통증), 족저통(발바닥 통증), 소아 경련

(2) 양교陽交

소경락습체疏經絡濕滯(경락의 습체를 소통시킴) : 좌골신경통, 다리외측통, 천식, 늑막염

(3) 노수臑兪

거태양경사祛太陽經邪(태양경의 사기를 제거함) : 견배통, 팔을 못 올릴 때, 상지 마비

(4) 천료天髎

청신지淸神志(신지를 맑게 함), 해표열解表熱(표열을 해소시킴) : 견비통, 팔뚝 위가 아플 때, 늑막염

(5) 견정肩井

통경활락通經活絡(경락을 통하게 하고 살림), 활담개규豁痰開竅(담을 없애고 구멍을 염) : 반신불수, 뇌충혈, 어깨·등의 통증, 자궁 출혈, 담석통, 갑상선 기능항진증, 유선염

(6) 본신本神

녕신안신寧神安神(정신을 편안하게 하고 안정시킴) : 뇌충혈, 현훈, 구토, 흉협통, 간질

(7) 양백陽白

거풍설화祛風泄火(풍을 제거하고 화를 누설시킴), 선기명목宣氣明目(기를 골고루 퍼트리고 눈을 밝게 함) : 눈병, 눈꺼풀이 떨릴 때, 머리가 무거울 때, 삼차신경통

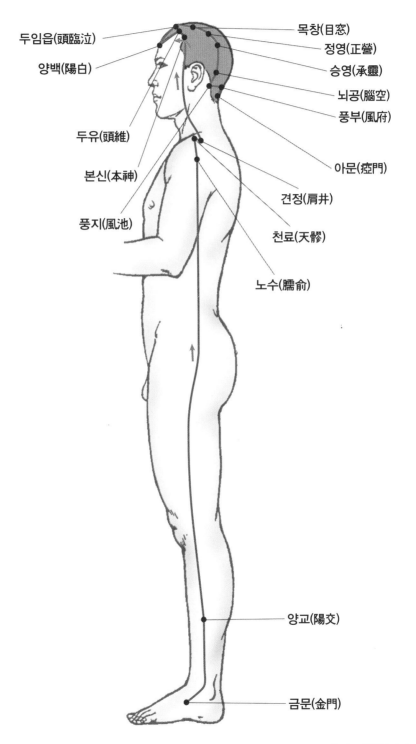

두임읍(頭臨泣)

양백(陽白)

두유(頭維)

본신(本神)

풍지(風池)

목창(目窓)

정영(正營)

승영(承靈)

뇌공(腦空)

풍부(風府)

아문(瘂門)

견정(肩井)

천료(天髎)

노수(臑俞)

양교(陽交)

금문(金門)

(8) 두임읍頭臨泣

조기혈調氣血(기혈을 조절함) : 축농증, 결막 충혈, 각막염, 두통, 현훈, 중풍

(9) 목창目窓

소통경락疏通經絡(경락을 소통시킴), 청두명목淸頭明目(머리를 맑게 하고 눈을 밝게 함) : 안구 충혈, 시력 감퇴, 안면 부종, 두통

(10) 정영正營

화영위和營衛(영위를 조화시킴) : 현훈(어지러움), 두통, 치통, 오심, 구토

(11) 승영承靈

안신지安神志(신지를 안정시킴), 청심안신淸心安神(심을 맑게 하고 정신을 안정시킴) : 두통, 어지러움, 코피

(12) 뇌공腦空

통경활락通經活絡(경락을 통하게 하고 살림), 조리기혈調理氣血(기혈을 조절하고 다스림), 청두명목淸頭明目(머리를 맑게 하고 눈을 밝게 함) : 두통, 후두신경통, 머리가 무거울 때, 어지러울 때, 천식, 오한 발열(으슬으슬 추우면서 열이 날 때)

(13) 풍지風池

조기혈調氣血(기혈을 조절함), 거풍해표祛風解表(풍을 제거하고 표를 염), 소사청열疎邪淸熱(사기를 없애고 열을 끔), 청두개규淸頭開竅(머리를 맑게 하고 구멍을 염), 명목익청明目益聽(눈을 밝게 하고 잘 듣게 함), 이기관利氣關(기관을 이롭게 함) : 뇌질환, 안질환, 귀 · 코 질환, 반신불수

(14) 아문瘂門

통경락通經絡(경락을 통하게 함), 이기관利機關(기관을 이롭게 함), 개신규開神竅(신규를 염), 청

신지淸神志(신지를 맑게 함) : 두통, 간질, 뇌성마비, 대뇌 발육 부진, 히스테리, 정신분열증

8. 음유맥陰維脈

(1) 축빈築賓
이소음지기利少陰之氣(소음의 기를 이롭게 함) : 해독 작용, 비복근 경련, 간질

(2) 부사府舍
거대장경사祛大腸經邪(대장경의 사기를 제거함), 산경락풍습散經絡風濕(경락의 풍습을 흩트림) : 난계임파절염, 하복부통, 충수염

(3) 대횡大橫
통경락通經絡(경락을 통하게 함), 속근골續筋骨(근골을 이어줌) : 설사, 변비, 장 마비, 장내 기생충

(4) 복애腹哀
조방광助膀胱(방광을 도움), 이습열理濕熱(습열을 다스림) : 제부통(배꼽 주위 통증), 소화불량, 이질, 변비

(5) 기문期門
소비이기疏脾理氣(비를 소통시키고 기를 다스림), 산궐기散厥氣(궐기를 흩트림) : 뇨도염, 요실금, 난계임파절염

(6) 천돌天突
선폐화담宣肺化痰(폐를 펼치고 담을 없앰), 이인개음利咽開音(목구멍을 이롭게 하고 소리를 내게

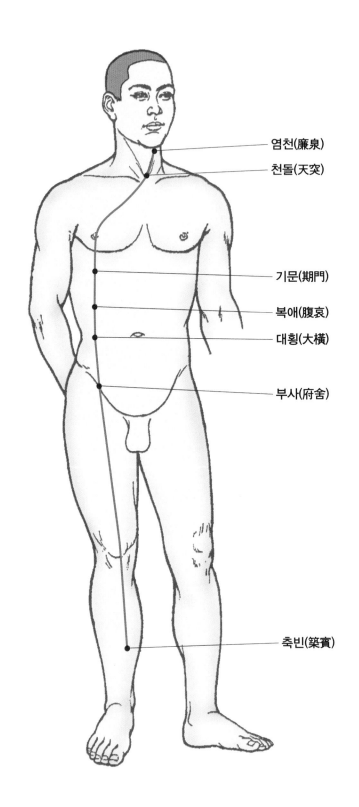

염천(廉泉)

천돌(天突)

기문(期門)

복애(腹哀)

대횡(大橫)

부사(府舍)

축빈(築賓)

함) : 기관지 천식, 기관지염, 인후염, 갑상선종, 횡경막 경련, 신경성 구토, 식도 경련

(7) 염천廉泉

이기관利機關(기관을 이롭게 함), 제담기除痰氣(담기를 제거함), 청화역淸火逆(화가 거슬러 올라오는 것을 없앰) : 기관지염, 인후염, 편도선염, 설골근 마비

9. 특정 혈의 운용

특정 혈은 14경맥의 혈 중에서 특수한 작용을 가진 경혈을 지칭한다. 특수한 치료 작용을 가지고 있기 때문에 보다 중요하다는 의미에서 요혈要穴이라고도 한다. 특정 혈들은 부류에 따라 각기 특수한 적응증과 임상 응용이 있다.

오수혈

6

십이경맥十二經脈에는 팔꿈치와 무릎 아래쪽에 각각 정井, 형滎, 유兪, 경經, 합合 5개의 경혈經穴이 있는데, 이를 오수혈五輸穴이라 한다. 그 순서는 손발의 끝에서 팔꿈치와 무릎 쪽으로 배열된다.

〈영추구靈樞九 침십이원鍼十二原〉 편에서는 "인체에는 경맥이 12개, 낙맥이 15개가 있으며 합쳐서 27개의 경락의 맥기脈氣가 전신의 상하上下로 흐르고 있다. 맥기가 나오는 곳을 정혈井穴이라 하고, 맥기가 머무는 곳을 형혈滎穴이라 하며, 맥기가 주입注入되는 곳을 유혈兪穴이라 하고, 맥기가 가는 곳을 경혈經穴이라 하며, 맥기가 들어가는 곳을 합혈合穴이라 한다."고 하였다. 이것은 경락의 기氣가 손발의 끝에서 상행하여 팔꿈치와 무릎으로 합쳐져 들어가는데, 마치 물이 흐르는 것처럼 작은 곳에서 큰 곳으로, 얕은 곳에서 깊은 곳으로 들어가는 것을 가리킨다.

경기經氣가 처음으로 나오는 것은 마치 물의 수원지水源池와 같기 때문에 정井이라 하고, 경기가 약간 왕성하면 마치 물의 소류小流와 같기 때문에 형滎이라고 한다. 경기가 점점 왕성해지면 마치 비교적 큰 물의 흐름이 흐르는 것 같기 때문에 유兪라 하고, 경기가 더욱 왕성하면 물의 흐름이 길게 흘러가는 것 같기 때문에 경經이라 하며, 경기가 충만하고 왕성하여 깊은 곳으로 들어가면 합쳐지기 때문에 합合이라고 한다.

1. 정井

정혈井穴은 수족말단手足末端의 혈穴로서 맥기脈氣가 처음으로 출出하는 곳이고, 물의 흐름에 비유하여 물이 솟아나는 곳이기 때문에 우물 정井이라 했다. 맥기脈氣는 얕고 작기에 급성병 내지 초기의 심하만心下滿病 등에 응급법과 사혈법으로 응용한다.

2. 형滎

형혈滎穴은 정혈井穴의 출천出泉 다음에 수성소류水成小流하는 곳이다. 즉, 맥기脈氣가 형혈滎穴 부위에서 약간의 힘이 모아져 기혈氣血이 순류順流하는 곳이니 맥기脈氣가 약간 커진 형상이다. 따라서 좀더 중한 신병발열身病發熱 등의 병을 치료治療할 수 있다.

3. 유兪

유혈兪穴은 수류水流 운전의 힘으로, 맥기脈氣가 교성較盛하는 곳이다. 즉, 물은 이곳에서 시내와 계곡의 형상으로 나타나며, 수량도 점차 증가하여 흐르는 것과 같다. 유혈은 한 마을을 운영할 수 있는 물의 형세이므로 맥기가 힘이 있다. 따라서 유혈兪穴은 모든 허실虛實의 병을 조절할 수 있어 원혈原穴도 이 부위에 있게 된 것이다.

4. 경經

경혈經穴은 소행위경所行爲經으로, 수량水量도 한 국가를 운영할 수 있는 정도의 수세水勢이다. 그리하여 통행관주通行灌注하고 수류통행장류水流通行長流하여 맥기脈氣가 유주한다. 대부분 국가의 대도시는 큰 강을 경유하여 발달하였다. 따라서 인신人身의 기혈氣血도 이와 같이 기세가 왕旺하여 모든 병에 응용하여 취혈取穴하고, 특히 오장육부五臟六腑에서 발하는 천해한열喘咳寒熱의 병을 치료할 수 있다.

5. 합合

합혈合穴은 소입위합所入爲合으로, 이제 모든 물줄기는 바다로 통합되어 합류되는 형상이다. 경전에서는 "수류관합水流灌合 맥기脈氣는 심대深大하다."라고 전한다. 세계의 경제는 바다의 상선으로 운영됨과 같이 오장육부는 사지四肢의 사관四關에서 조절되는 것이다. 그리하여 음양陰陽과 태극太極이 만나는 주肘와 슬膝의 상합相合이 이루어지는 장소에 모든 합혈合穴이 있고, 맥기脈氣가 심대深大하여 모든 만성병慢性病 등 제병諸病에 운용할 수 있는 혈穴이다. 그리하여 모든 합혈合穴은 장부臟腑의 역기이설逆氣而泄을 치치治治한다고 했다.

원혈 原穴

7

사람의 몸에는 오장육부와 연계되어 있는 12경맥과, 장부와는 별개로 유주하고 전신을 총괄하는 경맥으로 기경팔맥奇經八脈이 있다. 그리고 12경맥에는 오수혈(정형유경합)인 오행혈(목화토금수)이 음양경陰陽經으로 어우러져 있고, 또한 별도로 원혈原穴, 락혈絡穴, 극혈隙穴, 모혈募穴, 배유혈背兪穴 등의 요혈要穴들이 경맥상에 다양하게 갖추어져 있다. 그 중에서도 원혈은 해당 장부의 원기元氣가 가장 많이 존재하고, 장부의 허실을 조절할 수도 있다. 또한 진단에도 사용하여 침구임상 시 가장 중요시하는 특효 혈 중의 하나이다.

12경맥 중 음경陰經의 원혈原穴은 오행五行상 토혈土穴과 같이 위치하고 있다. 양경陽經의 원혈原穴은 전신 상화相火의 작용으로, 하늘의 태양열과도 같이 자유로이 용사用事해야 하므로 양경陽經에서는 단독으로 존재한다.

오수혈五輸穴 중 합혈合穴은 상지上肢 중 일태극一太極인 상완골과 요골, 척골의 음양陰陽이 만나는 곳에 있으나, 원혈原穴은 음양과 손발 오행의 사이 접점에 해당하는 황극皇極의 중재 자리에 있다. 그리하여 장부에서 사지로 뻗어 나온 경맥의 줄기인 상지의 상완골과 하지의 대퇴골인 태극의 자리에는 원혈原穴이 있을 수 없다. 왜냐하면 사지의 끝과는 너무 거리가 멀어 말단까지 장부의 힘으로 음양과 오행의 다양한 기능을 모두 수행하지 못하기 때문이다. 그리하여 음양과 오행 사이인 손목과 발목 사이에 원혈이 착근着根하여 인신人身의 경맥經脈을 풀어내는 기관機關의 역할을 하고, 또한 원혈이 있는 곳은 인신人身에서 가장 많은 활동을 하는 자리가 되며, 기운이 충만하게 되므로 원혈은 손목과 발목의 부위에 자리하게 되는 것이다. 천의 군화君火인, 태양이 상화相火, 태양열로 작용하여 만물을 자양하듯 장부의 원기가 천지 사이에서 땅에 뿌리를 내릴 때에는 토土의 자리에서 위치해야 경락이 완벽하게 유주流注하게 된다. 그러므로 음경에서는 이 원혈原穴이 토혈土穴인 유혈兪穴과 함께 있게 되었고, 양경陽經에서는 상화相火가 용사用事해야 하므로 홀로 존재하게 되었다. 원혈은 천지인天地人 오행이 만나는 자리에 장부의 경락經絡이 근거를 두는 자리이므로, 상화相火의 용용이 되는 상지上肢에서는 손목이 되는 것이고, 다리에서는 발목이어야 장부의 경이 또한 흩어짐 없이 그 작용을 다할 수 있다. 그래서 사관四關의 첫 관문에 모든 12원혈原穴들이 존재하는 것이다. 따라서 원혈은 장부臟腑의 허실虛實을 모두 조절할 수 있고 12장부의 진단혈도 되는 것이다. 또, 상화相火인 삼초三焦의 원혈原穴인 양지혈陽池穴이 백호白虎로서 전신을 보호하고, 담의 원혈原穴인 구허丘墟가 용龍으로 숨어서 용호龍虎가 조화를 이루면서 인신人身을 보호한다고 하였다. 그러므로 삼초를 펼치면 십이十二이며, 줄이면 삼초三焦이고, 다시 일원一元이 된다고 하였던 것이다.

그 대표적인 원혈취혈법原穴取穴法이 사관침법四關鍼法이다. 태충太衝은 간肝의 원혈로 혈血을 주관하여 인신人身의 혈血을 조절하고, 대장의 원혈인 합곡合谷은 기氣의 원혈로 전신의 기氣를 총괄하여 합곡과 태충혈太衝穴로 전신의 기와 혈을 다스린다.

그리고 오행五行으로 화火이면서 육경六經상 태양한수太陽寒水로 수화水火가 조화로운 소장小腸의 원혈인 완골혈腕骨穴과, 역시 오행상 수장水臟이면서 육경六經상 소음군화少陰君火인 신장腎臟의 원혈인 태계혈太谿穴로 수화水火의 사관四關을 형성하여 전신 수화水火의 부조화를 다스려 후천後天 인신人身의 만병을 다스리게 되는 것이다.

〈황제내경皇帝內徑〉에서 이르되 수화水火는 음양의 징조요, 목금木金은 생성生成의 종시終始라 하였다. 원혈로 전신의 생명 조화를 삼가 다스린다 함은 수화기혈水火氣血을 팔관八關으로써 다스릴 수 있는 원기의 힘이라 할 수 있는 것이다.

낙혈 絡穴

8

낙혈絡穴은 15낙맥絡脈이 본경本經에서 갈라져 나온 곳의 혈穴을 말한다. 그 중 12경맥의 낙혈은 표리表裏의 경맥을 연계시키고, 표表의 병이 리裏로 파급되거나, 리裏의 병이 표表로 파급되는 경우나 표리동병表裏同病을 치료한다. 임맥, 독맥, 비의 대락大絡의 낙혈은 몸의 앞, 뒤, 옆면의 영위기혈榮衛氣血을 소통시키고 조절하며, 가슴, 배, 등, 허리, 옆구리 부위의 병증을 치료한다. 12경의 낙혈에 임맥, 독맥, 비脾의 대락大絡을 합쳐 15낙혈이라 한다. 임맥의 낙혈은 구미鳩尾, 독맥의 낙혈은 장강長强, 비의 대락은 대포大包이다.

극혈 隙穴

9

극혈은 침구갑을경鍼灸甲乙經에 등장하는 개념인데 극隙은 틈을 뜻한다. 즉, 그 틈에 기혈氣血이 많이 모여 있는 것을 나타낸다. 십이경맥과 양교맥, 음교맥, 양유맥, 음유맥에 제각기 하나씩 있어 모두 16개의 극혈이 있다. 대부분 사지四肢의 팔꿈치와 무릎 아래에 분포되어 있다. 임상에서는 주로 급성 병증의 치료에 쓴다. 예를 들면 위통胃痛에는 상구梁丘를, 토혈에는 공최孔最를 쓴다. 양교맥의 극혈은 부양跗陽, 음교맥은 교신交信, 양유맥은 양교陽交, 음유맥은 축빈築賓이다.

모혈募穴

10

모혈은 장부의 기氣가 가슴과 배의 어떤 특정 부위에 모이는 혈穴이다.

흉복胸腹에 있는 혈을 왕빙王氷, 모募와 배척背脊에 있는 혈을 수兪라고 하였다. 모혈은 모두 복부에 있으므로 이렇게 이름하였다. 모혈의 위치는 대부분 상응하는 장부와 가까이 있어 내장병內臟病의 진단과 치료에 많이 이용된다.

배유혈 背兪穴

11

배유혈은 장부의 기가 배부의 어떤 특정한 경혈에 수주輸注되고 있는 혈을 말한다. 〈영추배유 靈樞背兪〉에서 "그 부위를 손으로 눌러서 내부까지 삼투滲透하여 아픔을 느끼거나 반대로 통증이 완해緩解되면 그것이 유혈兪穴이다."라고 하였다. 장부의 배유혈은 그 위치가 대부분 장부와 가깝게 있어 장부의 병증을 반영하며 내장병을 치료하는 데 비교적 많이 사용된다.

각 혈위표 정리

12

기호	經　絡 경　락	井정 木,金	榮형 火,水	兪유 土,木	經경 金,火	合합 水,土	原원	絡낙	郄극	募모	背兪배수
LU	手太陰肺經 수태음폐경	少商 소상	魚際 어제	太淵 태연	經渠 경거	尺澤 척택	太淵 태연	列缺 열결	孔最 공최	中府 중부	肺兪 폐수
LI	手陽明大腸經 수양명대장경	商陽 상양	二間 이간	三間 삼간	陽谿 양계	曲池 곡지	合谷 합곡	偏歷 편력	溫溜 온유	天樞 천우	大腸兪 대장수
ST	足陽明胃經 족양명위경	厲兌 여태	內庭 내정	陷谷 함곡	解谿 해계	足三里 족삼리	衝陽 충양	豊隆 풍륭	梁丘 양구	中脘 중완	胃兪 위수
SP	足太陰脾經 족태음비경	隱白 은백	大都 대도	太白 태백	商丘 상구	陰陵泉 음릉천	太白 태백	公孫大包 공손대포	地機 지기	章門 장문	脾兪 비수
HT	手少陰心經 수소음심경	少衝 소충	少府 소부	神門 신문	靈道 영도	少海 소해	神門 신문	通里 통리	陰郄 음극	巨闕 거궐	心兪 심수
SI	手太陽小腸經 수태양소장경	少澤 소택	前谷 전곡	後谿 후계	陽谷 양곡	小海 소해	腕骨 완골	支正 지정	養老 양노	關元 관원	小腸兪 소장수
BL	足太陽膀胱經 족태양방광경	至陰 지음	足通谷 족통곡	束骨 속골	崑崙 곤륜	委中 위중	京骨 경골	飛揚 비양	金門 금문	中極 중극	膀胱兪 방광수
KI	足少陰腎經 족소음신경	湧泉 용천	然谷 연곡	太谿 태계	復溜 부류	陰谷 음곡	太谿 태계	大鍾 대종	水泉 수천	京門 경문	腎兪 신수
PC	手厥陰心包經 수궐음심포경	中衝 중충	勞宮 노궁	大陵 대릉	間使 간사	曲澤 곡택	大陵 대릉	內關 내관	郄門 극문	膻中 단중	厥陰兪 궐음수
TE	手少陽三焦經 수소양삼초경	關衝 관충	液門 액문	中渚 중저	支溝 지구	天井 천정	陽池 양지	外關 외관	會宗 회종	石門 석문	三焦兪 삼초수
GB	足少陽膽經 족소양담경	足竅陰 족규음	俠谿 협계	足臨泣 족임읍	陽輔 양보	陽陵泉 양릉천	丘墟 구허	光明 광명	外丘 외구	日月 일월	膽兪 담수
LR	足厥陰肝經 족궐음간경	大敦 대돈	行間 행간	太衝 태충	中封 중봉	曲泉 곡천	太衝 태충	蠡溝 여구	中都 중도	期門 기문	肝兪 간수

팔맥교회혈 八脈交會穴 13

팔맥교회혈은 사지부四肢部에서 기경팔맥에 통하는 8개의 혈위穴位를 말한다.

내관內關은 음유맥으로 통하고, 공손公孫은 충맥으로 통하며, 족임읍足臨泣은 대맥帶脈으로 통하고, 외관外關은 양유맥으로 통하고, 후계後谿는 독맥督脈으로 통하고, 신맥申脈은 양교맥으로 통하고, 열결列缺은 임맥任脈으로 통하고, 조해照海는 음교맥으로 통한다.

팔맥교회혈은 기경팔맥과 유관한 여러 가지 병증을 치료할 수 있다.

1) 공손公孫 충맥   심心, 흉胸, 위胃(내장內臟)

    내관內關 음유맥

2) 후계後谿 독맥   항부項部, 견갑부肩胛部, 이耳, 내안각內眼角(외경外經)

    신맥申脈 양교맥

3) 임읍臨泣 대맥   항부項部, 견갑부肩胛部, 협頰, 이耳, 외안각外眼角(외경外經)

    외관外關 양유맥

4) 열결列缺 임맥   인후咽喉, 흉격胸膈(내장內臟)

    조해照海 음교맥

육부하합혈 六腑下合穴

육부의 하합혈로써 부腑의 질환을 치료한다. 그러나 족삼양경의 합혈과는 달리 수삼양경의 합혈은 소속 부腑에 미치는 영향이 족삼양경에 비해 상대적으로 적다. 왜냐하면 소화와 배설을 주로 담당하는 부腑의 특성상 기운이 하강하기 때문이다. 기운의 하강을 더 돕기 위해서는 상지보다 하지의 경혈을 취혈하는 것이 더 좋다. 그래서 수삼양경에 연결된 부, 즉 대장, 소장, 삼초를 조절하기 위해서는 하지의 경혈을 사용하는 것이 좋다. 족삼양경의 합혈과 함께 대장, 소장, 삼초를 다스리기 위해 설정된 하지의 세 경혈을 육부하합혈이라 한다.

육부하합혈

담	양릉천陽陵泉
위	족삼리足三里
대장	상거허上巨虛
소장	하거허下巨虛
방광	위중委中
삼초	위양委陽

팔회혈 八會穴

15

장臟 · 부腑 · 기氣 · 혈血 · 골骨 · 수髓 · 근筋 · 맥脈의 8종류의 기氣가 회합하는 혈로서, 이들의 병을 각각 치료하는 작용을 가진 8개의 혈을 말한다.

장회혈臟會穴	장문章門
부회혈腑會穴	중완中脘
기회혈氣會穴	단중膻中
혈회혈血會穴	격유膈兪
근회혈筋會穴	양릉천陽陵泉
맥회혈脈會穴	태연太淵
골회혈骨會穴	대저大杼
수회혈髓會穴	현종縣鐘

기타 요혈要穴들 16

1. 사총혈四總穴

총總은 총괄하다는 뜻이다. 즉, 4가지의 혈로 일정 부위 전체를 총괄한다는 뜻이다.

  장복腸腹(장과 복부)의 모든 질환 : 족삼리足三里

  요배腰背(허리와 등)의 모든 질환 : 위중委中

  두항頭項(머리와 목)의 모든 질환 : 열결列缺

  면구面口(얼굴과 입)의 모든 질환 : 합곡合谷

이 4총혈에 다음의 2개 혈을 덧붙이면 6총혈이 된다.

  심흉心胸(심장과 가슴)의 모든 질환 : 내관內關

  소복小腹(아랫배)의 모든 질환 : 삼음교三陰交

2. 천창혈天窓穴

천天(두부頭部 : 머리)으로 가는 길목 즉, 천天과 지地를 연결하는 10개 혈을 말한다.

경항통(목의 통증), 두통, 인후통, 두훈(머리가 어지러움), 기침 등에 활용한다.

천주天柱, 천지天池, 천돌天突, 천부天府, 천창天窓, 천유天牖, 천용天容, 인영人迎, 풍부風府, 부돌扶突

3. 십삼귀혈침법十三鬼穴鍼法

십삼귀혈침법十三鬼穴鍼法은 정신질환 치료에 사용되는 13개 혈위에 자침하는 법을 일컫는다. 옛날 사람들은 모든 정신과 질환은 귀신에 의해 발생한다고 믿었다. 그래서 정신질환 치료 혈위를 귀혈鬼穴이라 한다. 귀혈침법鬼穴鍼法은 손사막孫思邈의 천금요방千金要方에 수록되어 있다.

귀궁鬼宮 : 인중人中

귀신鬼信 : 소상少商

귀루鬼壘 : 은백隱白

귀심鬼心 : 대능大陵

귀로鬼路 : 신맥申脈

귀침鬼枕 : 풍부風府

귀상鬼床 : 협차頰車

귀시鬼市 : 승장承漿

귀굴鬼窟 : 간사間使

귀당鬼堂 : 상성上星

귀장鬼藏 : 회음會陰

귀신鬼臣 : 곡지曲池

귀봉鬼封 : 설하중봉舌下中縫

4

진단학 診斷學

한의학 진단의 개요 1

1. 기본 원칙

(1) 증상이나 징후는 장부의 상태를 반영한다.

한의학적 진단에서 증상이나 징후의 개념은 양방적 진단보다 훨씬 광범위하다.

양방에서는 증상 징후로 보지 않는 것도 한방에서는 장부의 부조화와 연계하여 보는 경우가 많다. 예를 들면 환자가 갈증을 느끼면 열증이고 갈증이 없으면 정상이나 한증으로 본다. 의사 결정을 잘 내리지 못하면 담이 약하다고 보고, 말하기 싫어하면 비장의 기운이 약하다고 본다.

(2) 부분이 전체를 반영한다.

기관이나 장부의 일부를 검사하여 전체의 상태를 알 수 있다.

예를 들면 맥을 보는 부위인 요골동맥의 일부를 촉진하여 전체 장부에 관한 정보를 알 수 있고, 환자의 얼굴을 관찰하여 신체나 정신 상태에 관한 정보를 얻을 수 있다.

2. 진단 방법

한방에서는 진단할 때 일반적으로 사진四診의 방법을 쓴다.

(1) 망진望診
환자의 전신과 일정 부위의 기색과 형태 등의 변화를 관찰하는 방법이다.

(2) 문진問診
환자나 환자의 가족에게 질병의 상태와 현재의 증상, 질병이 발전되어 온 상황과 경과 및 기타 질병과 관련이 있는 정황에 관해 묻는 방법이다.

(3) 문진聞診
환자의 음성을 듣고 환자의 기미氣味의 변화를 냄새로 맡는 방법이다.

(4) 절진切診
환자의 맥박을 촉진하고 피부, 복부, 손발 등의 기타 부위를 만지고 눌러 봄으로써 병의 상태를 진찰하고 이해하는 방법이다.

망진법望診法 2

1. 망신望神

(1) 신神의 표현

① 신神은 생명 활동의 표현이다.

양쪽 눈을 통한 반영이 가장 중요하다.

영추靈樞 "목자目者(눈은), 심지사야心之使也(심의 신하이다)", "오장육부지정기개상주어목이위지정五臟六腑之精氣皆上注於目而爲之精(오장육부의 정기는 모두 눈으로 올라가서 정이 된다.)"

② 신神의 유무有無는 면색과 눈, 마음 상태, 호흡으로 관찰할 수 있다.

면색이 건강하고 맑으면 득신得神이고, 건강하지 않고 어두우면 무신無神이다.

근육이 견고하면 득신得神이고, 근육이 시들면 무신無神이다.

눈에서 광채가 나고 생기가 있으면 득신得神이고, 눈의 움직임을 잘 조절하지 못하고 광채가 죽어 있으면 무신無神이다.

정신이 맑으면 득신得神이고, 탁하면 무신無神이다.

호흡이 고르면 득신得神이고, 코를 고는 듯 고르지 못하고 거칠면 무신無神이다.

(2) 정신착란의 분류

① 전증癲症(미친병인데 조용한 증상)은 우사憂思(근심과 걱정)가 기결담응氣結痰凝(기가 뭉치고 담이 응결됨)을 일으켜서 심규조폐心竅阻閉(심규를 막음)한 것을 말한다.

② 광증狂症(미친병인데 시끄러운 증상)은 폭노暴怒(갑자기 화를 냄)가 기욱화화氣郁化火(기가 막혀서 화로 변함)되어서 심신착란心神錯亂(정신착란)을 일으킨 것을 말한다.

③ 간증癎症(간질병)은 간풍肝風이 협담상역挾痰上逆(담을 끼고 위로 거슬러 올라감)하여 청규조폐淸竅阻閉(청규를 막음)한 것을 말한다.

2. 망색望色

(1) 장부와 얼굴 부위의 연관 관계

왼쪽 뺨은 간과 연관되어 있고, 오른쪽 뺨은 폐와 연관되어 있다.

이마는 심장, 턱은 신장, 코는 비장과 연관되어 있다.

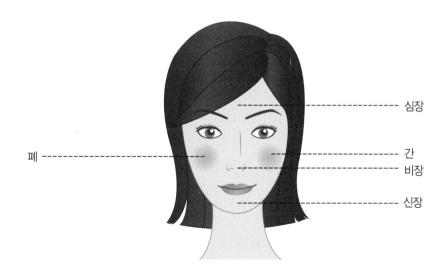

폐 ---------------------

심장

간

비장

신장

(2) 망색望色은 주로 얼굴색과 얼굴의 광택을 의미한다.

① 얼굴색이 붉은 색이면 주로 열증을 의미한다.

  ㉠ 얼굴 전체가 붉으면 실증의 열이다.

  ㉡ 얼굴 양뺨만 붉으면 허증의 열이다.

② 얼굴색이 백색이면 주로 허한虛寒 이나 실혈失血(피를 흘려서 모자람)을 의미한다.

  ㉠ 살짝 부은 듯한 백색이거나 창백하면 양허陽虛나 기허氣虛를 의미한다.

  ㉡ 살짝 부은 듯한 백색이거나 담백하면 기허氣虛를 의미한다.

  ㉢ 광택 없이 시들한 백색은 혈허血虛를 의미한다.

③ 얼굴색이 노란색이면 주로 허증이나 습증濕症, 황달이다.

  ㉠ 귤피색처럼 선명하면 대부분 습열濕熱로 인한 병증이다.

  ㉡ 어두운 황색은 대부분 한습寒濕을 의미한다.

  ㉢ 광택이 없는 황색은 기혈이 다 허한 것이다.

  ㉣ 담황색에 산재된 붉은 반점이나 정맥이 보이면 비허이거나 간혈어肝血瘀이다.

  ㉤ 부은 듯한 황색은 비장의 기운이 허하거나 폐의 기운이 허하고 습사濕邪가 침범한 것이다.

④ 얼굴색이 청색이면 주로 간에 병이 있거나 차서 오는 병이거나 통증이나 어혈, 놀라서 오는 병이다.

  ㉠ 얼굴이 청색이고 입술이 보라색이면 양허이거나 심장에 어혈(협심증, 동맥경화증)이 있는 경우이다.

  ㉡ 얼굴색이 검고 푸르면 통증과 한증이 동시에 있는 경우이다.

  ㉢ 중증 환자의 얼굴이 검푸른색이고 구토 증상이 있으면 비장과 위장의 기운이 거의 소진된 것이다.

  ㉣ 중증 환자의 얼굴색이 회색빛이 돌면서 푸르고 성격이 조급하고 정신이 혼란하고 자꾸 졸리면 간의 기운이 소진된 것이다.

⑤ 얼굴색이 검은색이면 주로 한증이거나 통증, 신장에 병이 있거나 어혈성 질환이 있는 것이다.

○ 눈밑이 검거나 얼굴이 창백하면서 검은빛이 돌고 허리가 시리고 발이 차면 신정허 腎精虛이거나 신양허腎陽虛이다.

○ 얼굴색이 검고 마르고 타는 듯하면 신음허腎陰虛로 인한 허열虛熱이다.

○ 얼굴색이 검고 윤기가 있으면 음한陰寒이 몸안에 성해서 기혈의 소통이 잘 안 되는 것이다.

○ 얼굴색이 짙은 검은색이고 피부가 갈라져 보이면 어혈이 오랫동안 체내에 머물러 있었던 것이다.

○ 심장병에 얼굴의 색이 검으면 예후가 나쁘다.

(3) 망색십법

① 부浮(뜨다)와 침沈(가라앉다)

○ 부浮 : 색택이 피부 겉에 나타나면 표증表證이다.

○ 침沈 : 색택이 피부 깊숙이 나타나면 리증裏證이다.

○ 색택이 처음에는 부浮하다가 나중에 침沈하거나 혹은 그 반대의 경우는 병이 표表에서 리裏로 전이되거나 리裏에서 표表로 전이되는 경우이다.

② 청淸(맑다)과 탁濁(가라앉다)

○ 청淸 : 색택이 깨끗하고 뚜렷하면 양병陽病이다.

○ 탁濁 : 색택이 어둡고 탁하면 음병陰病이다.

○ 색택이 처음에는 청하다가 나중에 탁해지거나 그 반대의 경우는 양병에서 음병으로 전이되거나 음병에서 양병으로 전이되는 경우이다.

③ 미微(뚜렷하지 않다)와 심甚(뚜렷하다)

○ 미微 : 색택이 얕고 엷으면 정기正氣가 허虛한 것이다.

○ 심甚 : 색택이 깊고 두꺼우면 사기邪氣가 실實한 것이다.

○ 색택이 처음에는 미微하다가 나중에 심甚하거나 그 반대의 경우는 허虛증에서 실實 증으로 전이되거나 실實증에서 허虛증으로 전이되는 경우이다.

④ 산散(흩어지다)과 박博(잡다, 모이다)

㉠ 산散 : 색택이 흩어져 보이고 엷어 보이면 병이 막 시작되었거나 경한 병이거나 회복기이다.

㉡ 박博 : 색택이 뭉쳐 보이면 오래된 병이거나 중병이다.

㉢ 색택이 처음에는 산하다가 나중에 박하거나 그 반대의 경우에는 병이 회복세에 들었음을 나타낸다.

⑤ 택澤(윤택하다)과 요夭(칙칙하다)

㉠ 택澤 : 얼굴이 윤택하면 생명 활동이 정상이다.

㉡ 요夭 : 얼굴색이 칙칙하면 정기精氣가 쇠진衰盡된 것이다.

㉢ 색택이 처음에는 윤택하다가 나중에 칙칙해지면 기혈이 고갈되었거나 병이 위중해지고 있는 것이다.

3. 망望 형태

(1) 자태를 관찰하여 병증을 알아볼 수 있다.

① 동動(움직이다)과 정靜(고요히 있다)

㉠ 동動이면 양증이고 열증이며 실증이고 표증이다.

㉡ 정靜이면 음증이고 한증이며 허증이고 리증이다.

② 기침과 천식

㉠ 호흡이 거칠고 어깨를 들썩이고 기침을 하면서 바로 눕는 것이 불편하면 담열痰熱이 폐를 막았거나 폐기肺氣가 상역上逆한 경우이다.

㉡ 기침을 하고 헐떡이면서, 호흡이 짧고 움직일수록 심해지면 비장과 신장의 기氣가 허虛한 것이다.

㉢ 전신이 붓고 가슴이 두근두근 뛰고 호흡이 짧고 기침할 때 그르렁거리는 소리가 나면서 얼굴색이 창백하면 신장의 양기가 허하거나 수기水氣가 심장을 침범한 경우이다.

③ 경련과 발작으로 병증을 알아볼 수 있다.

㉠ 눈꺼풀과 입술이 떨리거나, 사지와 얼굴 뺨이 딱딱하게 굳으면 열증이다.

㉡ 사지가 꿈틀거리면서 움직이면 허증(피가 부족해서 풍風이 생긴 것이다.)이다.

㉢ 사지에 경련이 일어나고 떨리고, 눈이 사시가 되고, 양미간과 입술이 청회색이고, 어린아이가 밤마다 발작적으로 우는 증상이면 소아경풍(어린아이가 놀라서 생기는 풍병風病)이다.

㉣ 입을 꽉 다물고 몸이 활처럼 휘어지면 신생아의 풍병風病이거나 외감풍증(풍한사風寒邪나 풍열사風熱邪가 밖에서 들어온 병증)이다.

④ 반신불수와 몸의 한쪽 면 마비

㉠ 갑자기 의식불명이 되거나 반신불수가 되고 입이 돌아가면 중장부증中腸腑證의 중풍이다.

㉡ 의식은 뚜렷하고 몸의 한쪽 면만 마비가 오거나 입이 돌아가면 중경락증中經絡證의 중풍이거나 중풍 후유증이다.

⑤ 위증痿症과 비증痺症

㉠ 사지에 힘이 없고 거동이 곤란하면 위증痿症이다.

㉡ 관절이 붓고 아프고 굽히기가 어려우면 비증痺症이다.

⑥ 허리를 구부리고 뒤틀면서 신음을 하고 양미간을 찌푸리면 흉복통胸腹痛이다.

⑦ 손이 헛것을 잡아당기고 양눈을 위로 치켜뜨면 정신착란 증상이다.

⑧ 장부가 약해서 오는 동작 이상일 때

㉠ 고개를 숙이고 눈을 내리뜨면 정신이 위축되어 있는 것이다.

　　두頭(머리)는 정명지부精明之府(정명의 집)이다.

㉡ 등을 구부리고 축 쳐져 있는 것은 가슴 부위에 손상이 있는 것이다.

　　배부背部(등 부위)는 흉중지부胸中之府(가슴 가운데의 집)이다.

㉢ 허리를 돌리거나 굽히는 것이 제한되어 있으면 신장이 손상된 것이다.

　　요腰(허리)는 신지부腎之府(신장의 집)이다.

㉣ 무릎을 굽히거나 뻗는 것이 제한되어 있거나 거동이 불편하면 근筋이 손상된 것이다.

슬膝(무릎)은 근지부筋之府(근의 집)이다.

ⓜ 오래 서 있기가 힘들고 걸을 때 떨리면 뼈가 손상이 된 것이다.

골骨(뼈)은 수지부髓之附(수의 집)이다.

(2) 환자가 기세가 좋고, 약하고, 몸집이 크고, 왜소하고를 살펴서 병증을 알 수 있다.

① 살이 찌고 우울증이 있으면 기氣가 허해서 오는 담습痰濕증이다.

② 환자가 왜소하고 피부에 윤기가 없으면 음혈陰血이 부족한 것이다.

③ 환자가 극도로 여위면 정기가 쇠약한 것이다.

④ 사지가 떨리면 풍병風病이다.

⑤ 환자가 앉아서 머리를 위로 들면 담연痰涎(담과 맑은 점액)이 뭉치고 성盛해서 오는 폐실증肺實證이다.

⑥ 환자가 앉아서 머리를 아래로 향하면 기氣가 허해서 오는 증상이다.

⑦ 한쪽 수족을 움직이거나 들 수 없고 근육이 굳어 있으면 중풍으로 인한 한쪽 마비이다.

4. 망오관望五官(오관을 살핌)과 망구규외望九竅外(신체의 아홉 구멍과 이외의 것들을 살핌)

(1) 망목望目(눈을 살핌)

① 장부와 눈 부위

㉠ 눈의 가장자리는 심장과 관련이 있다.

ⓛ 윗눈꺼풀은 비장과 관련이 있다.

ⓒ 아랫눈꺼풀은 위장과 관련이 있다.

ⓡ 공막은 폐와 관련이 있다.

ⓜ 홍채는 간과 관련이 있다.

ⓗ 동공은 신장과 관련이 있다.

ⓢ 공막은 흉배부(가슴과 등 부위)의 상흔을 반영한다.

ⓞ 아래쪽은 가슴 부위를, 위쪽은 등 부위를 반영한다.

ⓩ 오른쪽의 상처는 오른쪽 눈에 반영되고, 왼쪽의 상처는 왼쪽 눈에 반영된다.

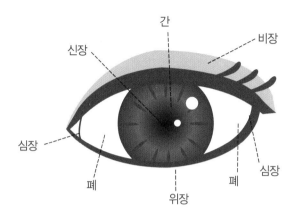

② 눈의 기본 표현

ㄱ 눈이 붉고 부어 있으면 풍열風熱과 간화肝火 때문이다.

ㄴ 눈동자가 노란색이면 황달이 있는 것이다.

ㄷ 눈의 가장자리가 패어 있으면 습열이 있는 것이다.

ㄹ 눈동자가 위로 향해 있거나, 사시거나, 경직되어 있으면 풍증風症이거나 허증虛證이다.

③ 눈의 기타 표현

ㄱ 눈이 붉지 않으면서 모래가 낀 것처럼 깔깔하면 습濕이나 비허脾虛이다.

ㄴ 눈앞이 흐릿하고 꽃이 떨어지는 것처럼 보이면 간에 피가 부족한 것이다.

ㄷ 눈이 건조하고 깔깔하면 간에 피나 음이 부족하거나, 간에 열이 있거나, 간양肝陽이 위로 떴거나, 신장의 음陰이 허한 것이다.

ㄹ 과도하게 눈물이 나는 것은 간화肝火이다.

ㅁ **공막의 색깔**

ⓐ 적색은 풍열사風熱邪가 들어왔거나 폐에 열이 있는 것이다.

ⓑ 황색은 습열이 있는 것이다.

ⓒ 탁하거나 흐리면 습증이다.

ⓓ 자주색을 띠면 간풍肝風이다.

ⓔ 회색반점이 구름처럼 흩어져 있는 것은 기체氣滯(기가 막힘)이다.

ⓕ 짙은 흑색반점이 참깨처럼 흩어져 있는 것은 혈어血瘀이다.

ⓗ 눈 아래 부종이 있거나 눈두덩이가 회색이며 불룩한 것은 신장이 허한 것이다.

ⓢ 동공이 크게 흩어져 있으면 독에 중독되었거나 신음허腎陰虛이거나 위중한 상태이다.

ⓞ 밝은 빛에 눈부셔 하는 것은 간실肝實이거나 간혈허肝血虛이다.

ⓩ 눈이 눌리듯이 아픈 것은 신음허腎陰虛이다.

ⓩ 눈이 튀어나오는 것은 담痰을 수반한 열증이다.

(2) 망비望鼻(코를 살펴봄)

① 콧구멍이 펄럭이는 것은 폐열肺熱이거나 폐와 신장의 기허氣虛로 인한 천식이다.

② 맑은 콧물이 나오는 것은 풍한風寒이 들어온 것이다.

③ 탁한 콧물이 흐르는 것은 풍열風熱이 들어온 것이다.

④ 오래된 탁한 콧물이 나오면서 비린내가 나면 축농증이다.

⑤ 부위별 색깔

ㄱ 코끝이 청록색이면 차가운 증상으로 복통이 있는 것이고, 황색이면 습열이 있는 것이며, 백색이면 피가 부족한 것이고, 적색이면 폐나 비장에 열이 성한 것이고, 회색이면 수액대사에 이상이 있는 것이다.

ㄴ 주사비(코끝이 붉고 여드름이 있는 것)는 혈열血熱이 폐에 침입한 것이다.

ㄷ 백색코는 기허이다.

ㄹ 백색코면서 윤택하면 음식이 체한 것이다.

ㅁ 코가 건조하면서 흑색이면 화독火毒이 있는 것이다.

(3) 망이望耳(귀를 살펴봄)

① 귓불이 건조하고 퇴색되어 있고 검으면 신장의 기운이 심하게 고갈되어 있는 것이다.

② 귀가 건조하고 수축되어 있고 회흑색이면 신정腎精이 고갈되어 있는 것이다.

③ 귀가 붓고 아프면 소양경少陽經에 화가 성한 것이다.

④ 귀가 적색이면 풍열風熱이 있는 것이고, 자색이면 한증寒症이고, 청록색이면서 흑색이면 통증이 있는 것이며, 흑색이면 신장의 수水가 고갈된 것이다.

⑤ 귀에서 고름이 나오면 간담肝膽에 습열濕熱이 있는 것이다.

(4) 망치望齒(이를 살펴봄)

① 이가 누렇고 말랐으면 열이 성해서 진액이 상한 것이다.

② 이가 밝고 돌같이 말랐으면 양명경陽明經의 열이 성한 것이다.

③ 이가 마른 뼈와 같으면 신음허腎陰虛로 인한 허열虛熱이 있는 것이다.

④ 잘 때 이를 꽉 물고 이를 갈면 습열濕熱로 인해 풍風이 생긴 것이다.

⑤ 잘 때 이를 물지만 갈지 않으면 위에 열이 있는 것이다.

⑥ 이가 흔들리면 신허腎虛이다.

(5) 망은望齦(잇몸을 살핌)

① 잇몸색이 담백하면 피가 부족한 것이다.

② 잇몸이 붓고 아프면 위화胃火가 잇몸으로 올라와서 염증을 일으킨 것이다.

③ 잇몸이 붓고 아프면서 피가 나면 위에 열이 심한 경우이다.

④ 잇몸이 붓고 피가 나지만 아프지 않으면 허열虛熱이다.

(6) 망구순望口脣(입과 입술을 살펴봄)

① 구순의 색깔이 담백하면 혈허이고, 청자색이면 찬기운이 뭉쳤거나 어혈이 있는 것이며 청록색이나 청흑색이면 통증이 있는 것이다.

② 구순이 짙은 빨강색이고 건조하면 열이 성한 것이다.

③ 입술이 갈라지거나 트면 비위脾胃에 열이 있는 것이다.

④ 입술이 떨리는 것은 풍風이 있거나 비장이 허한 것이다.

⑤ 입에서 과도하게 침을 흘리는 것은 습濕이 성하고 비장이 약한 경우거나 위장에 열이

있는 것이다.

⑥ 갑자기 기절했을 때 입을 벌리고 다물지 않으면 허증虛證이다.

⑦ 갑자기 기절했을 때 입을 꼭 다물고 있으면 실증實證이다.

(7) 망인후望咽喉(목구멍을 살핌)

① 목구멍이 붓고 아프면 폐와 위장에 열이 쌓여 있는 것이다.

② 붓고 궤란이 있으면 폐와 위장에 열독이 뭉쳐 성한 경우이다.

③ 인후가 선홍색이고 미미한 통증이 있으면 음허陰虛로 화火가 성한 것이다.

④ 건조하면서 통증이 있으면 신음허腎陰虛로 인한 허열虛熱이다.

⑤ 목에 뭔가 걸린 것 같은 이물감이 있으면 간의 기氣가 울결된 것이다.

(8) 망모발望毛髮(모발을 살펴봄)

① 모발이 누렇고 성기고 건조하면 혈허血虛이다.

② 청장년의 머리카락이 성기고 잘 빠지면 신장이 허하거나 혈열血熱이 있는 것이다.

③ 모발이 일찍 희어지는 것은 신정腎精이 손상된 것이다.

④ 머리카락이 갑자기 뭉텅 빠지는 것은 혈허血虛로 인해 풍이 생겼거나 어혈을 수반한 혈허血虛인 경우이다.

⑤ 모발이 조잡하고 잘 갈라지는 것은 폐의 기氣가 허한 것이다.(모발의 굵기와 윤택은 폐기肺氣에 의존한다.)

4. 망피부望皮膚(피부를 살펴봄)

(1) 색택

① 피부에 붉은 것이 나타나는 단독丹毒이 생기면 심장의 화가 치우쳐서 왕성하여 생겼거나, 풍열사가 침습한 경우이다. 단독이란 피부皮膚 또는 점막부粘膜部의 다친 곳이나 헌

데에 연쇄상 구균連鎖狀 球菌이 들어가서 일어나는 급성 전염병急性 傳染病이다. 한나절에서 사흘 가량의 잠복기潛伏期를 지나 고열高熱을 내며 그 국부局部의 피부皮膚가 붉어지며 붓고 차차 퍼져서 종창腫瘡·동통疼痛을 일으키게 되는 증세症勢로, 내버려 두면 위독危篤해질 수 있다.

② 피부가 선명한 귤색으로 변하면서 땀이 나고 오줌 색깔이 심하게 노랗고, 목이 마르면서 설태가 노랗고 기름져 보이면 양황陽黃으로, 비위습열脾胃濕熱이나 간담습열肝膽濕熱로 생긴 것이다.

③ 피부가 노랗고 회색으로 어두우면서 추운 것을 싫어하고 물이 안 먹히고 설태가 희면서 기름져 보이면 음황陰黃으로, 비위脾胃의 한습寒濕으로 생긴 것이다.

④ 피부가 광택이 없으면서 창백하면 갑작스럽게 큰 출혈이 있었거나 기氣와 혈血이 다 허한 것이다.

(2) **종창腫脹(염증炎症이나 종양腫瘍, 수종水腫 따위로 말미암아 인체人體의 국부局部가 부어오르는 것)**

① 머리와 얼굴, 가슴과 배, 허리와 등, 사지의 부종을 종腫(부어 오름)이라 한다.

② 복부가 북같이 팽창하는 것을 창脹 또는 고창鼓(북)脹이라 한다.

③ 피부에 부종이 있을 때 눌러서 자국이 남으면 수종水腫으로, 신양허腎陽虛로 발생한다.

④ 피부에 부종이 있을 때 눌러서 자국이 남지 않으면 기종氣腫으로, 기체氣滯로 발생한다.

(3) **반진斑疹(마진痲疹, 성홍열猩紅熱 같은 병에서 몸 전체에 붉고 좁쌀 만한 것이 돋는 것을 통틀어 이르는 말임)**

① 양명경陽明經의 열이 울결되어서 오거나 위화胃火가 치성하는 것을 반斑이라 한다.

② 풍열風熱이 폐에 울결되어 오는 것을 진疹이라 한다.

③ 열이 음분陰分으로 들어가서 생기거나 폐와 위에 열이 울결되어 생기는 것을 양반陽斑이라 한다.

　㉠ 반斑이 나타나는 것이 희소하고 홍색이면 먼저 가슴과 복부에서 생기고 나중에 사

지로 퍼진다. 정신은 맑다. 가벼운 증상으로 예후가 좋다.

ⓒ 반이 나타나는 것이 조밀하고 진한 빨강색이고 먼저 가슴과 복부에서 시작하여 나중에 사지로 퍼진다. 정신이 혼미하다. 중증으로 예후가 나쁘다.

④ 음반陰斑(내상으로 기혈이 다 소진되고 양허로 음이 성해서 발생한다.)
맑은 백색이거나 흑자색으로, 크기는 다양하고 머리와 얼굴, 등 부위에는 잘 안 생기고 정신은 맑다.

⑤ 처음에는 열이 나고, 기침, 재채기, 콧물, 눈물이 나면서 귀가 차갑다가 귀 뒤에 붉은 점이 생기고, 2~3일 후면 머리와 가슴과 배, 사지로 퍼져 나가는 것은 홍진紅疹이다.

⑥ 옅은 붉은색의 발진이 있고 아주 가렵고 미열이 동반되는 것을 풍진風疹이라 하고, 풍열사기風熱邪氣로 기혈이 체표에 울체되어 생긴다.

⑦ 발진이 생겼다 없어졌다 하며 가렵고, 긁으면 구름띠 같은 발진이 나타나며, 색깔이 옅은 붉은색이나 백색이면 은진隱疹이라 한다. 주로 인체에 피가 부족할 때 풍사가 경락을 침범하여 생긴다.

(4) 성홍열猩紅熱

인후 및 피부에 뚜렷한 병증이 동시에 나타나며 색깔은 짙은 빨강색이고 윤기가 있고 고열이 나고 갈증이 심하고 정신이 혼미해지고 가슴이 압박되는 것처럼 눌리고 부종이 생기는 것이다.

(5) 땀띠

습열사濕熱邪가 피부에 울체되어 생기는 것이다.
① 알맹이가 발포되어 있는 것은 습열이 피부로 표출되고 있는 것이므로 예후가 좋다.
② 발포가 없고 백색이면 진액이 소진되어 있는 것이고 예후가 좋지 않다.

(6) 두창痘瘡

천연두를 두창이라 한다. 천연두는 바이러스에 의한 급성 전염병으로, 열이 나고 약 2일

후부터 발진이 시작되어 구진(papule) · 소포(vesicle) · 농포(pustule)의 단계를 거쳐 말라붙으면서 눈에 띄는 흉터를 남기는 것이 특징이다. 이러한 특징적인 발진은 얼굴 부위에 특히 많이 나타나고, 서로 결합하는 경향이 있으며, 거의 나지 않는 부위도 있다.

(7) 전요화단纏腰火丹(대상포진)

① 사천창蛇串瘡, 화대창火帶瘡, 사전창蛇纏瘡, 사단蛇丹, 사전호대蛇纏虎帶라고도 한다. 양방에서 가슴과 허리 부위에 생기는 대상포진帶狀疱疹이 이에 해당된다.

② 붉고 열감이 있고 통증이 심하다. 경계가 분명하고 가렵거나 진물이 많이 나고 피부에 궤양이 생긴다. 주로 몸 한쪽 면의 허리 부위와 옆구리와 갈비뼈 사이에 많이 발생한다.

③ 간경肝經에 화독火毒이 치성熾盛해서 생기거나 습열이 침범하여 피부에 발독發毒을 일으킨 경우이다.

(8) 습독濕毒

가려운 반진과 수포가 생긴다. 반진이 홍자색이고 누런 진물이 나는 것은 열독熱毒과 풍습風濕이 결합해서 생기는 것이고, 가려움에 통증이 수반되는 것은 화火 때문이다.

(9) 창양瘡瘍

① 옹癰 : 화농균化膿菌이 서로 인접隣接한 모낭毛囊을 침범侵犯하여 생기는 화농성 염증이다. 색깔이 빨갛고 가운데에 농점膿點이 생겨 벌집과 같은 모양이 되며, 통증痛症과 열熱이 심하며, 때로는 패혈증敗血症도 일으킨다. 얼굴 · 목덜미 · 등에 잘 생기는 데, 얼굴에 나는 것을 면종面腫이라 한다. 습열이 독으로 변하거나 기혈이 뭉쳐서 피부를 괴사시키거나 열이 성해서 안에서 썩으면서 나타나고 양陽적인 증상이다.

② 저疽 : 곪은 곳은 없으나 넓게 부어오르는 것을 말한다. 기氣와 혈血이 다 허虛하거나 한담寒痰이 응체凝滯되었거나 풍독風毒이 쌓여 열이 되어 근골筋骨을 침범하여 생기고 음陰적인 증상이다.

③ 정疔 : 몹시 아프고 고름이 생기는 부스럼으로 주로 얼굴과 뼈마디에 생긴다. 화열독火
熱毒이 경맥經脈에 몰려 기혈氣血이 응결凝結되어 나타난다.

④ 절癤 : 피하조직과 진피에 발생한 화농성 염증이다. 통증과 함께 경계가 명확한 피부
결절을 말한다. 서습暑濕이나 장부습열腸腑濕熱이 피부 표면에 몰려 기혈氣血을 꽉 막아
서 발생한다.

6. 망담望痰(가래를 살핌), 망토望吐(토하는 것을 살핌)

(1) 담연痰涎(가래와 침)

① 맑고 엷은 가래는 한증寒症이다.

② 누렇고 두꺼운 가래는 열증熱症이다.

③ 피가 섞인 가래는 열이 폐를 손상시킨 것이다.

④ 가래의 양이 많고 쉽게 뱉어지는 것은 습증濕症이다.

⑤ 기침을 하거나 가래를 뱉을 때 비린내가 나거나 피고름이 섞인 가래가 나오면 폐농양
이다.

⑥ 과다한 침을 쉽게 뱉으면 위한胃寒이 있는 것이다.

⑦ 오래된 기침으로 피가 섞인 가래를 뱉으면 허열虛熱이 폐의 음진陰津(음과 진액)을 손상
시킨 것이다.

(2) 구토

① 맑고 엷고 물 같은 구토물은 한증寒症이다.

② 식사 후 바로 토하는 것은 열증熱症이다.

③ 약간만 과식해도 만성적으로 구토를 하는 것은 비위脾胃의 기氣가 허한 것이다.

④ 구토에 탄산물이 섞여 나오면 간기肝氣가 위장을 친 것이다.

⑤ 누렇고 녹색이면서 쓴물을 토하는 것은 간담肝膽의 습열濕熱이 위장을 친 것이다.

⑥ 입이 마르고 음식을 먹고 싶은 마음이 없으면서 하는 간헐적인 구토는 위음허胃陰虛이다.

7. 망수족望手足(손발을 살핌)

(1) 소아의 식지락맥食指絡脈

① 2~3세 이하 소아의 식지 내측의 요측선 정맥을 살피는 것이다.

일반적으로 청색은 한증寒症이고 적색은 열증熱症이다. 세부적으로는 자색이면서 붉으면 열증熱症이고, 선명하게 붉으면 외감표증外感表證이며, 청색은 풍증風症이거나 통증이 있는 것이고, 창백하면 허증虛症이고, 자색이면서 검으면 위험한 증상이다.

② 삼관부위三關部位

㉠ 풍관風關은 소아식지의 첫째 마디이다.

㉡ 기관氣關은 소아식지의 둘째 마디이다.

㉢ 명관命關은 소아식지의 셋째 마디이다.

(2) 어제 부위魚際部位의 락맥絡脈은 위기胃氣의 표현이다.

① 어제 부위의 락맥이 청색이면 위한胃寒이다.

② 어제 부위의 락맥이 짧고 청색이면 위허한胃虛寒이다.

③ 어제 부위의 락맥이 적색이면 위열胃熱이다.

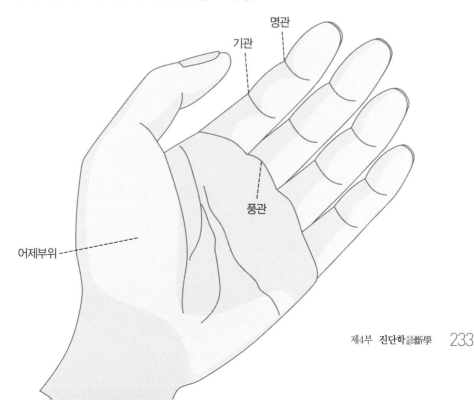

(3) 손톱의 형식

① 정상적인 손톱은 붉고 윤기가 있고 견고하며, 손톱을 누르면 금방 혈색이 회복되어야 한다.

② 손톱 색

    ㉠ 짙은 빨강색이면 기분氣分에 열이 있는 것이다.

    ㉡ 노란색이면 습열이 있는 것이다.

    ㉢ 옅은 흰색이면 혈허血虛이거나 기혈氣血이 다 허한 것이다.

    ㉣ 창백하면 비신양허脾腎陽虛(비장과 신장의 양기陽氣가 허함)의 허한虛寒이다.

    ㉤ 자색이면서 검으면 어혈이 있는 것이다.

    ㉥ 청색은 한증寒症이다.

③ 손톱을 눌렀을 때

    ㉠ 회복이 느리면 어혈瘀血이나 기체氣滯다.

    ㉡ 회복이 안 되면 심한 혈허血虛이다.

④ 손톱의 모양

    ㉠ 편평하거나 뒤집어지고 잘 부러지면 간혈肝血이 부족한 것이다.

    ㉡ 손톱이 마르면 마비병이거나 뼈에 통증이 있는 것이다.

    ㉢ 손톱이 청색을 띠고 마르면 간에 열이 있는 것이다.

8. 망설望舌(혀를 살핌)

(1) 혀 부위에 따른 장부배속

① 설첨(혀끝)은 심장과 연관이 있다.

② 설첨의 두는 폐와 연관이 있다.

③ 혀의 가운데는 비ㆍ위장과 연관이 있다.

④ 양변兩邊(양쪽 옆면)의 왼쪽은 간과 연관이 있고, 오른쪽은 담膽과 연관이 있다.

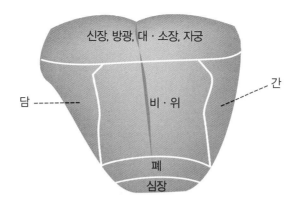

신장, 방광, 대 · 소장, 자궁

간

담

비 · 위

폐

심장

⑤ 혀의 뿌리 부분은 신장, 방광, 대 · 소장, 자궁과 연관이 있다.

(2) 정상설은 옅은 홍색이면서 태는 얇고 흰색이다.

① 설체(혀의 몸체)는 유연하고, 운동이 영활하고, 색깔은 옅은 홍색이고 선명하며, 두께와 크기가 적당해야 하고 이상한 형태가 없어야 한다.

② 설태는 백색이고 과립이 균등하고 엷게 골고루 도포되어 있고 건조하고 습기가 적당해야 한다.

(3) 소아小兒의 설舌의 특징

① 나이가 어릴수록 성인의 설과 차이가 크다.(보통 7~8세 이상이면 성인과 차이가 거의 없어진다.)

② 소아일수록 성인의 설보다 더 담백하며 젖어 있다.

③ 잠재적인 리열裏熱이 많아 쉽게 외풍外風과 결합하고 설진 또한 빨리 변한다.

④ 급성 열병으로 인한 잦은 항생제 복용 시 부작용이 뚜렷하다.

⑤ 유전적 요인의 지도설(지도가 그려져 있는 듯한 설태) 혹 박락태(얇게 벗겨진 설태)는 종종 알레르기성 천식이나 아토피성 습진과 함께 나타난다.

(4) 설색(혀의 색깔)

① 담백설淡白舌(엷은 백색의 혀)은 기혈氣血 부족이거나 한증寒症이다. 혈허血虛일 때는 약

간 건조한 담백색이고 양허陽虛일 때는 젖고 부은 듯한 담백색이다.

② 홍설紅舌(빨간색의 혀)은 실열實熱이나 음허陰虛로 인한 내열內熱이다. 실열일 때는 태가 있고 음허내열의 허열虛熱일 때는 태가 없다. 설첨(혀끝)이 붉으면 심화心火가 있는 것이고, 설변이 붉으면 간담肝膽에 열이 있는 것이며, 설중이 붉으면 위열이 있고 설근舌根이 붉으면 하초에 열이 있는 것이다.

③ 강홍설絳紅舌(짙은 빨간색의 혀)은 외감열병外感熱病(몸 밖에서 열이 들어와서 생기는 병)이거나 음허화왕陰虛火旺(음이 허해서 화가 왕성한 경우)이다. 홍설紅舌보다 더 중한 열증이다.

④ 자설紫舌(자주색의 혀)은 기체氣滯로 인한 어혈瘀血이나 간기울결肝氣鬱結(간의 기운이 뭉침)로 인한 어혈을 나타낸다. 열이 있으면 붉으면서 자주색이고 차가운 한증寒症이 있으면 옅은 자주색이다.

⑤ 청설靑舌(푸른색의 혀)은 내한內寒이 있거나 어혈瘀血이 있는 것이다.

(5) 설형舌形(혀의 모습)

① 반대설胖大舌(크고 부어 있는 혀) : 비장과 신장의 양허陽虛로 인해 수음水陰과 담습痰濕이 정체되어 있는 것이거나, 심장과 비장에 열이 성하거나, 설색이 검거나, 청자색이면 중독中毒된 것이다.

② 수박설瘦薄舌(얇은 혀) : 혈허血虛나 음허陰虛이다. 혈허血虛일 때는 담백색(옅은 백색)이고, 음허陰虛일 때는 붉은색이고 박락태剝落苔(벗겨지고 떨어진 태)를 가지고 있다.

③ 열문설裂紋舌(찢어진 무늬의 혀) : 주로 실열實熱이거나 음허陰虛에 나타난다.

    ㉠ 짙은 빨강색이면서 불규칙적인 열문裂紋이 있으면 열이 성해서 진액이 손상된 것이다.

    ㉡ 담백색이면서 열문裂紋이 있으면 혈허血虛이다.

    ㉢ 담백색이면서 부어 있거나 치흔(이로 문 듯한 흔적)이 있으면 비장이 허해서 습濕의 침입을 받은 것이다.

    ㉣ 약간의 열문裂紋은 정상적인 혀에서도 볼 수 있다.

ⓜ 짧은 가로 열문裂紋은 위음허胃陰虛이다.

ⓗ 길고 깊은 중심 열문裂紋이 설첨(혀끝)까지 닿았으면 심장의 문제이다.

ⓢ 얕고 넓은 중심 열문裂紋이 설첨(혀끝)까지 미치지 못했으면 위음허胃陰虛이다.

ⓞ 설 중심에서 양쪽으로 짧은 가로 열문裂紋은 만성 비기허脾氣虛이다.

④ 망자설芒刺舌(가시가 돋은 듯한 혀) : 기본적으로 열독이 치성한 경우에 나타난다.

ⓖ 열이 혈분으로 깊이 들어왔을 때 생긴다.

ⓛ 비위의 기가 허하면서 열독과 결합했을 때 흰 점이 가시처럼 돋는다.

ⓒ 피 속에 열이 심할 때 검은 점이 가시처럼 돋는다.

ⓔ 망자芒刺가 폐 부위에 집중되어 있으면 상초上焦에 열이 있는 것이다.

ⓢ 혀의 가운데에 열문裂紋과 같이 망자芒刺가 있으면 중초中焦에 열이 있는 것이다.

⑤ 왜설歪舌(비뚤어진 설)

ⓖ 중풍이거나 중풍전조증이다.

ⓛ 심장의 기운이 약하거나 심장에 혈이 부족한 경우이다.

⑥ 강경설强硬舌(뻣뻣하게 굳은 혀)

ⓖ 열이 심포에 들어간 경우에 생긴다.

ⓛ 짙은 붉은색이면서 강경설은 고열이 진액을 손상한 경우이다.

ⓒ 크고 부어 있으면서, 두꺼운 백태가 있는 강경설은 담탁痰濁이 안에 조폐된 경우이다.

ⓔ 옅은 붉은색이거나 청자색이면서 강경설은 중풍이나 중풍전조증이다.

⑦ 위연설萎軟舌(시들고 연약한 혀) : 극도의 기혈허氣血虛이거나 음혈陰血이 많이 손상되었거나 진액이 부족한 것이다.

⑧ 경면설鏡面舌(반짝이고 거울면을 보는 듯한 혀) : 위음胃陰이 고갈되고 위기胃氣가 곧 끊어질 징후이다.

ⓖ 색깔이 담백색이면 비위脾胃가 손상되었거나 기혈氣血이 다 소진된 것이다.

ⓛ 짙은 빨강색이면 위음胃陰과 신음腎陰이 다 고갈된 것이다.

⑨ 혀가 입 밖으로 늘어져 있을 때

ⓖ 짙은 붉은 색이거나 짙은 자색이면 역독疫毒이 심장을 공격한 것이다.

ⓛ 중풍전조증이거나 소아가 놀라서 일으킨 풍증風症이거나 지능의 발육이 부진한 경우이다.

⑩ 장설長舌(설체가 길 때) : 심장에 열이 있거나 붉은색이면서 혀끝에 붉은 반점이 있으면 심장에 담화痰火가 있는 것이다.

⑪ 단축설短縮舌(설체가 짧게 줄어들었을 때)

ⓛ 색깔이 담백淡白하거나 청자靑紫하고 젖어 있으면서 윤기가 있으면 한寒이 근맥筋脈을 응결凝結시킨 것이다.

ⓛ 혀가 크고 부어 있고 끈적이면서 기름기 있는 태苔가 있으면 담탁痰濁이 몸안에서 뭉쳐 있는 것이다.

ⓒ 짙은 빨강색이면서 건조하면 열이 성해서 진액을 상하게 하고 풍風을 일으킨 경우이다.

ⓛ 색깔이 담백淡白하면서 부어 있으면 기혈氣血이 오랫동안 허해져 있는 상태이다.

ⓜ 색깔이 담백淡白하면서 윤기가 있으면 몸안에 한기寒氣가 있는 것이다.

ⓑ 붉은색이면서 태가 벗겨져 있으면 극심한 음허陰虛이다.

⑫ 전동설顫動舌(떨리면서 움직이는 혀) : 기혈이 다 허하거나 열이 극해서 풍을 일으킨 경우이거나 알코올 중독이거나 양기陽氣가 다 떨어진 경우이다.

⑬ 권설卷舌(말려진 혀)

ⓛ 혀끝이 아래로 말려 있으면 허열虛熱이다.

ⓛ 혀끝이 위로 말려 있으면 열이 성盛한 것이다.

⑭ 마비설癲痺舌(혀가 마비 됐을 때)

ⓛ 기혈이 충분치 못할 때이다.

ⓛ 어지럽고 시야가 모호하면 간풍肝風이 생긴 것이다.

ⓒ 풍담風痰이나 담화痰火가 심장을 친 경우이다.

⑮ 창설瘡舌(혀가 헐었을 때)

ⓛ 붓고 헐었으면 심화心火가 왕성한 것이다.

ⓛ 깨알 같은 붉은 점이 있고 통증이 있으면 심경心經에 열독熱毒이 있는 것이다.

ⓒ 붉고 가벼운 통증이 있으면 하초下焦의 음허陰虛로 인한 허열虛熱이 염증을 일으킨 것
이다.

(6) 망설태望舌苔(혀에 끼는 이끼 모양의 물질을 살핌)

태는 혀의 표면에 부착되어 있는 이끼 모양의 물질로, 위기胃氣의 소생蘇生이다.

① 태질苔質(태의 성질) : 태질苔質은 병사病邪의 경중輕重(약하고 중함), 진퇴進退(나아가고 물
러남), 진액의 상태, 장위腸胃의 습탁濕濁(젖어 있음과 혼탁함)을 반영한다.

㉠ 후태厚苔(두꺼운 태) : 실증實證이거나 병사病邪가 리裏(안)로 들어간 경우이다. 태가
얇은 데서 두꺼워지면 병이 진행되는 경우이고, 병사가 표表(겉)에서 리裏(안)로 들
어간 경우이며, 경輕한 데서 중重해지는 것이다. 태가 두꺼운 데서 얇아지면 반대의
경우이다.

㉡ 박태薄苔(얇은 태) : 정상이거나 정기正氣가 허해서 오는 병증이거나 표증表證이다.

㉢ 윤태潤苔(젖어 있는 태) : 정상이거나 습윤이 지나치면 비정상이다.

ⓐ 윤潤하면서 백태이면 양허陽虛이다.

ⓑ 윤潤하면서 엷은 백태이면 외감풍한外感風寒이다.

㉣ 활태滑苔(미끄럽고 광택이 나는 태) : 수습水濕이 상초上焦를 범했거나 한습寒濕이 몸
안에 정체되어 있거나 양허陽虛로 인한 습증濕症이다.

㉤ 조태燥苔(건조한 태) : 열이 성해서 진액이 손상된 경우이다.

㉥ 부태腐苔(콩비지 같은 태)

ⓐ 담탁痰濁이 있거나 식적食積(음식물이 소화되지 않고 쌓여 있음)이 있거나 종양
이 있는 경우이다.

ⓑ 콩비지 같은 백태는 위열胃熱이 있는 경우이다.

㉦ 니태泥苔(끈적이는 태) : 습탁濕濁이 있거나 담음痰飮이 있거나 식적食積이 있는 경우
이다.

㉧ 화박태花剝苔 : 설태의 부분이 벗겨지고 떨어져서 꽃 모양처럼 얼룩덜룩하다. 위음胃
陰이 부족한 경우이다.

ⓩ **지도태**地圖苔 : 설태가 불규칙하게 크게 벗겨지고 떨어져 있고 변두리에 두꺼운 설태가 있다. 위胃의 기氣와 음陰이 다 손상된 경우이다. 소아의 온열병에서도 볼 수 있다.

ⓩ **경면설**鏡面舌 : 설태가 전부 벗겨지고 떨어져서 거울처럼 반들반들한 것을 말한다. 위기胃氣가 크게 손상되었거나 간신肝腎의 음陰이 허하거나 열사熱邪가 깊숙히 내재되어 있는 경우이다.

② 태색苔色(태의 색깔)

㉠ **백태**白苔 : 정상이거나 윤기가 심한 경우는 한증寒症이다.

ⓐ 태가 많고 엷고 흰색이면 표한증表寒症이다.

ⓑ 태가 많고 두껍고 흰색이면 이한증裏寒症이다.

㉡ **황태**黃苔 : 태가 노란색이면 열증이다.

ⓐ 옅은 황색이면 미열이 있는 것이다.

ⓑ 짙은 황색이면 열이 중重한 것이다.

ⓒ 초황焦黃(탄듯한 노란색)이면 열이 뭉쳐 있는 것이다.

㉢ **회태**灰色 : 리증裏症이다.

ⓐ 건조하고 회황색이면 열이 성한 것이다.

ⓑ 회백색이면서 윤기가 있으면 담음痰飮이 있는 것이다.

㉣ **흑태**黑苔

ⓐ 건조하고 가시가 돋고 황흑태면 열이 극에 다다른 것이다.

ⓑ 옅은 흑색에 활태滑苔면 한寒이 성한 것이다.

㉤ **녹태**綠苔(녹색의 태) : 온역병溫疫病(봄철에 유행하는 돌림병의 한 가지이다. 허리가 아프고 뻣뻣해지며, 다리가 펴지지 않고, 눈알이 잘 움직이지 않으며, 오한惡寒과 열熱이 심하다.)이거나 활니태면서 녹태이면 습온병이다.

㉥ **매장태**霉醬苔(곰팡이가 핀 간장 같은 태) : 빨간색과 흑색과 황색이 섞여 있다. 위와 장에 습탁濕濁이 있거나 화열火熱이 오래된 것이다.

③ 복합 태색苔色(복합적인 태의 색깔)

　　㉠ 백황태

　　　　ⓐ 백태면서 약간 황태이면 병사病邪가 양명경陽明經으로 전이하는 초기이다.

　　　　ⓑ 혀끝이 박백태면서 혀의 가운데 및 뒤쪽이 황태이고 태가 약간 두꺼우면 표사表 邪가 열로 전환되거나 표表에서 리裏로 들어가고 있는 것이다.

　　　　ⓒ 혀 가운데와 혀뿌리가 박백태이면서 혀끝이 황태이면 상초上焦에 열이 있는 것 이다.

　　㉡ 백흑태 : 백태에 흑점이나 흑선이 있고 니태이면 습사濕邪가 비장을 곤란하게 하는 것이다.

　　㉢ 백황흑태 : 백태에서 황태로 황태에서 다시 흑태로 전환되면서 긁어도 벗겨지지 않 고 건조하면, 한사寒邪가 리裏로 들어온 경우거나 열로 전화가 되고 있거나 열이 극 해서 음陰을 상한 경우이다.

　　㉣ 황흑백태 : 혀 가운데는 건조하고 혀의 가장자리는 활태거나 혀끝이 건조하고 혀뿌 리에 윤기가 있으면 한열불화寒熱不和(한열이 조화롭지 못함)의 복합증이다.

　　㉤ 백회태 : 회백태이면서 활태이면 반표반리半表半裏의 상한증傷寒症이다.

　　㉥ 백회흑태 : 백태이면서 회흑태와 활니태가 섞여 있으면 비장에 습濕이 있는 것이다.

　　㉦ 황흑태

　　　　ⓐ 황태이고 그 가운데가 흑태와 활니태가 섞여 있으면 습열이 있는 것이다.

　　　　ⓑ 혀의 가장자리는 황태이고 혀의 중앙에 태운 듯한 흑색에 가시가 돋아 있으면 양명리실증陽明裏實證이다.

　　　　ⓒ 탄듯한 흑색에 황태와 가시가 돋아 있으면 이열裏熱이 극심한 것이다.

　　㉧ 흑회태 : 흑회테는 식적食積(음식이 소화되지 않고 쌓여 있음)이 있는 것이다.

④ 설태의 유무

　　㉠ 태의 생성이나 쇠퇴가 점진적이면 예후가 좋은 것이다.

　　㉡ 원래 무태에서 박태가 생성되고 있으면 위기胃氣가 회복중인 것이다.

ㄷ 태의 돌연한 쇠퇴로 무태에 이르면 나쁜 증후이다. 위의 기음氣陰이 고갈되고 있는 것이다.

⑤ 설태의 유근무근有根無根

ㄱ 유근有根 : 설태가 설 표면에 단단히 붙어 있어 긁어도 쉽게 벗겨지지 않는 어려운 것은 위기胃氣가 존재하는 것이다.

ㄴ 무근無根 : 눈이나 밀가루, 소금 모양으로 푸석푸석하고 긁으면 쉽게 벗겨져 없어지면, 위의 부숙腐熟(썩혀서 소화발효) 작용과 비장의 운화運貨 공능과 신장의 기화氣化 공능이 손상된 것이다. 청탁淸濁의 조절이 상실되었고 새로운 태 형성에 장애가 있는 것이다.

⑥ 설태의 편전偏全

ㄱ 전태全苔 : 혀 전체가 태로 덮여 있다.
사기邪氣가 전반에 분산되어 있고 습탁濕濁이 중초中焦에 조체된 경우이다.

ㄴ 편외태偏外苔 : 설태가 외부에서 설첨에만 있고 안쪽에는 없다.
사기邪氣가 아직 깊지 않은 경우와 위기胃氣가 먼저 손상된 경우이다.

ㄷ 편내태偏內苔 : 설태가 내부에서 설근에만 있고 바깥쪽은 무태이다.
담습痰濕이 있는 경우이거나 표사表邪가 줄어도 여전히 위기胃氣가 울체되어 있는 것이다.

ㄹ 좌우편태左右偏苔 : 설태가 좌 또는 우로 치우침
사기邪氣가 반표반리半表半裏에 있거나 간담肝膽에 습열濕熱이 있는 경우이다.

⑦ 양약洋藥이 설상舌象에 미치는 영향 : 약물 복용 시 설상에 영향을 미치므로 설진 시 주의한다.

ㄱ Antibiotics(항바이러스제) : 설태가 부분부분 떨어져 나간다.(위음이 손상된 것이다. 복용 2~3일 후에 곧바로 영향이 온다.)

ㄴ Corticosteroids(부신副腎 피질 호르몬 및 그와 유사한 화학 물질의 총칭) : 설체가 붉어지고 붓고 커진다.

ⓒ Bronchodilators(기관지 확장제) : 장기 복용 시 혀끝이 붉어진다.

ⓔ Diuretics(이뇨제) : 진액이 상해서 음허를 일으키고 장기 복용 시 박락태가 나타난다.

ⓜ Anti-Inflammatory Agents(항염증제) : 붉은 점이 나타나고 설체가 얇아진다. 장기 복용 시 박락태가 나타난다.

ⓗ Antineoplastics(항종양약) : 설태가 두꺼워지고 흑갈색의 건조태가 나타난다.

문진법 問診法 3

환자에게 이것저것 물어보아서 진단하는 방법을 문진법問診法이라 한다.

1. 문음식구미 問飮食口味(음식과 맛을 물어봄)

(1) 음식 및 식욕

일반적으로 병증이 식사 후 완화되면 허증虛證이고 식사 후 악화되면 실증實證이다.

① 납매納呆(받아들이는 것이 잘 안 됨) : 식욕이 없는 것을 말한다.

비위脾胃의 기氣가 허하거나 습사濕邪가 비장을 곤란하게 하는 경우이다.

② 염식厭食(먹는 것을 싫어함) : 배가 꽉 찬 것처럼 느껴지면서 식욕이 없는 경우를 말한다.

간담肝膽에 습열濕熱이 있거나 체했을 때이다.

③ 기불욕식飢不欲食 : 배는 고픈데 먹고 싶지 않을 때를 말한다.

위음胃陰이 부족한 경우이다.

④ 소곡선기消穀善飢(곡식을 배고플 만큼 잘 소화시킴) : 과도한 식욕이나 일찍 배가 고픈 경우를 말한다. 위화胃火가 너무 치성(치솟듯이 왕성함)한 경우이다.

(2) 문구갈問口渴(갈증을 물어봄)

① 갈불다음渴不多飮(갈증이 나지만 물을 많이 마시지 않음)

㉠ 갈불다음渴不多飮이면서 입이 건조하고 잘 때 땀이 나면 음허陰虛이다.

㉡ 갈불다음渴不多飮이면서 가슴이 답답하고 초조하면서 설苔이 니태膩苔이면 습열濕熱이다.

㉢ 갈불다음渴不多飮이면서 따뜻한 물을 좋아하지만 많이 마시지는 않거나 물을 마시자마자 토하고 어지럽고 위장에서 꾸르륵 소리가 나면 담음痰飮이 안에 정체되어 있는 것이다.

② 목이 마른데 입을 적시기만 하고 삼키지 않으면서 맥진 시 맥이 껄끄럽고 혀에 청자색의 어반瘀斑이 있으면 어혈瘀血이 있는 것이다.

(3) 문구미問口味(입맛을 물어봄)

① 구고口苦(입이 씀) : 간담肝膽에 화火가 성盛하거나 심화心火가 있는 것이다.

㉠ 입이 쓴데 아침이나 숙면 후에 없어지면 심화心火이다.

㉡ 숙면과 무관하게 하루 종일 입이 쓰면 간화肝火이다.

㉢ 구고범악口苦泛惡(입이 쓰고 토하려고 해도 토할 수 없을 때) : 간담肝膽에 습열濕熱이 있는 것이다.

㉣ 구고점니口苦粘膩(입이 쓰고 끈적끈적하고 기름질 때) : 비위脾胃에 습열濕熱이 있는 것이다.

② 구첨口甛(입이 달다) 혹 점니粘膩(끈적이고 기름지다) : 비위脾胃에 습열濕熱이 있는 것이다.

③ 구중범산口中泛酸(입안에 위액이 올라올 때) : 위胃에 식적食積이 있거나 간과 위가 불화不和(화합하지 못함)한 경우이다.

④ 구담무미口淡無味(입이 담박하고 맛을 모를 때) : 비장이 허해서 운화 기능이 실조된 것이다.

⑤ 구함口鹹(입이 짤 때) : 신장에 병이 있거나 신장의 부조화로 인한 한증寒症이다.

⑥ 구신口辛(입이 매울 때) : 폐에 열이 있는 경우이다.

2. 문한열問寒熱(한열을 물어봄)

(1) 표증表證과 리증裏證 반표반리증半表半裏證을 변별한다.

① 오한발열惡寒發熱(추운 것을 싫어하고 열이 남) : 오한이 심하고 발열이 약하면 외감풍한外感風寒의 표증表證이다.

㉠ 땀이 안 나고 맥이 부긴浮緊(뜨고 팽팽함)하면 표실表實이다.

㉡ 땀이 나면서 맥이 부완浮緩(뜨고 부드러움)하면 표허表虛이다.

② 오한발열惡寒發熱 시 오한이 약하고 발열이 심하면 외감풍열外感風熱의 표증表證이다.

③ 한열왕래寒熱往來(추웠다 더웠다 왔다 갔다함) : 사기邪氣가 반표반리半表半裏에 있는 소양증少陽症이거나 학질瘧疾이다.

(2) 음양陰陽과 허실虛實을 변별한다.

① 오한惡寒이 없고 약간 열이 있고 오후에 열이 심해지고 속이 메슥거리고 번열煩熱(발열이 있으면서 심장이 뜀)이 있으면 허열虛熱이다.

② 고열이 있고 땀이 많이 나고 갈증이 있고 물을 마시고 싶고 변비가 있으면서 오줌이 노란색이면 실열實熱이다.

㉠ **장열**壯熱(기세가 센 열) : 지속적으로 열이 나는 것을 말한다.

상한傷寒 양명증陽明症이나 온병溫病의 기분열성증氣分熱盛症에서 나타난다.

㉡ **조열**潮熱(조수潮水와 같은 열) : 일정한 시간만 되면 발열이 생긴다.

양명부실증陽明腑實證에서 나타난다.

㉢ **번열**煩熱(발열이 있으면서 심장이 뜀)

번조煩躁(가슴에 열이 있어 마음이 불안정한 것을 번煩이라 하고 손발이 흔들리고 침착하지 못한 것을 조躁라 한다.)하고 불안할 때 나타난다.

      ⓡ **미열微熱**(미약한 발열)

        일부 상한병과 온병 후기에 흔히 나타난다.

③ 발열이 없고 추운 것을 싫어하고 사지가 차고 낮에 땀이 나면서 양허陽虛 증상이 있으면 허한虛寒이다.

④ 발열이 없거나 미열이 있고 입이 담박하고 맛을 못 느끼고 목이 마르지 않고 복통과 설사가 있으면 실한實寒이다.

(3) 음병陰病과 양병陽病을 변별한다.

① 발열이 낮에 심하고 밤에 약하면 양병陽病이다. 병사病邪가 기분氣分에 있는 것이다.

② 발열이 밤에 심하고 낮에 약하면 음병陰病이다. 병사病邪가 혈분血分에 있는 것이다.

3. 문이변問二便(대소변에 관해 물어봄)

(1) 대변

  ① 변비

      ㉠ 마른 대변은 열이 뭉쳐 있거나 진액이 마른 것이다.

      ㉡ 갈증이 있고 설태가 노랗고 건조하면서 급성 변비가 있는 것은 장腸과 위胃에 열이 있는 것이다.

      ㉢ 노인성 변비나 산후 변비는 혈허血虛이다.

      ㉣ 염소똥처럼 나오는 것은 간기肝氣가 울체된 것이거나 장腸과 위胃에 열이 있는 것이다.

      ㉤ 마른 변은 아니나 배변이 곤란하면 간기肝氣가 울체된 것이다.

      ㉥ 변비가 있으면서 복통이 있으면 리한裏寒이거나 양허陽虛이다.

      ㉦ 설사와 변비가 교대로 있는 것은 간비불화肝脾不和(간과 비장이 서로 조화롭지 못함)이다.

② 설사

   ㉠ 대변이 묽고 배에서 소리가 나면 비허脾虛나 비습脾濕이다.

   ㉡ 배에서 소리가 나고 변이 묽고 소화되지 않은 음식이 나오면 비기허脾氣虛나 비신양
      허脾腎陽虛이다.

   ㉢ 만성설사는 비양허脾陽虛나 신양허腎陽虛이거나 비신양허脾腎陽虛이다.

   ㉣ 대변에 고름과 피가 섞여 나오면 장腸에 습열濕熱이 있는 것이다.

   ㉤ 변을 막 보고 나서 다 못 본 것 같은 기분이 들면 습열濕熱이 안에서 조체되었거나
      장도腸道에 기체氣滯가 있는 것이다.

   ㉥ 처음에는 마른 변이 나오고 나서 묽은 변이 나오면 위음허胃陰虛와 비기허脾氣虛가 같
      이 있는 것이다.

   ㉦ 변이 무르지 않거나 약간 무르고 참기 어렵고 잦은 배변을 보면 비장의 기운이 내
      려앉은 것이다.

③ 기타 배변

   ㉠ 흑색이거나 매우 짙은 색의 변은 어혈瘀血이 있는 것이다.

   ㉡ 먼저 피가 섞인 변이 나온 후에 선홍색의 변이 사방으로 튀면 장중腸中에 습열濕熱이
      있는 것이다.

   ㉢ 먼저 피가 섞인 변이 나오고 탁한 변이 따라 나오면서 항문이 무겁고 통증이 있으
      면 혈열血熱이다.

   ㉣ 먼저 배변 후에 피가 나오고 물 같은 변을 보면 비불통혈脾不通血(비장이 혈을 통솔
      하지 못함)이다.

   ㉤ 배가 팽팽한 감이 들고 배에서 소리가 나지만 변이 무르지 않으면 간기肝氣가 울결
      鬱結된 것이다.

   ㉥ 헛배가 부른 것은 간기肝氣가 울결鬱結된 것이다.

   ㉦ 항문이 빠져나오거나 치질이나 치루가 있는 경우는 중기하함中氣下陷이나 장중腸中
      에 열과 어혈瘀血이 함께 있는 것이다.

(2) 소변

① 소변이 노란색이면 열증熱症이다.

② 소변이 맑으면서 많이 나오면 열사熱邪가 없는 병이거나 한증寒症이다.

③ 소변이 혼탁하면 습열濕熱이 하초下焦로 내려왔거나 정액이 섞여 나오는 것이다.

④ 자주 소변을 보고 소변의 양이 많고 소변색이 맑으면 신장이 허한 것이다.

⑤ 양이 적으면서 노란색이고 소변을 자주 보고 통증이 있으면 방광에 습열濕熱이 있는 것이다.

⑥ 밤에 소변을 지리거나 요실금이 있으면 신장이 허한 것이다.

⑦ 융폐癃閉(소변을 보는 데 곤란을 겪음, 소변이 잘 안 나옴)

  ㉠ 허虛한 증상으로 올 때는 신장의 기가 쇠퇴하고 다 마른 것이다.

  ㉡ 실實한 증상으로 올 때는 방광에 습열이 있거나 결석이나 어혈이 있는 경우이다.

⑧ 임증淋證 : 소변을 자주 보고 소변을 보고 싶은 생각이 급히 들고 배뇨 곤란이나 배뇨 장애, 배뇨 시 통증이 있는 경우를 통칭하여 임증淋證이라 한다.

⑨ 뇨통尿痛(소변을 볼 때 통증이 있을 때)

  ㉠ 소변을 보기 전에 통증이 있으면 기체氣滯이다.

  ㉡ 소변을 보는 중에 통증이 있으면 방광에 열이 있는 것이다.

  ㉢ 소변을 보고 난 후에 통증이 있으면 기허氣虛이다.

⑩ 음낭 수축陰囊收縮

  ㉠ 맥이 약하고 변이 묽으면서 음낭이 수축되면 양기허陽氣虛이다.

  ㉡ 맥이 빠르고 헛소리를 하면서 음낭이 수축되면 음액陰液이 소진消盡된 것이다.

⑪ 성기가 지나치게 쉽게 발기되면 간신음허肝腎陰虛의 허화虛火가 동한 것이다.

⑫ 성기가 발기가 잘 되지 않으면 신양허腎陽虛이다.

4. 문한問汗(땀에 관해 물어봄)

(1) 외감外感(바람風 · 찬기운寒 · 더위暑 · 습기濕 · 마른기운燥 · 화기火의 육음六淫의 사기邪氣가 밖에서 몸으로 들어온 것)

① 땀이 나면 표허증表虛證이나 표열증表熱症이다.

② 땀이 안 나면 외감풍한外感風寒이거나 표표가 실實한 경우이다.

③ 몸의 반쪽만 땀이 나면 한쪽의 기氣와 혈血이 허한 경우거나 풍담風痰이 경락經絡을 조체한 경우이다.

(2) 내상內傷

① 자한自汗(주로 낮에 계속해서 땀이 흐르는 것)

   위기허胃氣虛이다.

② 도한盜汗(밤에 잘 때 땀이 나는 것)

   음허陰虛로 인한 허열虛熱이다.

③ 전신에 대한임리大汗淋漓(땀이 많이 나서 흠뻑 젖어 뚝뚝 떨어지거나 흥건한 모양)이면 양陽이 고탈된 것이다.

   맥이 미약하고 사지가 냉하다.

④ 머리 부위와 얼굴 부위에 땀이 나는 것은 양허陽虛이다.

   ㉠ 두면(머리와 얼굴)부에 땀이 나면서 사지가 냉하고 호흡이 짧고 백활태에 침沈(잠기다)맥이면 주로 노인에게 나타나거나 신체가 허약하거나 오랜 병에 양허陽虛가 된 경우이다.

   ㉡ 두면부에 땀이 나면서 가슴이 답답하고 빨리 뛰고 갈증이 있고 설태가 노랗고 맥이 부삭(뜨고 빠름)하면 상초上焦에 열이 성한 것이다.

   ㉢ 두면부에 땀이 나면서 몸이 무겁고 피곤하고 설태는 황니태이고 소변이 잘 안 나오면 중초中焦에 습열濕熱이 있는 것이다.

⑤ 갑자기 이마에 대한임리大汗淋漓 (땀이 많이 나서 흠뻑 젖어 뚝뚝 떨어지거나 흥건한 모양)이면 허양虛陽이 뜬 것이다.

위중한 상태이다.

⑥ 소아가 잠잘 때 이마와 머리, 목에 땀이 나면 허증虛證이다.

⑦ 손바닥과 발바닥에 땀이 나면서 입이 건조하고 목이 마르고 소변색이 노란색이고 변비가 있고 맥이 세약하면 음경락陰經絡에 열이 조체된 것이다.

⑧ 누런 땀이 나면 습濕이 땀구멍을 막고 열사熱邪가 내부에서 훈증熏蒸된 것이다.

5. 문통증問痛症(통증에 관해 물어봄)

(1) 통증의 성질

① 창통脹通(팽창된 듯이 당기면서 아픈 것)

가슴, 위, 옆구리 복부에 나타나는 것은 기체氣滯로 인한 것이다.

② 자통刺痛(바늘로 찌른 듯이 아픈 것)

자통刺痛은 어혈성 통증으로 아픈 곳이 고정되어 있다.

③ 중통重痛(묵직하게 아픈 것)

습사濕邪로 기혈이 막혔을 때 중통重痛이 온다.

④ 교통絞痛(꼬이듯이 아픈 것)

유형有形의 실사實邪로 갑작스럽게 기기機器가 조폐됐을 때 온다.

⑤ 철통掣痛(당겨지듯이 아픈 것)

대부분이 간병肝病과 관련이 있다.

⑥ 작통灼痛(타는 듯한 통증)

화열사火熱邪가 경락에 침습했을 때와 음허陰虛로 양陽이 항진亢進되어 있을 때 나타난다.

⑦ 냉통冷痛(차가운 통증)

한사寒邪가 경락에 침입했거나 양기陽氣가 부족할 때 나타난다.

⑧ 은통隱痛(은근한 통증)

대부분 허한虛寒 때문에 나타난다.

⑨ 공통空痛(텅빈 듯하면서 아픈 것)

경맥에 정혈精血이 충분치 못할 때 나타난다.

㉠ 만지는 것을 좋아하고 통증이 완만하고 때로 멈추면 허증虛證이다.

㉡ 만지는 것을 싫어하고 통증이 지속되고 해소되지 않으면 실증實證이다.

(2) 통증의 부위

① 두통

㉠ **시간별**

ⓐ 두통이 낮에 있으면 기허氣虛나 양허陽虛이다.

ⓑ 두통이 밤에 있으면 혈허血虛나 음허陰虛이다.

㉡ **부위별** : 두통이 있는 부위를 가지고 경락을 변별한다.

ⓐ 뒷머리에서 목덜미로 이어지는 통증은 태양경 두통이다.

ⓑ 앞이마에서 눈썹으로 이어지는 통증은 양명경 두통이다.

ⓒ 눈의 바깥 가장자리에서 옆머리로 이어지는 통증은 소양경 두통이다.

ⓓ 머리 꼭대기의 통증은 궐음경 두통이다.

ⓔ 두통이 이와 연결되어 있으면 소음경 두통이다.

ⓕ 두통이 있고 어지럽고 몸이 가라앉고 머리가 무거운 듯한 통증은 태음경 두통이다.

ⓖ 머리 전체에 통증이 있는 것은 외감풍한外感風寒이다.

㉢ **병의 성질** : 한열허실寒熱虛實을 변별한다.

ⓐ 발병이 급하고 통증이 극렬하면서 지속적이면 실증實證의 외감두통外感頭痛이다.

ⓑ 두통이 목과 등의 통증으로 이어지고 바람을 맞으면 심해지면 풍한두통風寒頭痛이다.

ⓒ 두통이 있으면서 열이 나고 얼굴이 붉고 눈이 빨가면 풍열두통風熱頭痛이다.

ⓓ 머리둘레가 조이듯이 아프고 몸이 피곤하고 무거우면 풍습두통風濕頭痛이다.

ⓔ 발병이 완만하고 통증이 완만하면서 때때로 통증이 왔다가 사라지면 허증두통虛證頭痛이다.

ⓕ 머리가 은은하게 아프고 과로를 했을 때 통증이 심해지면 기허두통氣虛頭痛이다.

ⓖ 두통이 있으면서 어지럽고 얼굴색이 창백하면 혈허두통血虛頭痛이다.

ⓗ 머리가 비어 있는 듯이 아프고 허리와 무릎이 시리고 아프면 신허두통腎虛頭痛이다.

② 흉통胸痛 : 가슴 통증은 대부분 심장과 폐의 병증이다.

③ 협통脇痛 : 옆구리 통증은 대개 간담肝膽의 경맥이 막혀서 온다.

④ 완통脘痛 : 상복부의 통증은 식체食滯나 한사가 위를 침범했을 때, 간기가 위를 교란할 때 온다.

⑤ 복통腹痛 : 윗배는 비장·위장과 관련이 있고, 아랫배는 신장·방광·대장·소장·자궁과 관련이 있으며, 치골 바로 위의 배는 간경락과 관련이 있다.

⑥ 요통腰痛 : 허리 통증은 주로 신허이거나 아픈 부위의 경맥이 막혔을 때 온다.

⑦ 사지통四肢痛 : 팔다리가 아픈 것은 대부분 외사外邪의 침입으로 기혈氣血의 운행이 잘 되지 않아서 발생한다.

(3) 현훈眩暈(현기증)

현기증의 4대 요소는 풍風, 화火, 담痰, 허虛이다.

① 현기증이 있으면서 창통脹痛이 있고 얼굴색이 붉고 귀에서 소리가 나고 입이 쓰고 목이 마르면 간양상항肝陽上亢(간의 음陰이 부족해서 양陽이 위로 뜸)이다.

② 현기증이 있으면서 정신이 혼미하고 가슴이 당기고 헛구역질이 나면 담습痰濕으로 인해 맑은 양陽의 기운이 위로 못 올라가는 것이다.

③ 과로했을 때, 갑자기 일어섰을 때 현기증이 있으면서 눈에서 꽃가루가 떨어지는 것처럼 반짝이고 가슴이 뛰고 잠을 잘 못자면 기혈氣血이 다 허한 것이다.

④ 현기증이 있으면서 귀에서 소리가 나고 정액이 저절로 흘러나오고 건망증이 있으면서

허리와 무릎이 시리고 아프면 신정腎精이 부족한 것이다.

6. 문수면問睡眠(수면에 관해 물어봄)

(1) 불면不眠

① 잠을 잘 못 자면서 머리가 어지럽고 가슴이 가볍게 뛰면 심장과 비장이 다 허虛한 것이다.

② 잠을 잘 못 자면서 가슴이 두근거리고 꿈을 많이 꾸면 심장과 신장이 잘 교류하지 못하는 것이다.

③ 잠을 잘 못 자면서 때때로 놀라고 정신이 산란하면 담열痰熱이 안에 뭉쳐서 담膽을 교란하는 것이다.

④ 잠을 잘 못 자면서 밤에 누웠을 때 불안하면 식체食滯가 있는 것이거나 위기胃氣가 조화롭지 못한 것이다

(2) 기면嗜眠(항상 꾸벅꾸벅 졸거나 잠이 들어 있는 상태)

① 피곤하고 권태로우면서 잠자기를 좋아하고 머리가 어지럽고 눈이 침침하며 몸이 무겁고 설태는 기름지고 맥은 부드러우면 담습痰濕이 비장을 곤란하게 하는 것이다.

② 식후에 몸이 피곤하고 신체가 쇠약하고 적게 먹거나 음식이 잘 먹히지 않으면 비기脾氣가 허한 것이다.

③ 피곤하고 권태로우면서 잠자기를 좋아하고 극도로 쇠약하고 정신이 몽롱하면서 사지가 차고 맥이 미약하면 심장과 신장의 양기陽氣가 허한 것이다.

7. 문이명問耳鳴(귀에서 소리 나는 것에 관해 물어봄)

(1) 이명耳鳴

① 호각을 부는 것처럼 크고 높은 톤의 소리가 나면 간화상염肝火上炎(간화가 위로 올라와 염증이 됨), 간양상항肝陽上亢(간의 음이 부족하여 양이 위로 뜸), 간풍내동肝風內動(간풍이 안에서 동함) 등의 급성 실증實證이다.

② 물 흐르는 것처럼 낮은 톤의 소리가 나면 신허腎虛로 인한 허증虛證이다.

(2) 이농耳聾(귀가 먹음)

① 오래된 병의 나중이나 노인성은 신기허腎氣虛이거나 신정腎精이 고갈된 것이다.

② 상한傷寒이나 온병溫病으로 이농耳聾이 오면 사기가 소양경의 기를 막은 것이거나 화사가 폐를 막아서 온 것이다.

(3) 목적통目赤痛(눈이 붉고 아픔)

① 눈에 찌르는 듯한 통증이 있고 눈의 가장자리가 붉고 두통과 현기증이 있으면 심경心經에 열독이 있는 경우이거나 간경肝經에 화풍火風이 있는 실증實證이다.

② 눈이 붉으면서 통증이 없으면 간양상항肝陽上亢(간의 음이 부족하여 양이 위로 뜸)이나 간신肝腎의 음陰이 부족한 것이다.

(4) 목현目眩(눈앞이 희미해져서 머리가 어질어질하는 것)

목현目眩이 있고 사물이 모호하게 보이고 눈에 꽃잎이 떨어지듯이 반짝이고 야맹증이 있으면 간신肝腎의 허증虛證이거나 간에 피가 부족한 것이다.

8. 문경대問經帶(생리와 대하를 물어봄)

(1) 월경부조月經不調(월경이 조절이 안 됨)

① 월경이 일찍 시작하고 월경량이 많으면 기허氣虛나 혈열血熱이 있는 것이다.

② 월경이 늦게 시작하고 월경량이 적으면 혈액에 한기가 있거나 피가 부족하거나 기체氣滯이다.

③ 월경 시작일이 비정기적이면서 월경량이 많거나 적으면서 월경색이 자홍색이면서 검은 덩어리가 나오면 간이 울결되어 있는 것이고 월경색이 옅은 붉은색이면서 농도가 낮으면 신허腎虛이다.

(2) 통경痛經(생리통)

① 생리하기 전에 통증이 있으면 기체氣滯로 인한 어혈瘀血이 있는 것이다.

② 생리 중에 통증이 있으면 한기寒氣가 응체凝滯된 것이다.

③ 생리 후에 통증이 있으면 기氣와 혈血이 다 많이 허虛한 것이다.

(3) 대하帶下(여자의 성기에서 분출되는 일종의 점액성 물질로 띠처럼 붙어 있고 끊어지지 않는 것을 말한다.)

① 대하의 양이 많고 백색이면서 묽은 것은 한습寒濕이다.

② 노랗고 음부가 가렵고 통증이 있거나 적색과 백색이 같이 섞여 나오는 것은 습열濕熱이다.

③ 대하의 색이 녹색이면 간경肝經에 습열濕熱이 있는 것이다.

④ 폐경 이후에 고름과 피가 섞여 나오는 노란색의 대하는 자궁에 습열독濕熱毒이 있는 것이다.

⑤ 대하에서 생선 냄새가 나면 한습寒濕이나 허한虛寒이고 가죽 냄새가 나면 습열濕熱이다.

절진법 切診法 4

1. 맥진의 개요

맥진이란 손목에 있는 요골동맥을 촉진하여 맥박의 수나 강약强弱(강하고 약함), 부침浮沈(뜨고 가라앉음), 지삭遲數(느리고 빠름), 허실虛實(허하고 실함)로 병세를 판단하는 것을 말한다. 부침浮沈으로 질병이 표表에 있는지 리裏에 있는지 등의 부위를 판단할 수 있고, 지삭遲數으로 한증寒症인지 열증熱症인지 등의 성질을 파악할 수 있고, 허실虛實로 정사正邪의 성쇠盛衰를 판단할 수 있다.

맥과 병증이 항상 일치하지는 않기 때문에 사진四診과 결부하여 진단해야 한다.

2. 맥진의 부위

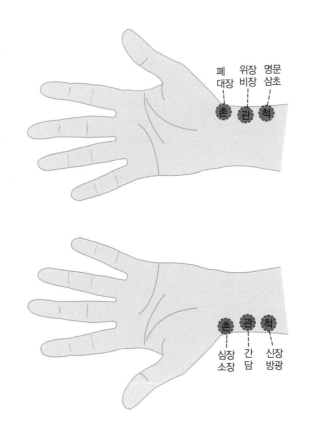

3. 맥상과 주된 병

(1) 부맥浮脈류 : 가볍게 누르면 잡힌다.

① 부맥浮脈

가볍게 손을 올리면 느껴지고 누르면 아주 약하나 비어 있지는 않다.

표증表證과 허증虛證에서 주로 볼 수 있다.

② 홍맥洪脈

맥의 폭이 넓고 힘 있게 뛰며 가볍게 짚어도 여유 있는 감을 주는 맥상脈象으로, 오는

맥은 성盛하나 가는 맥은 쇠衰하다.

열사熱邪가 심할 때에 나타난다.

③ 유맥濡脈

맥의 형세가 유연하고 살짝 떠 있으면서 가늘다. 손을 가볍게 대면 촉지가 되지만 힘 주어 잡으면 감지되지 않는다. 마치 수면 위에 가벼운 물질이 떠 있는 것 같은 느낌을 준다.

모든 허증虛證과 습증濕症에 나타난다.

④ 산맥散脈

맥이 빨라졌다 늦어졌다 하면서 고르지 못하고 부浮하고 산란하다.

정기가 산란되고 소모되어 장부의 기가 쇠갈되는 위험한 증후에 나타난다.

⑤ 규맥芤脈

규맥芤脈은 부대浮大하고 속이 빈 느낌이 나는 맥인데, 약간 누르거나 꾹 누르면 맥이 짚히나 중간쯤 누르면 짚히지 않는다.

실혈失血하여 혈량이 갑자기 작아지고 영혈營血이 부족하여 맥을 충만시키지 못하거나 진액이 손상 받아 혈을 보충시키지 못하여 생긴다. 혈血과 음陰의 소모로 양陽이 제자리를 지키지 못하여 체외로 산란되어 규맥芤脈이 나타나게 된다.

⑥ 혁맥革脈

맥이 부浮하면서 북가죽을 누르는 것처럼 표면은 단단하나 속이 빈 것 같은 맥이다.

정기精氣가 모자라고 정혈精血이 저장되지 못하므로 기가 밖으로 누설되어 생긴다. 망혈亡血(혈이 완전히 소모됨), 정精의 소실, 유산, 부인의 하혈 등에 나타난다.

(2) 침맥沈脈류 : 힘 주어 눌러야 잡힌다.

① 침맥沈脈

가볍게 누르면 잡히지 않고 힘 주어 눌러야 잡힌다.

실증裏證에서 나타나고 맥상이 힘이 있으면 실증實證이고 힘이 없으면 허증虛證이다.

② 복맥伏脈

힘을 주어 뼈까지 눌러야 잡히고 심지어는 그 속에 매복되어 잘 나타나지 않는다.

복맥은 부위가 침맥보다 깊고 근골에 붙어 있다. 병사가 깊이 들어 있거나 냉증冷症과 심한 통증이 있을 때에 볼 수 있으며, 사기邪氣가 깊이 들어가 있으므로 맥기가 제대로 나타나지 못하기 때문에 복맥이 생긴다. 양쪽의 맥이 모두 복맥인 때는 위험하다.

③ 노맥牢脈

깊이 누르면 실하고 크고 가야금줄처럼 팽팽하고 길게 느껴진다.

음한陰寒이 몸안에서 실實할 때에 주고 나타난다.

④ 약맥弱脈

매우 연하고 가늘며 꾹 눌러야 느껴진다.

여러 가지 기혈氣血 부족을 나타내는데, 혈허血虛로 맥관을 충실시키지 못하고 기허氣虛로 맥박이 무력해지는 것에 의해 생긴다.

(3) 지맥遲脈류 : 한 번 호흡 시 4회 이하이다.

① 지맥遲脈

- 맥이 느리고 완만하며 한 번 호흡에 4회 이하로 뛰는 맥이다.
- 한기寒氣가 응결되어 기氣가 뭉치고 양陽의 운화 기능이 손상되어 맥이 느려진다.
- 맥이 느리고 유력한 것은 냉적실증冷積實證(냉이 체내에 쌓인 실증)이고 무력한 것은 보통 허한虛寒이다.

② 완맥緩脈

- 한 번 호흡할 때 맥이 네 번 뛰면서 완만하게 오가는 것이다.
- 습증濕症이나 비위脾胃가 허약할 때 주로 나타난다.

③ 삽맥澁脈

- 맥상이 껄끄럽고 순조롭지 못하며 칼로 대나무를 긁는 듯하다.
- 삽맥에서 힘이 있는 것은 기氣가 뭉치고 혈이 몰린 것이고, 힘이 없는 것은 정精이 손상되고 기氣가 모자라는 것이다. 즉, 기혈이 뭉치면서 혈액순환이 제대로 되지 않거나 정혈精血이 모자라서 맥관을 영양하지 못하므로 삽맥이 생긴다.

④ 결맥結脈

- 맥이 느리고 때때로 한 번씩 멎으며 불규칙한 것이다.
- 음陰이 성해 기氣가 뭉친 것과 한담寒痰, 어혈瘀血, 징가적취癥瘕積聚(덩어리와 고정되어 뭉쳐 있는 것과 뭉친 것이 돌아다니는 것들) 등에 나타난다.
- 음陰이 성한 병에 나타나므로 맥은 완만하다. 음陰이 성해서 오는 기의 뭉침은 양陽이 모자라므로 혈맥이 저해를 받아 맥이 멎게 된다. 한담寒痰과 어혈瘀血과 징가적취癥瘕積聚는 기氣가 순조롭게 통하지 못하고 맥기가 뭉치기 때문에 결맥結脈이 나타난다.

(4) 삭맥數脈류 : 한 번 호흡에 5회 이상 뛰는 맥을 말한다.

① 삭맥數脈

- 한 번 호흡할 때 5회 이상 뛴다.
- 주로 열증熱症을 나타내는데, 힘이 있는 것은 실열實熱이고 힘이 없는 것은 허열虛熱이다.
- 사열邪熱이 항성하면 기혈氣血의 운행이 빨라지므로 삭맥數脈이 나타나는데 삭數한 동시에 힘이 있다. 오랜 병으로 음허陰虛인 때는 허열虛熱이 체내에 생겨 맥이 빨라지는데, 삭數하나 힘이 없다.

② 촉맥促脈

- 맥이 빠르고 때때로 불규칙하게 멎는다.
- 양陽이 성성한 실열증實熱症과 기혈氣血, 담음痰飮, 숙식宿食(먹은 뒤 밤이 지나도 삭지 않는 음식물) 등이 뭉쳐서 체한 것을 나타내며, 통증이 있을 때도 나타난다.

③ 질맥疾脈

- 맥이 질주하듯이 몹시 빠르고 한 번 호흡할 때 7~8차례 뛰는 것이다.
- 양陽이 극성하여 음陰이 쇠갈되었을 때와 원기元氣가 쇠갈되었을 때 나타낸다.

④ 동맥動脈

- 맥상이 콩알같이 떼굴떼굴 구르고 활滑(미끄러움)하고 빠르고 힘이 있는 것이다.

- 통증과 실열實熱에 의한 경기驚氣에 나타난다. 통증인 때는 음양陰陽이 조화롭지 못하므로 기혈氣血이 어체瘀滯되고, 경증輕症인 때는 기혈氣血이 문란하여 맥이 제멋대로 움직이기 때문에 통증과 실열實熱에 의한 경기驚氣에서 동맥動脈을 볼 수 있다.

(5) 허맥虛脈류 : 잡으면 힘이 없다.

① 허맥虛脈

- 가볍게 잡으면 힘이 없고 힘을 주어 잡으면 공허한 것이다.
- 기氣가 모자라 혈血을 운행시키지 못하므로 맥에 힘이 없다. 혈血이 모자라 혈맥血脈을 충만시키지 못하여 공허한 맥이 나타난다. 기혈양허氣血兩虛 및 장부의 허증虛證에서 볼 수 있다.

② 미맥微脈

- 몹시 가늘고 연하며 누르면 끊어질 듯이 잘 나타나지 않는다. 느리고 빠름이 뚜렷하지 않다.
- 양陽과 기氣가 허약하거나 음양기혈陰陽氣血이 다 허할 때 나타난다. 양陽이 쇠약衰弱하고 기氣가 미약微弱하여 힘이 없고 고동하지 못하는 미맥微脈이 생긴다. 가볍게 눌러 끊어질 듯한 것은 양기陽氣가 쇠약衰弱한 것이고, 힘을 주어 누르면 끊어질 듯한 것은 음기陰氣가 고갈된 것이다.

③ 세맥細脈

- 맥이 실처럼 가늘지만 명확히 잡힌다.
- 기혈양허氣血兩虛와 여러 가지 허로증虛勞症 및 습증濕症에 나타난다.
- 영혈榮血이 허해지고 손상되어 맥관脈管을 충만시키지 못하고, 기氣가 부족하여 혈액순환을 추동推動하지 못하면 맥이 세소細小하고 무력無力하게 된다. 그 외에 습濕이 맥관脈管을 저해할 때도 세맥細脈이 나타난다.

④ 대맥代脈

- 규칙적으로 멎는 맥을 말한다.
- 장기臟器의 쇠약衰弱, 풍증風症, 통증, 놀라거나 무서운 것에 의해 생기는 병증, 외상

등에 의해 나타난다. 장기臟器가 쇠약衰弱하고 기혈氣血이 부족하고 원기元氣가 모자라 맥기脈氣가 연결되지 못하므로 맥이 약해지고 규칙적으로 멎게 되며 멎는 시간이 비교적 길게 된다.

⑤ 단맥短脈

- 맥이 짧고 본래의 위치에 미치지 못하는 맥을 말한다.
- 맥이 힘이 있으면 기氣가 울체된 것이고 힘이 없으면 기氣가 손실된 것이다.

(6) 실맥實脈류 : 잡으면 힘이 있다.

① 실맥實脈

- 가볍게 짚으나 힘주어 짚으나 3부 맥이 모두 균일하게 힘이 있는 맥상을 말한다.
- 실증實證에서 주로 보인다. 사기邪氣가 왕성하고 정기正氣가 허하지 않으므로 양자가 서로 대항하여 정사正邪의 투쟁이 심해지고 맥관이 충실하므로 유력한 맥이 나타난다.

② 활맥滑脈

- 맥이 순조롭고 구슬이 구르는 것처럼 원활하게 짚히는 맥상을 말한다.
- 담음痰飮, 식체食滯, 실열實熱이 있을 때와 임산부에게 나타나는 맥이다.

③ 긴맥緊脈

- 팽팽하고 힘이 있으며 마치 끈을 누르는 듯한 느낌을 주는 맥상을 말한다.
- 한증寒症, 통증, 숙식宿食(음식물이 소화되지 않고 남아 있음)에서 나타나고, 표한表寒(한이 표에 있음)이면 부긴浮緊하고 리한裏寒(한이 리에 있음)이면 침긴沈緊하다.

④ 장맥長脈

- 맥이 장대처럼 길고 원래의 위치를 넘어서는 것이다.
- 간양肝陽이 항진亢進되거나 양성내열陽盛內熱(양이 성하고 안에 열이 있음) 등 사기邪氣가 왕성한 병증에 나타난다. 맥이 길고 완화한 것은 중기中氣가 충족하고 승강유통(오르고 내리고가 잘 흘러 통함)이 순조롭고 기혈이 손상되지 않은 표현으로 건강한 사람들에게 나타난다. 만일 간양肝陽이 지나치고 양성내열陽盛內熱인 경우에는 맥

이 길고 현弦하고 굳다. 보통 장맥에 다른 맥이 겹치면 병맥에 속한다.

⑤ 현맥弦脈

- 맥이 곧고 길고 가야금줄을 누르는 것과 같은 맥상을 말한다.

- 간담肝膽의 질병, 여러가지 통증, 담음痰飮, 학질瘧疾에 나타난다.

- 현맥弦脈은 맥이 긴장된 것이다. 간은 기氣를 소통시키므로 조화로운 것을 좋아한다.

- 만일 사기邪氣가 간에 울체되어 소통되지 못하고 기기器機가 순조롭지 못하면 맥은 활줄처럼 팽팽하고 힘이 있게 된다. 통증과 담음痰飮으로 기기器機가 울체되면 맥기가 긴장되므로 역시 현맥弦脈이 나타난다. 상한론傷寒論에서는 학질瘧疾인 때에도 현맥弦脈이 나타난다 하였는데 현맥弦脈은 학질瘧疾의 중요한 맥상이다.

⑥ 대맥大脈

- 대맥大脈은 정상맥보다 두배 이상 크게 느껴지는 맥상을 말한다.

- 육경변증六經辨證의 양명맥陽明脈이면서 홍맥洪脈이라고도 한다. 주로 열이 심할 때 잡히는 맥이다.

- 대맥大脈이면서 실맥實脈이면 실열實熱을 나타나고 대맥大脈이면서 허맥虛脈이면 허열虛熱을 나타낸다.

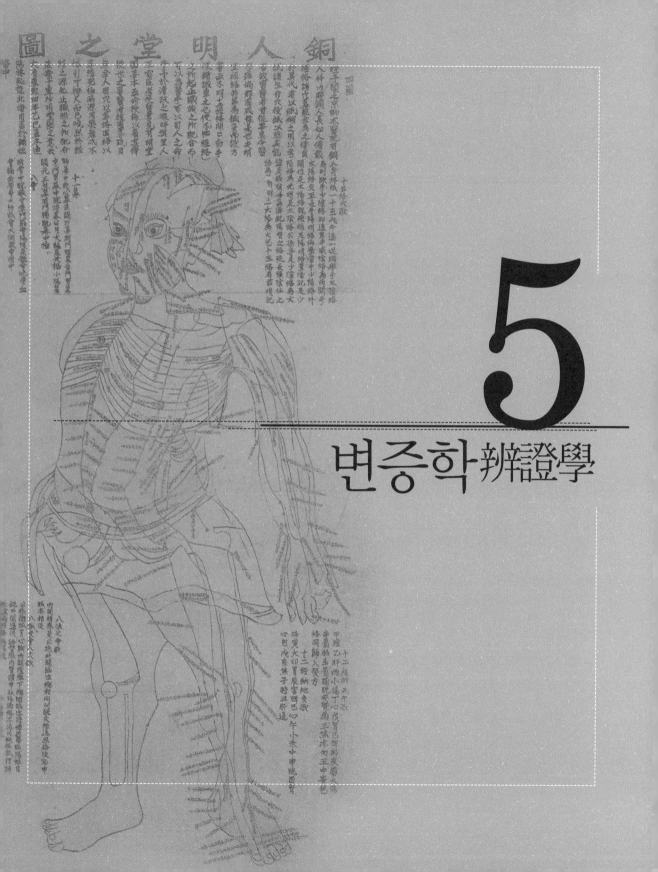

5

변증학 辨證學

장부변증 臟腑辨證

1

장부변증은 만성적인 내상병에 중요한 진단 수단이다.

한의학적 진단에 있어서 기초진단학과 더불어 가장 중요한 변증 수단이다.

기초진단학과 이 장부변증만 잘 습득하고 있어도 무통괄사요법사로서 환자를 대함에 있어 부족함이 없다고 할 수 있겠다.

1. 심장변증

(1) 심장의 공능功能

① 심장의 주요 공능은 혈맥을 주관하고 신神을 저장하는 것이다. : 대부분의 심장병은 혈血과 신지神志(정신과 감정) 문제를 수반한다.

② 혈맥血脈을 주관하고 신神을 저장하는 것은 상호 보완하는 공능功能이 있다. : 혈血과 음陰에 정신精神이 머물고 정신精神과 감정의 조절이 잘 안 되면 심혈허心血虛와 심음허心陰虛를 초래한다.

(2) 일반적인 병의 원인

① 외사外邪 : 열사熱邪가 심포心包를 침범하면 영기營氣의 손상을 가져와서 고열이 나고, 정신착란精神錯亂증상이 있고, 헛소리를 하며, 심하면 기절도 한다.

② 정신과 감정적 측면의 병인

ㄱ 기쁨이 지나치면 심기心氣를 이완시켜 심기허心氣虛를 초래한다.

ㄴ 슬픔이 지나치면 심화를 유발한다.

슬픔은 오행상 폐에 속하고 폐는 기氣를 주관하므로 기혈氣血을 주관함에 있어 심장과 폐는 밀접한 관계에 있다. 따라서 슬픔은 심장에도 영향을 끼쳐서 심기허心氣虛를 유발하고, 기허氣虛는 기체氣滯를 유발하고, 기체氣滯는 화火를 생기게 해서 결국 심화心火를 일으킨다.

ㄷ 성냄은 간에 직접적인 영향을 미치며 심할 경우 심장에도 간접적인 영향을 주어 심화心火의 원인이 될 때가 있다.

(3) 심장의 변증

① 허증虛證에는 심기허心氣虛, 심양허心陽虛, 심혈허心血虛, 심음허心陰虛가 있을 수 있다.

② 실증實證에는 심화항성心火亢盛(심장의 화가 솟구치고 왕성함), 담화요심膽火擾心(담의 화가 심장을 어지럽힘), 담미심규痰迷心竅(담이 심장의 중요한 부분을 막음)가 있을 수 있다.

③ 허증虛證과 실증實證이 결합된 것은 심혈어조心血瘀阻(혈액 운행의 정체로 심맥心脈이 막히는 병변)이다.

(4) 심기허心氣虛

① 임상 시 나타나는 표현

ㄱ 심기허心氣虛 증상은 심장이 뛰고, 운동 시 호흡이 짧고 촉박해지고, 가만히 있어도 땀이 나고, 얼굴이 창백하고, 몸이 피곤하면서 무기력하다.

ㄴ 혀는 엷은 백색이고 심하면 중앙의 열문裂紋이 혀끝까지 닿아 있고 혀의 양쪽 가장

자리가 붓기도 한다.

ⓒ 맥은 허맥虛脈이거나 심한 경우 왼쪽 촌맥이 살짝 떠 있고, 넓게 잡히나 깊이 잡으면 잡히지 않는다.

ⓔ 심기허心氣虛의 주된 증상은 심장이 두근두근 뛰고, 피곤하고, 허맥虛脈이 잡히는 것이다.

② 병리 : 일반적인 기허氣虛 증상인 호흡이 짧고 촉박하고 가만히 있어도 땀이 나고 얼굴이 창백하고 허맥虛脈이 잡히는 증상에, 심기허의 기본 증상인 심장이 두근두근 뛰는 증상이 나타난다.

③ 병의 원인

ⓖ **혈血 부족** : 심한 출혈이나 월경 과다 등의 만성 출혈은 심혈心血 부족을 야기해 심기허心氣虛를 초래한다.

ⓛ **정신과 감정의 문제** : 특히 슬픔은 심기허를 유발한다.

④ 치료

ⓖ 치료 원칙은 심기心氣를 보해 주고 올려 주는 것이다.

ⓛ 주요 혈자리인 통리 · 내관 · 심수 · 전중 · 기해를 무통괄사요법의 뒤로 긁기로 각 혈자리의 경락유주 방향을 따라 30회씩 괄혜(긁기)해 준다.

(5) 심양허心陽虛

① 임상 시 나타나는 표현

ⓖ 심양허心陽虛 증상은 가슴이 두근두근 뛰고, 운동 시 호흡이 짧고 촉박해지고, 가만히 있어도 땀이 나고, 얼굴이 창백하고, 몸이 피곤하고, 무기력하다. 또한 심장 주변에 경직감이나 불편한 느낌이 있고, 냉감이 있으며, 얼굴이 하얗고, 사지가 찬데 특히 손이 차다.

ⓛ 혀는 옅은 백색이고 부어 있고 젖어 있으면서 미끌미끌하다.

ⓒ 맥은 깊고 약한 맥이거나 느린 부정맥이다.

ⓔ 심양허의 주된 증상은 가슴이 두근두근 뛰고, 냉감이 있고, 사지가 차고, 맥이 깊고

약한 맥이거나 느린 부정맥이다.

② 병리 : 심양허心陽虛는 심기허心氣虛 증상의 발전을 의미한다. 심장의 양기陽氣가 위기衛氣의 전체에 도달하지 못해 사지를 따뜻하게 못해서 냉감이나 사지가 차가운 증상이 나타난다. 얼굴이 하얗게 보이는 것은 양허陽虛의 전형적인 증상이다.

③ 병의 원인 : 근본적으로는 심기허心氣虛의 원인와 동일하며, 모든 양陽의 근원인 신장의 만성적인 양허陽虛의 원인 중에서 야기된다.

④ 치료

　㉠ 심장의 양을 따뜻하게 보한다.

　㉡ 주요 혈위인 통리 · 내관 · 심수 · 전주 · 기해 · 대추를 무통괄사요법의 뒤로 긁기로 각 혈자리의 경락유주 방향을 따라 30회씩 괄痧(긁기)해 준다.

(6) 심양폭탈心陽暴脫

① 임상 시 나타나는 표현

　㉠ 심양폭탈心陽暴脫의 증상은 가슴이 두근두근 뛰고, 호흡이 짧고 촉박하면서 약하고, 얕고, 땀이 많이 나면서 물처럼 방울져 나오고, 입술이 파랗고 심하면 정신을 잃는다.

　㉡ 혀는 창백하거나 청자색을 띠고 혀가 짧아진다.

　㉢ 깊게 숨은 맥이면서 끊어질 듯하고 느린 부정맥이 나타난다.

　㉣ 심양폭탈心陽暴脫의 주된 증상은 입술이 파랗고, 깊게 숨은 맥이면서 끊어질 듯한 맥이 나타나고, 사지가 차다.

② 병리

　㉠ 극도의 심양허心陽虛증으로, 근본적으로는 심양허心陽虛와 다르지 않으나 훨씬 더 심각하다. 양기陽氣 부족으로 혈의 추동推動이 어려워 심한 혈어血瘀가 야기되어서 입술이 파랗다.

　㉡ 기절은 심장의 기운이 완전히 탈진된 것이다. 정신이 더 이상 머물 곳이 없어서 기절하게 된다.

ⓒ 짧은 혀는 극도의 양허陽虛로 양기陽氣가 혀의 뿌리를 움직이지 못하거나 양허陽虛는 음한내성陰寒內盛(음한이 몸안에서 융성함)을 유발하여 근육이 수축하기 때문에 생긴다.

ⓔ 깊게 숨은 맥과 부정맥은 극도의 양허陽虛로 인해 심박동의 에너지가 부족하기 때문에 나타난다.

③ 병의 원인

ⓐ 심양허心陽虛와 동일하며 거의 대부분 만성적이고 심한 신양허腎陽虛에서 유래된다.

ⓑ 양기陽氣든 음기陰氣든 총체적인 기氣의 탈진은 대부분 인체 에너지의 근원인 신장의 허증虛證에서 기인한다.

ⓒ 성행위로 인해 사정을 많이 하거나, 오랫동안 과로를 하거나, 만성적인 질병 등의 신양허腎陽虛의 원인이 심양폭탈心陽暴脫의 원인이 될 수 있다.

④ 치료

ⓐ 치료 원칙은 양을 되돌리고 차가운 증상을 소멸시키고 땀을 그치게 하는 것이다.

ⓑ 주요 혈자리인 기해 · 관원 · 신궐 · 명문 · 족삼리 · 내관 · 신수 · 백회 · 대추 · 심수를 무통괄사요법의 뒤로 긁기로 열이 발생하도록 각 혈자리의 경락유주 방향을 따라 50회씩 괄刮(긁기)해 준다.

(7) 심혈허心血虛

① 임상 시 나타나는 표현

ⓐ 심혈허心血虛 증상은 가슴이 두근두근 뛰고, 어지럽고, 잠을 잘 못 자고 꿈을 많이 꾸며, 잘 잊어버리고, 걱정이 많고, 잘 놀라며, 얼굴에 화색이 없고, 입술색이 옅다.

ⓑ 혀의 색은 담백淡白하고, 혀의 몸체는 가늘고, 태苔는 약간 건조하다.

ⓒ 맥은 껄끄럽고 가늘게 느껴진다.

ⓔ 심혈허의 주된 증상은 가슴이 두근두근 뛰고, 잠들기가 어렵고, 잘 잊어버리고, 혀의 색이 담백淡白하다.

② 병리

ㄱ 혈이 부족하면 신神이 머물지 못하기 때문에 잠들기가 어려워 꿈을 많이 꾸고, 근심이 많고, 잘 놀라며, 건망증이 심해진다.

ㄴ 혈위기지모血爲氣之母, 즉 혈血은 기氣의 어머니이다. 심혈心血이 부족하게 되면 심기心氣가 부족하게 되어 가슴이 두근두근 뛰는 현상이 생긴다.

ㄷ 어지러움은 혈허血虛의 일반적인 증상이다.

ㄹ 얼굴색에 화색이 없는 것은 혈血 부족을 나타낸다.

ㅁ 심장에 혈血이 부족하여 혀에 충분한 혈血이 공급되지 못하기 때문에 혀의 색깔이 담백淡白하고 혀의 몸체가 가늘고 태苔는 건조해진다.

ㅂ 맥이 껄끄럽고 가늘다는 것은 혈허血虛를 반영하는 것이다.

③ 병의 원인

ㄱ 무리한 다이어트로 비기허脾氣虛가 초래되어서 시간이 경과하면 혈血 부족이 나타나고 결국 심장을 약하게 만들어서 심혈허心血虛를 유발한다.

ㄴ 오랜 조바심과 걱정이 신지神志를 교란하고 심기능을 억압하여 결국은 심혈허心血虛를 유발한다.

ㄷ 출산과 같은 심한 출혈 시 혈血 부족이 생겨서 심혈허心血虛를 일으키고, 심혈허心血虛로 인해 신지착란神志錯亂이나 산후우울증 같은 병세가 발생한다.

④ 치료

ㄱ 피를 보하고 심기心氣를 기르고 정신을 안정시킨다.

ㄴ 주요 혈위인 신문·내관·거궐·구미·관원·격수·비수를 무통괄사요법의 뒤로 긁기로 각 혈자리의 경락유주 방향을 따라 30회씩 괄痧(긁기)해 준다.

(8) 심음허心陰虛

① 임상 시 나타나는 표현

ㄱ 심음허心陰虛의 증상은 두근두근 가슴이 뛰고, 어지럽고, 자다가 잘 깨고, 꿈을 많이 꾸고, 잘 놀라고, 건망증이 심하고, 근심이 생기고, 안절부절못하고, 얼굴 관자놀

이에 붉은색이 감돌고, 밤에 열이 나고, 입과 인후가 건조해지는 것이다.

ⓒ 혀는 붉고 벗겨진 태苔가 나타나고, 혀끝이 빨갛고, 붉은 반점과 함께 붓고, 중앙의 깊은 열문裂紋이 혀끝까지 이어져 있다.

ⓒ 맥은 뜨고 허하면서 빠르거나 가늘고, 촌맥寸脈은 홍맥洪脈이 나타나고, 척맥尺脈은 약맥弱脈이 나타나기도 한다.

ⓒ 심음허心陰虛의 주된 증상은 가슴이 두근두근 뛰고, 안절부절못하고, 얼굴 관자놀이에 붉은색이 감돌고, 혀가 붉고 태苔가 적으면서 중앙에 깊은 열문裂紋을 수반하는 것이다.

② 병리

ⓒ 심음허心陰虛는 심혈허心血虛의 증상을 포함한다.

ⓒ 안절부절못하는 것은 음허陰虛의 전형적인 증상으로, 얼굴 부위의 열감과 함께 저녁에 더 심해진다.

ⓒ 가슴이 두근두근 뛰고, 관자놀이 부위에 붉은색이 감돌고, 저녁에 열이 오르고, 입과 인후가 건조해지고, 밤에 잘 때 땀이 나는 것은 음허陰虛로 인한 허열虛熱 때문이다.

ⓒ 벗겨진 태苔는 음허陰虛를 나타내고, 혀끝이 붉고 붓고 붉은 반점이 있는 것은 심중心中의 허열虛熱이 위로 올라가 염증 반응을 일으킨 것이다. 열문裂紋은 모든 심장병에 잘 나타난다. 중앙에 열문裂紋이 있고, 혀가 붉고 태苔가 적은 것은 심음허心陰虛이다.

ⓒ 맥이 뜨고 허하면서 빠른 것은 음허陰虛를 나타내고, 양쪽 척맥尺脈이 약한 것은 신음허腎陰虛를 나타내며, 촌맥寸脈이 홍맥洪脈인 것은 허열虛熱이 위로 올라가 염증 반응을 일으킨 것이다.

③ 병의 원인

ⓒ 오랜 근심 걱정과 지나치게 바쁜 일상은 음기陰氣를 손상한다. 음허陰虛가 이런 정신적인 문제에서 기인하면 신지神志도 장애를 받아 심음허心陰虛로 발전하게 된다.

ⓒ 심음허心陰虛는 특히 더운 지방에서 외부의 열사熱邪로 인한 체액 소모나 심음心陰 소진 등에 의해 발생하기도 한다.

④ 치료

　㉠ 치료 원칙은 심음心陰을 보하고, 정신을 안정시키는 것이다.

　㉡ 주요 혈위인 신문·내관·거궐·구미·관원·음극·삼음교·부류·조해를 무통 괄사요법의 뒤로 긁기로 각 혈자리의 경락유주 방향을 따라 30회씩 괄刮(긁기)해 준다.

(9) 심화항성心火亢盛

① 임상 시 나타나는 표현

　㉠ 심화항성心火亢盛의 증상은 가슴이 두근두근 뛰고, 목이 마르고, 입과 혀가 패어지거나 혓바늘이 돋고, 안절부절못하면서 짜증이 나고, 충동질이 일어나고, 열감이 있고, 잠을 잘 못 자고, 얼굴이 붉으면서 짙은 소변이나 피가 섞인 소변을 보고, 입이 쓰다.

　㉡ 혀는 붉은데 혀끝이 더 붉다. 붉은 반점과 함께 누런태苔가 나타나고, 간혹 중앙에 열문裂紋이 혀끝까지 이어져 있다.

　㉢ 맥은 실實하고 빠른 홍맥洪脈이 나타나거나 빠른 가운데 부정맥이 나타날 수 있다.

　㉣ 심화항성心火亢盛의 주된 증상은 혀가 붉고 패이고, 혓바늘이 돋거나 갈증이 있고, 가슴이 두근두근 뛰는 것이다.

② 병리

　㉠ 입이나 혀가 패이고, 혓바늘이 돋고, 가슴이 두근두근 뛰고, 잠을 잘 못 자고, 얼굴이 붉고, 입이 쓴 것은 실열實熱의 표현이다.

　㉡ 짙은 소변이나 피가 섞인 소변을 보는 것은 심장의 소기火氣가 소장으로 내려가 방광으로 전이된 것이다.(심장과 소장은 표리경表裏經이고, 소장과 방광은 같은 태양경太陽經이다.)

　㉢ 혀가 붉은 것은 실열實熱이 반영된 것이고, 혀끝이 붉고 혀가 패이고, 혓바늘이 돋는 것은 심열心熱의 부위를 나타낸다.

　㉣ 촌맥寸脈이 홍맥洪脈인 것은 심화心火가 있다는 것을 나타낸다.

③ 병의 원인

　㉠ 오랜 근심 걱정과 우울증 등의 정신과 감정의 문제가 기기機器를 막히게 해서 화火를 발생시킨다.

　㉡ 심화心火는 종종 간화肝火에서 기인되기도 한다.

④ 치료

　㉠ 심장을 맑게 하고 정신을 안정시킨다.

　㉡ 주요 혈위인 소충 · 소부 · 신문 · 구미 · 삼음교 · 조해를 무통괄사요법의 뒤로 긁기로 각 혈자리의 경락유주 방향을 따라 30회씩 괄혜(긁기)해 준다.

(10) 담화요심痰火擾心

① 임상 시 나타나는 표현

　㉠ 담화요심痰火擾心의 증상은 안절부절못하고, 가슴이 두근두근 뛰고, 입이 쓰고, 잠을 잘 못 자고, 꿈을 많이 꾸고, 잘 놀라고, 두서없는 말을 하고, 정신착란이 오고, 사람을 때리고 꾸짖거나, 웃고 소리치고 중얼거리는 미친 증세가 나타나고, 심해지면 실어증에 걸리거나 기절을 하는 것이다.

　㉡ 혀는 붉고, 태는 누렇고 끈적거리고, 누런 혓바늘을 수반한 중앙에 열문이 혀끝까지 이어져 있고, 붉은 반점이 있으면서 부어 있다.

　㉢ 맥은 실하면서 빠르고 미끄럽거나, 빠르고 크고 넓으면서 미끄럽거나, 실하면서 빠르고 거문고줄을 만진 것처럼 팽팽하다.

　㉣ 담화요심痰火擾心의 주된 증상은 여러 가지 정신과 병증이 나타나고, 혀가 붉고 끈적이는 누런 태苔가 있는 것이다.

② 병리

　㉠ 모든 정신과 감정의 병증은 담탁痰濁이 심규心竅를 막아 정신 혼란을 일으킨 결과이다.

　㉡ 심장의 병변으로 나타날지라도 비기허脾氣虛로 인한 담탁痰濁에 기인한다.

　㉢ 신지神志가 억울抑鬱하고 중얼거림 등의 전증癲症은 음적陰的인 성질이지만 실증實證의

표현이다. 제어가 곤란한 웃음과 울음, 소리침, 다른 사람을 때리고 조리 없는 말을 하는 것은 광증狂症이다. 전광癲狂은 담화痰火가 심규心竅를 막아서 생기고 심하면 실어증에 걸리거나 기절하게 된다.

ⓔ 혀가 붉은 것은 열을 나타내고, 태苔가 누렇고 끈적거리는 것은 담痰을 나타내며, 중앙에 열문裂紋이 있고 누런 혓바늘이 돋는 것은 심장의 열을 나타내는 것이다.

ⓜ 맥이 미끄러운 것은 담痰을 나타낸다.

③ 병의 원인

ⓖ 심한 정신과 감정의 억눌림과 울체는 기기氣機를 조체阻滯시켜서 시간이 지나면 화火를 발생시킨다.

ⓛ 지나치게 맵고 기름진 음식은 담痰과 열熱을 생성시킨다.

ⓒ 몸 밖에서 들어온 열사熱邪가 심포心包로 침습해서 발생할 수도 있다. 이 경우는 모든 신지神志 증상이 나타나는 것은 아니고 신지착란神志錯亂과 의식혼미意識昏迷만을 초래한다.

④ 치료

ⓖ 심화心火를 끄고, 담痰을 없애고, 정신을 안정시킨다.

ⓛ 주요 혈위인 간사 · 신문 · 소충 · 소부 · 대릉 · 구미 · 심수 · 풍륭 · 삼음교 · 태충 · 행간 · 백회 · 본신 · 두임읍 · 신정을 무통괄사요법의 뒤로 긁기로 각 혈자리의 경락유주의 반대 방향으로 30회씩 괄레(긁기)해 준다. 중완 · 비수는 경락유주의 방향을 따라 30회씩 괄레(긁기)해 준다.

(11) 담미심규痰迷心竅

① 임상 시 나타나는 표현

ⓖ 담미심규痰迷心竅의 증상은 정신과 감정이 혼란하고, 의식을 잃어버리거나, 구토증세가 있고, 목구멍에서 그르렁거리는 소리가 나며, 실어증이 오기도 한다.

ⓛ 혀는 두텁고 찐득찐득하고, 미끄러운 태苔가 나타나고, 중앙에 열문裂紋이 혀끝까지 이어져 있고, 혀의 몸체는 부어 있다.

ⓒ 미끄러운 맥(활맥滑脈)이 나타난다.

ⓔ 담미심규痰迷心竅의 주된 증상은 정신과 감정이 혼란하고, 목구멍에서 그르렁거리는 소리가 나며, 끈적이고 미끄러운 설태舌苔(활니태滑膩苔)가 있는 것이다.

② 병리

㉠ 본 변증 또한 담탁痰濁이 심규心竅를 막은 것으로 실증實證에 해당되고 담화痰火를 제외하고는 담화요심痰火擾心과 유사하다.

ⓛ 심장은 혀로 개규開竅한다. 담痰이 심기心氣를 방해해서 혀의 움직임을 방해하면 실어증이 생긴다.

ⓒ 담痰이 심혈心血의 장신藏神(신을 저장함)을 방해하면 정신과 감정의 이상이 오고, 가슴 가운데 조체阻滯되면 구토가 나고 목구멍에서 그르렁거리는 소리가 난다.

ⓔ 혀의 태苔가 끈적하고 미끄러우며(활니태滑膩苔), 맥이 미끄러운 것(활맥滑脈)은 담痰 때문이다.

③ 병의 원인

㉠ 어린아이의 경우는 체질적인 경우가 많고 성인은 익히지 않은 음식이나 찬 음식을 많이 섭취할 때 담痰이 생긴다.

ⓛ 담미심규痰迷心竅는 주로 음식 문제와 오랜 근심 등의 정신과 감정의 문제가 결합된 결과로 나타난다.

④ 치료

㉠ 막힌 곳을 열고, 담痰을 제거하고, 차가운 것을 소멸시킨다.

ⓛ 주요 혈위인 소충 · 간사 · 심수 · 풍륭 · 인중을 무통괄사요법의 뒤로 긁기로 각 혈자리의 경락유주의 반대 방향으로 30회씩 괄체(긁기)해 준다. 중완 · 비수는 경락유주의 방향을 따라 30회씩 괄체(긁기)해 준다.

(12) 심혈어조心血瘀阻

① 임상 시 나타나는 표현

㉠ 심혈어조心血瘀阻의 증상은 가슴이 두근두근 뛰고, 심장에 통증이 있거나, 왼팔의 안

쪽 면과 어깨로 방사되는 통증이 있고, 가슴이 답답하고 초조하며, 가슴이 조여드는 듯한 느낌이 있고, 입술과 손톱이 파래 보이고, 사지가 찬 것이다.

ⓛ 설은 어두운 보라색이다.

ⓒ 맥은 껄끄러운 맥(삽맥澁脈)이다.

ⓔ 심혈어조心血瘀阻의 주된 증상은 가슴에 통증이 있고, 입술이 파랗고, 혀는 어두운 보라색이다.

② 병리

ⓐ 본 변증은 단독으로 나타나는 것이 아니고 심양허心陽虛나 심혈허心血虛, 심화心火 등에서 기인하므로 증상도 병인에 따라 다양하게 나타난다.

ⓛ 심양허心陽虛로 피의 운행이 곤란해지면 어혈瘀血이 생기는데, 어혈瘀血은 가슴 통증과 가슴이 답답하고 초조해지는 증상을 일으킨다.

ⓒ 심화心火로 열이 혈血을 응결시켜서 어혈瘀血이 생겨난다.

ⓔ 어떠한 원인이든 심혈어조心血瘀阻는 양방의 협심증과 비슷하다.

ⓜ 자색紫色의 혀는 어혈瘀血을 반영하고, 청자색靑紫色으로 나타나는 것은 양허陽虛로 내한內寒이 발생하여 어혈瘀血을 유발한 것이다. 가끔씩 홍자색紅紫色으로 나타나는 경우는 심화心火와 결합한 경우이다.

③ 병의 원인

ⓐ 근심, 슬픔, 원한, 끓어오르는 분노 등의 오랜 정신과 감정의 문제는 기혈氣血의 소통을 방해하여 가슴에 어혈瘀血을 유발시킨다.

ⓛ 오랜 심양허는 특히 심혈어조心血瘀阻를 잘 유발시킨다.

④ 치료

ⓐ 혈血을 활발하게 하고, 어혈瘀血을 제거하고, 심양心陽을 따뜻하게 보해 주며, 정신을 안정시킨다.

ⓛ 주요 혈위인 내관 · 극문 · 신문 · 전중 · 궐음수 · 격수 · 혈해 · 신장을 무통괄사요법의 뒤로 긁기로 각 혈자리의 경락유주의 방향으로 30회씩 괄痧(긁기)해 준다.

2. 간장변증

(1) 간의 공능

① 주요 공능은 소설疏泄(소통시키고 누설시킴)을 주관하고 소설공능疏泄功能으로 비기脾氣의 상승과 위기胃氣의 하강을 돕고, 간기肝氣는 담즙 분비를 촉진하고, 방광의 기氣의 운화를 도우며 여성의 생리에 영향을 미친다.

② 무엇보다 정신과 감정에 영향을 많이 미쳐서, 간기肝氣가 억제되면 정신과 감정이 억눌리고 답답해지며, 조급함이 생기고 정서적 긴장감이 나타난다.

③ 간은 기氣가 막히고 퍼져나가는 것과 관계될 뿐, 기氣의 생성 · 공급과는 무관하다. 그래서 간기허肝氣虛는 없다. 단, 간기울결肝氣鬱結이 가장 보편적인 형태로써, 간의 소설疏泄기능이 실조되면 기氣가 퍼져나가지 못하고 축적되어 상복부 · 옆구리 · 갈비뼈가 있는 부위와 하복부가 팽팽하게 당기고 그득한 느낌이 나타난다.

④ 간기肝氣가 잘 퍼져나가고 잘 변화하는 것에 의해 피부 발진이 생기거나, 갑작스럽게 귀에서 소리가 나거나, 순간적으로 분노가 폭발하거나, 심하면 기절할 수도 있다.

⑤ 간기肝氣는 허증虛證이 없고, 간이 혈血을 잘 저장하지 못하면 간혈허肝血虛로 나타난다. 간혈肝血은 막혀서 어혈瘀血이 잘 발생할 수 있는데, 이는 간기肝氣가 조체阻滯된 결과이다. 왜냐하면 기체氣滯는 어혈瘀血을 유발할 수 있기 때문이다.

⑥ 간은 근육 · 인대와 관련이 있고, 병리 현상으로는 육체적인 피로와, 나약함과, 인대 수축 등이 있을 수 있다.

(2) 일반적인 병의 원인

① 외사外邪(외부의 사기邪氣)

㉠ 외사外邪 중 풍사風邪와 습사濕邪가 간에 영향을 미친다.

㉡ 외풍外風은 간의 소설疏泄 공능과 혈血을 저장하는 기능을 방해한다. 풍사風邪는 간을 직접 공격하지는 않고 폐와 위기衛氣를 공격하여 간의 내풍內風을 가중시켜서 풍風이 생기는 것을 촉진한다.

ⓒ 외풍外風은 간의 부조화를 가중시켜서 머리와 목의 경직을 일으킨다.

ⓔ 또한 외풍外風은 간이 혈血을 저장하는 것을 동요시켜서 두드러기 등의 피부 발진을 일으키고 종종 열사熱邪와 잘 결합한다.

② 정신과 감정의 방면

ⓐ 좌절 · 울분 · 원한 · 조급함 등을 포함하는 개념의 분노는 특히 간의 소설疏泄 공능에 영향을 미치고 반대로 간기肝氣가 울결鬱結되면 또한 정신과 감정에 영향을 미쳐 분노를 유발한다.

ⓑ 오래도록 간기肝氣가 울체鬱滯되면 기기氣機의 소통이 원활하지 못하게 되어서 자주 한숨을 쉬게 되고, 가슴 · 옆구리 · 상복부가 당기고 그득한 느낌이 들고, 목에 실체는 없는데 뭔가가 걸려 있는 듯하고, 잘 삼켜지지 않는 이물감이 생긴다.

ⓒ 간기肝氣가 위로 역행하면 간양상항肝陽上亢(음허陰虛로 간양肝陽이 위로 뜸)을 유발하여 조급해지고 쉽게 화를 내게 되고 두통이 생기게 된다.

ⓔ 오래된 기기氣機의 울체鬱滯는 화火가 된다.

③ 음식

ⓐ 지나치게 맵거나 기름진 음식은 간화肝火를 유발시킬 수 있다.

ⓑ 음식 섭취를 잘 하지 않으면 간혈허肝血虛를 초래한다.

(3) 간의 변증辨證

① 실증實證에는 간기울결肝氣鬱結, 간혈어조肝血瘀阻, 간화상염肝火上炎, 간풍내동肝風內動, 간담습열肝膽濕熱이 있다.

② 허증虛證에는 간혈허肝血虛가 있다.

③ 허실이 같이 섞여 있는 것은 간양상항肝陽上亢이다.

④ 간병이 다른 장부와 같이 나타나는 변증辨證에는 간기범비肝氣犯脾, 간기범위肝氣犯胃, 간화범폐肝火犯肺가 있다.

(4) 간기울결肝氣鬱結(간기체肝氣滯)

① 임상 시 나타나는 표현

　㉠ **증상**

　　ⓐ 가슴과 옆구리가 빵빵하면서 답답하고, 협륵통이 있고, 한숨이 자주 나오고, 딸꾹질을 한다.

　　ⓑ 우울하거나 억울한 감정이 들고 변덕스러워지는 등의 정신과 감정의 변화가 요동친다.

　　ⓒ 헛구역질이 나거나 구토 증상이 생기고, 식욕이 없고 신트림이 나오며, 상복부에 박동감이 있다. 복부가 팽팽하게 당기면서 아프고, 배에서 꾸르륵거리는 소리가 나면서 설사를 한다.

　　ⓓ 목에 실체는 없는데 뭔가가 걸려 있는 듯하고, 잘 삼켜지지 않는 이물감이 생긴다.

　　ⓔ 여성은 생리를 비정기적으로 하게 되고, 생리 시 통증이 있고, 생리 전에 유방이 당기고 아프다.

　㉡ 혀의 색깔은 정상이다.

　㉢ 맥은 특히 좌측맥이 거문고줄을 누르듯이 팽팽하다(현맥弦脈).

　㉣ 간기울결肝氣鬱結의 주된 증상은 가슴 부위와 옆구리가 팽팽하게 당기면서 아프고, 감정이 변덕스러워지고, 억울한 느낌이 들고, 맥은 거문고줄을 누르듯이 팽팽한 것이다(현맥弦脈).

② 병리

　㉠ 간기울결肝氣鬱結은 매우 광범위하며 모든 증상에 두루 영향을 미친다.

　　간기울결肝氣鬱結은 옆구리와 갈비뼈 부위와 흉곽 바로 아래에 나타나고 팽팽하게 당기는 느낌과 통증이 있다. 간기肝氣가 흉부에 조체되어 있으면 가슴이 답답하고 초조한 느낌이 든다. 한숨을 쉬는 것은 가슴속의 기체를 푸는 자발적인 방법이고, 딸꾹질은 횡경막에 간기肝氣가 울체되었을 때 나타난다.

　㉡ 간기울결肝氣鬱結의 두 번째 증후는 우울하거나, 억울한 감정이 들거나, 변덕스러워

지거나 하는 등의 정신과 감정의 변화가 요동치는 것이다.

ⓒ 토하고, 구토가 생기고, 상복부에 통증이 있고, 식욕이 없으면서 트림이 나는 것들은 간기범위肝氣犯胃의 증상들이다. 설사가 나는 것은 간기肝氣가 비장을 침범하여 비장의 운화 기능이 실조되었기 때문이다.

ⓔ 목 부위에서 간기肝氣가 울결鬱結되면 목에 실체는 없는데 뭔가가 걸려 있는 듯하고, 잘 삼켜지지 않는 이물감이 생긴다.

ⓜ 간기울결肝氣鬱結은 혈액의 운행을 방해하여 생리가 비정기적으로 나타나게 하거나, 생리 시 통증이 있거나, 생리 전에 긴장감이 생기거나 유방이 당기고 아픈 증상 등을 일으킨다.

ⓗ 기위혈지사氣爲血之師(기氣는 혈血의 사부이다.)이므로, 기체氣滯는 혈어血瘀를 유발한다. 즉, 오랜 간기울결肝氣鬱結은 간혈어肝血瘀를 유발할 수 있다.

③ 병의 원인

정신과 감정의 부분이 간기울결肝氣鬱結의 가장 중요한 원인이다. 오래된 좌절과 울분, 원한과 분노 등은 기氣가 통하고 퍼져나가는 것을 방해하여 간기울결肝氣鬱結이 된다.

④ 치료

㉠ 간을 풀어 주고 기氣의 소통을 돕는다.

㉡ 주요 혈위인 양능천 · 태충 · 장문 · 기문 · 지구 · 내관을 무통괄사요법의 뒤로 긁기로 각 혈자리의 경락유주의 반대 방향으로 30회씩 괄刮(긁기)해 준다.

(5) 간혈어肝血瘀

① 임상 시 나타나는 표현

㉠ 간혈어肝血瘀의 증상은 피를 토하고, 코피가 나고, 여성의 생리 시 통증이 있고, 생리가 비정기적으로 나타나고, 생리혈의 색깔이 검고 덩어리가 있고, 복통이 있으면서 복부에 덩어리가 있는 것이다.

㉡ 특히 혀의 가장자리가 보라색이고 보라색 반점이 나타난다.

㉢ 맥은 거문고 줄을 만지는 것처럼 팽팽하다(현맥弦脈).

② 간혈어肝血瘀의 주된 증상은 생리혈의 색깔이 어둡고 덩어리가 섞여 나오고, 혀가 보라색인 것이다.

② 병리

㉠ 오랜 간기울결肝氣鬱結이 간혈어肝血瘀를 초래한 것이다.

㉡ 간기肝氣의 울결鬱結은 혈액의 운행을 손상시켜 자궁에 영향을 주어 여성의 생리에 영향을 끼친다.

㉢ 간혈어肝血瘀는 당기고 답답한 증상보다 통증이 우선된다.(간기울결肝氣鬱結은 통증보다 당기고 답답한 증상이 우선이다.)

㉣ 간혈어肝血瘀는 생리 중이나 생리 전에 통증이 심하고, 생리시가 아닐 때는 보통 복통이 있다. 통증을 느끼는 부위는 일정하게 고정되어 있고, 쿡쿡 찌르는 듯한 통증이 특징이다. 종종 복부가 팽팽하고 그득한 느낌이 들며, 복부에 덩어리를 수반한다.

㉤ 피를 토하거나 코에서 피가 나는 것은 간경락肝經絡의 혈어血瘀에서 기인한다.

㉥ 보라색 혀는 혈어血瘀를 반영한다.

③ 병의 원인

간혈어肝血瘀는 주로 오랜 간기울결肝氣鬱結의 결과이기 때문에 간기울결肝氣鬱結과 같이 정신과 감정의 문제가 간혈어肝血瘀의 주된 원인이다.

④ 치료

㉠ 간을 풀어 주고 혈血을 조절한다.

㉡ 주요 혈위인 양능천 · 태충 · 간수 · 격수 · 혈해 · 기해를 무통괄사요법의 뒤로 긁기로 각 혈자리의 경락유주의 반대 방향으로 30회씩 괄掛(긁기)해 준다.

(6) 간화상염肝火上炎

① 임상 시 나타나는 표현

㉠ 간화상염肝火上炎의 증상은 쉽게 화를 내고, 귀에서 윙하는 소리가 나며, 귀에서 고름이 나거나, 편두통이 있고, 머리가 어지럽고, 얼굴이 붉고, 눈이 빨갛고, 갈증이

있으면서 입이 쓰다. 잠을 잘 못 자고, 꿈을 많이 꾸며, 변비가 있고, 짙은 노란색의 소변을 보고, 코피가 나거나 출혈이 있다.

ⓒ 혀는 붉은색이고, 혀의 가장자리가 더 붉으며 누런 태苔가 있고 건조하다.

ⓒ 맥은 힘이 있으면서 빠르고 거문고줄을 누르듯이 팽팽하다(맥실삭현脈實數弦).

ⓒ 간화상염肝火上炎의 주된 증상은 몸과 마음이 답답하고, 열이 나서 손과 발을 가만히 두지 못하고, 얼굴이 붉고, 눈이 빨갛고, 혀가 붉고, 누런 태苔가 있는 것이다.

② 병리

㉠ 간에 실열實熱이 있는 것이다. 간화肝火는 위로 올라가 염증 반응을 일으키므로 얼굴이 붉고, 눈이 빨갛고, 편두통이 있고, 머리가 어지럽고, 잠을 잘 못 자고, 꿈을 많이 꾸는 등의 증상이 나타난다.

ⓒ 간화肝火는 귀로 올라가 이규耳竅를 막아 귀에서 소리가 나게 하거나 고름이 나오게 한다.

ⓒ 두통은 간화肝火와 간기肝氣가 윗부분으로 치솟아서 나타난다. 주로 머리와 눈에 강한 진동감이 있다.

ⓒ 간화肝火가 입과 목으로 치솟으면 입이 쓰다.

ⓜ 간화肝火는 피를 뜨겁게 해서 피가 멋대로 들끓어 코피가 나거나, 피를 토하거나, 기침 시 피가 섞여 나오게 한다.

ⓗ 혀가 붉은 것은 열을 나타내고, 혀의 가장자리가 더 붉은 것은 간 부위의 열을 뜻한다.

ⓢ 맥이 힘이 있고 빠르고 거문고줄을 누르듯이 팽팽한 것(맥실삭현脈實數弦)은 간의 실열實熱을 나타내는 것이다.

③ 병의 원인

㉠ 간화상염의 가장 흔한 원인은 오래 지속된 분노, 원한, 울분, 좌절 등의 정신과 감정이다.

ⓒ 지나치게 술을 많이 마시거나, 기름기 있는 음식을 섭취하면 간열肝熱이 발생한다.

④ 치료

    ㉠ 간기肝氣를 풀어 주고 화火를 없애 준다.

    ㉡ 주요 혈위인 행간 · 태충 · 풍지 · 태양 · 본신을 무통괄사요법의 뒤로 긁기로 각 혈
자리의 경락유주의 반대 방향으로 30회씩 괄혜(긁기)해 준다.

(7) 간풍내동肝風內動

간풍내동에는 열극생풍, 간양화풍, 혈허생풍의 3가지가 있다.

간풍의 주요 임상 표현은 떨림, 안면 경련, 저림, 어지러움, 마비, 손발이 오그라듦 등
이다.

① 열극생풍熱極生風

    ㉠ **임상 시 나타나는 표현**

        ⓐ 열극생풍熱極生風의 증상은 고열이 나고, 손발이 오그라들고, 목이 뻣뻣하게 굳
고, 사지가 떨리고, 몸이 활처럼 휘면서 젖혀지고, 심하면 혼수상태에 빠지는
것이다.

        ⓑ 혀는 뻣뻣하고 짙은 붉은색이고 두껍고 누런 태苔가 있다.

        ⓒ 맥은 힘이 있고 빠르고 거문고줄을 누른 것처럼 팽팽하다(맥실삭현脈實數弦).

        ⓓ 열극생풍熱極生風의 주된 증상은 고열이 나고, 손발이 오그라들고, 혀가 뻣뻣해
지는 것이다.

    ㉡ 병리

        ⓐ 급성으로 열이 성한 병에 걸리거나, 외부의 열사熱邪가 혈분血分 깊숙이 들어와
서 간의 풍風이 몸안에서 동動한 것이다.

        ⓑ 홍역, 뇌염, 뇌막염 등 열성병의 합병증으로 잘 나타나기 때문에 어린아이에게
흔히 발생한다.

        ⓒ 내풍內風은 사지가 떨리고 손발이 오그라드는 것이다.

        ⓓ 내풍內風은 근육과 인대의 습윤濕潤(습기와 윤택함)을 방해하여 목이 딱딱하게
굳고, 몸이 활처럼 휘면서 젖혀지고 심하면 혼수상태에 빠지게 한다.

ⓒ 병의 원인

급성으로 열이 성한 병에 걸리거나, 외부의 열사熱邪가 혈분血分 깊숙이 들어와서 내풍內風을 유발한 것이다.

ⓔ **치료**

ⓐ 열을 낮추고, 간기肝氣를 소통시키고, 풍을 삭힌다.

ⓑ 주요 혈위인 태충·행간·십선·후계·백회·풍부·풍지를 무통괄사요법의 뒤로 긁기로 각 혈자리의 경락유주의 반대 방향으로 30회씩 괄제(긁기)해 준다.

② 간양화풍肝陽化風

ⓖ **임상 시 나타나는 표현**

ⓐ 간양화풍肝陽化風의 증상은 갑자기 인사불성이 되거나, 손발이 오그라들고, 구안와사口眼喎斜가 오고, 몸의 한쪽 면에 마비가 오고, 실어증에 걸리거나 말을 더듬고, 머리가 어지러운 것들이다.

ⓑ 혀는 붉고 삐뚤어져 있고, 태苔는 벗겨져 있다.

ⓒ 맥은 살짝 떠 있고 힘이 없거나(맥부허脈浮虛), 거문고줄을 누르듯이 팽팽하면서 가늘고 빠르다(맥현세삭脈弦細數).

ⓓ 간양화풍肝陽化風의 주된 증상은 갑자기 인사불성이 되거나, 손발이 오그라들고, 구안와사口眼喎斜가 오는 것이다.

ⓛ 병리

오랜 간음허肝陰虛로 간양肝陽이 위로 뜨게 되면서 풍風이 발생한 것이다.

ⓒ 병의 원인

ⓐ 간음허肝陰虛와 간양상항肝陽上亢이 합쳐져서 발생한 것이다.

ⓑ 간음허肝陰虛의 원인은 주로 성관계를 많이 하거나, 오랫동안 지나치게 운동을 하거나, 육체 활동을 많이 하여 발생한다. 여성의 경우는 생리량이 많아서 혈血을 많이 소모하여 간혈허肝血虛로 나타난다.

ⓒ 간양상항肝陽上亢은 분노, 원한, 좌절 등의 정신과 감정이 원인이 되어 발생한다.

ㄹ **치료**

ⓐ 간음肝陰을 자양하고, 간양肝陽을 가라앉히고, 풍風을 삭힌다.

ⓑ 주요 혈위인 곡천·삼음교·태계·간수는 무통괄사요법의 뒤로 긁기로 각 혈자리의 경락유주의 방향으로 30회씩 괄痧(긁기)해 주고, 태충·풍부·풍지는 무통괄사요법의 뒤로 긁기로 각 혈자리의 경락유주의 반대 방향으로 30회씩 괄痧(긁기)해 준다.

③ 혈허생풍血虛生風

ㄱ **임상 시 나타나는 표현**

ⓐ 혈허생풍血虛生風의 증상은 사지가 마비되고, 나무처럼 뻣뻣해지며, 얼굴에 경련이 일어나고, 머리가 어지럽고, 흔들리는 듯하고, 사지가 떨린다.

ⓑ 혀의 색깔은 담백淡白하고 혀는 삐뚤어져 있다.

ⓒ 맥은 껄끄럽다(삽맥澁脈).

ⓓ 혈허생풍血虛生風의 주된 증상은 머리가 어지럽고 흔들리는 듯 떨리고, 혀의 색깔이 담백淡白한 것이다.

ㄴ **병리**

ⓐ 간혈허肝血虛로 빈 혈관을 내풍內風이 채운다.

ⓑ 머리가 어지럽고 흔들리는 듯하고, 얼굴에 경련이 일어나고, 몸이 떨리는 것은 내풍內風 때문이다.

ⓒ 사지가 마비되고 나무처럼 뻣뻣해지는 것은 피가 부족해서 근육과 인대를 부드럽게 자양滋養하지 못하기 때문이다.

ⓓ 혈허생풍血虛生風으로 인한 사지의 떨림은 아주 미세하다.

ㄷ **병의 원인**

만성적인 간혈허肝血虛에서 유발된다.

ㄹ **치료**

ⓐ 간혈肝血을 보해 주고 풍을 삭힌다.

ⓑ 주요 혈위인 태충·합곡·풍지·풍부·백회는 무통괄사요법의 뒤로 긁기로

각 혈자리의 경락유주의 반대 방향으로 30회씩 괄혜(긁기)해 주고, 곡천·삼음교·태계·간수·격수·비수·신수는 무통괄사요법의 뒤로 긁기로 각 혈자리의 경락유주의 방향으로 30회씩 괄혜(긁기)해 준다.

(8) 간담습열肝膽濕熱

① 임상 시 나타나는 표현

㉠ 간담습열肝膽濕熱의 증상은 열이 나고, 소변이 짧고 붉고, 가슴 부위와 옆구리와 갈비뼈 부위에 팽팽하게 당기는 듯한 통증이 있고, 황달이 나타나고, 입이 쓰고, 속이 메슥거리거나 구토가 일어나고, 식욕이 없고, 고환이 붓고 열감이 있으면서 아프고, 외음부가 가렵고, 대하帶下가 있다.

㉡ 혀의 색깔은 붉고, 누렇고 끈적끈적한 태苔(황니태黃膩苔)가 나타난다.

㉢ 맥은 미끄럽고 거문고줄을 누르는 듯 팽팽하고 빠르다(맥활현삭脈滑弦數).

㉣ 간담습열肝膽濕熱의 주된 증상은 열이 나고, 가슴 부위와 옆구리와 갈비뼈 부위에 팽팽하게 당기는 듯한 통증이 있고, 속이 메슥거리고, 혀에 끈적끈적한 태苔가 나타나고, 맥이 미끄러운 것이다(활맥滑脈).

② 병리

㉠ 비허脾虛가 본 변증의 전제조건이다. 비허脾虛로 생성된 습濕에 간열肝熱이 결합한 것이 간담습열肝膽濕熱이다.

㉡ 간담경락肝膽經絡에 습濕이 정체되면 간기肝氣가 통하고 뻗어나가는 것을 막아서 가슴 부위와 옆구리와 갈비뼈 부위에 팽팽하게 당기는 듯한 통증이 나타난다.

㉢ 습濕은 담즙의 흐름을 막아 황달이 나타난다.

㉣ 습濕의 정체는 간기肝氣의 울체鬱滯를 가져와서 울체鬱滯된 간기肝氣가 위를 침범하여 속이 메슥거리고 구토가 일어나고, 식욕이 없고, 배가 팽팽하게 당기는 증상이 나타난다.

㉤ 습열濕熱은 낮은 정도의 지속적인 발열의 원인이 될 수 있다.

㉥ 습濕은 하초下焦로 내려가는 경향이 있다. 습濕이 하초下焦로 내려가면 여성의 경우

대하가 나타나고, 외음부가 가렵고, 고환이 붓고 당기고 열감이 있는 통증이 나타난다.

ⓐ 혀의 끈적거리는 태苔는 습濕의 중요한 양상이다.

③ 병의 원인

ⓐ 비장이 허虛해서 습濕이 생성되는 것이 본 변증의 전제조건이다. 그래서 비허脾虛를 유발하는 모든 것이 본 병증의 원인이 될 수 있다.

ⓑ 오래된 간기肝氣의 울체鬱滯는 습濕을 수반한 간열肝熱을 일으키기 때문에 간기肝氣의 울체鬱滯를 유발하는 모든 것이 본 병증의 원인이 될 수 있다.

ⓒ 열대지방이나 여름철에 외부의 습열濕熱이 담열膽熱을 일으키기도 한다.

④ 치료

ⓐ 담痰을 없애고, 간肝과 담膽의 기氣를 소통시키고 열을 끈다.

ⓑ 주요 혈위인 기문 · 일월 · 양능천 · 간수 · 담수 · 지양 · 음능천 · 삼음교 · 태백 · 곡지 · 행간은 무통괄사요법의 뒤로 긁기로 각 혈자리의 경락유주의 반대 방향으로 30회씩 괄(긁기)해 주고, 중완은 무통괄사요법의 뒤로 긁기로 각 혈자리의 경락유주의 방향으로 30회씩 괄(긁기)해 준다.

(9) 한체간맥寒滯肝脈

① 임상 시 나타나는 표현

ⓐ 한체간맥寒滯肝脈의 증상은 아랫배가 당기고, 고환에 당기는 듯한 통증이 있고, 여성의 경우 음부가 수축하고, 남성은 고환 및 음낭陰囊이 수축되면서 당겨지는 통증이 있다. 그러나 따뜻하게 해 주면 즉시 통증이 감소한다.

ⓑ 혀의 색깔은 담백淡白하고 젖어 있고 태苔는 희다.

ⓒ 맥은 거문고줄을 누르는 듯이 팽팽하고 깊이 눌러야 잡히고 느리다(맥현침지脈弦沈遲).

ⓓ 한체간맥寒滯肝脈의 주된 증상은 아랫배가 당기고, 고환 및 음낭陰囊이 수축되면서 당겨지는 통증이 있고, 맥이 거문고줄을 누르는 듯이 팽팽하고, 깊이 눌러야 잡히고 느린 것(맥현침지脈弦沈遲)이다.

② 병리

　　㉠ 간경락肝經絡의 한사寒邪가 음낭이 수축되고 당기는 듯한 통증을 일으킨다.

　　㉡ 깊이 눌러야 잡히는 맥(침맥沈脈)은 내한內寒을 나타내고, 거문고줄을 누르는 듯이 팽팽한 맥(현맥弦脈)은 간의 병을 나타내며, 느린맥(지맥遲脈)은 한증寒症을 나타낸다.

③ 병의 원인

　　한사寒邪가 침습한 것이 원인이다.

④ 치료

　　㉠ 한기寒氣를 흩트린다.

　　㉡ 주요 혈위인 중극 · 여구 · 대돈을 무통괄사요법의 뒤로 긁기로 각 혈자리의 경락유주의 반대 방향으로 30회씩 괄췌(긁기)해 준다.

(10) 간혈허肝血虛

① 임상 시 나타나는 표현

　　㉠ 간혈허肝血虛의 증상은 어지럽고, 사지가 마비되면서 나무토막처럼 뻣뻣해지는 느낌이 있고, 잠들기가 어렵고, 사물이 모호해 보이고, 눈에 이물감이 느껴지며, 여성의 생리량이 적어지거나 생리가 끊기고, 얼굴에 화색이 없고, 입과 입술색이 담백淡白하고, 근육에 힘이 없으며, 쥐가 나면서 저리고, 손톱을 눌렀을 때 바로 빨간색으로 돌아오지 않고, 손톱이 쉽게 부러지는 것들이다.

　　㉡ 혀의 색은 특히 설변이 담백淡白하고, 심하면 오렌지색처럼 보이고 건조하다.

　　㉢ 맥은 껄끄럽거나 가늘다(삽맥澁脈 혹은 세맥細脈).

　　㉣ 간혈허肝血虛의 주된 증상은 사물이 모호해 보이고, 여성의 생리량이 적고, 얼굴에 화색이 없으며, 혀의 색깔이 담백淡白한 것들이다.

② 병리

　　㉠ 간이 혈血을 저장하는 기능이 있으므로 혈허血虛는 간의 영역에 표함된다. 간은 눈으로 개규開竅하기 때문에 혈血이 부족하면 시력이 저하된다.

　　㉡ 간은 근筋을 주관하므로 간혈肝血이 부족하면 근육에 힘이 없거나 쥐가 잘 난다.

ⓒ 어지럽고, 입술색이 담백淡白한 것은 혈허血虛의 일반적인 증상이다. 손톱은 간과 연관이 있기 때문에 간혈이 부족하면 손톱을 눌렀을 때 바로 빨간색으로 돌아오지 않고 쉽게 부러진다.

ⓔ 간혈肝血은 임맥任脈, 충맥衝脈과 밀접한 연관이 있다. 간에 혈血이 부족하면 충맥衝脈과 임맥任脈이 혈액을 충분히 공급받지 못해서 여성의 생리량이 적고, 심하면 생리가 끊긴다.

ⓜ 혀는 혈허이기 때문에 담백하고, 심하면 간에 해당하는 혀의 가장자리가 약간 오렌지색으로 보인다.

③ 병의 원인

㉠ 심한 다이어트를 할 경우 비장이 혈血을 만드는 것을 저하시켜 간에서 충분히 혈액을 저장하지 못하여 간혈허肝血虛가 나타난다.

㉡ 출산 시 과다출혈을 하면 간혈肝血이 부족해진다.

㉢ 신장은 혈血의 생성에 중요한 역할을 하는데, 신기허腎氣虛나 신정허腎靜虛일 때 혈허血虛를 유발할 수 있다.

④ 치료

㉠ 간을 보해 주고 혈血을 만들어 준다.

㉡ 주요 혈위인 간수 · 비수 · 신수 · 격수 · 곡천 · 삼음교 · 족삼리 · 관원을 무통괄사 요법의 뒤로 긁기로 각 혈자리의 경락유주의 방향으로 30회씩 괄폐(긁기)해 준다.

(11) 간양상항肝陽上亢

① 임상 시 나타나는 표현

㉠ 간양상항肝陽上亢의 증상은 눈 주위에 통증이 있거나, 편두통과 측두통이 있고, 어지럽고, 귀에서 소리가 나고, 귀에서 고름이 나오며, 입과 인후가 건조하고, 잠을 잘 못 자고, 몸과 마음이 답답하고 열이 나서 손과 발을 가만히 두지 못하며, 감정 상태가 흥분되어 있고, 쉽게 화를 내는 것들이다.

㉡ 혀는 붉은 색인데, 특히 혀의 가장자리가 붉다.

ⓒ 맥은 거문고줄을 누르듯이 팽팽하다(현맥弦脈).

ⓓ 간양상항肝陽上亢의 주된 증상은 두통이 있고, 몸과 마음이 답답하고 열이 나서 손과 발을 가만히 두지 못하며, 현맥弦脈이 나타나는 것이다.

② 병리

ⓐ 허증虛證과 실증實證이 뒤섞여 있는 형태로써 간음허肝陰虛나 간신음허肝腎陰虛로 간양상항肝陽上亢이 유발되며 간음肝陰과 간양肝陽의 부조화가 특징적이다. 간양상항肝陽上亢은 임상상 간음허肝陰虛나 간신음허肝腎陰虛와 같이 표현된다. 간음허肝陰虛는 기본적으로 간혈허肝血虛 증상을 깔고 있고, 여기에 신음허腎陰虛 증상이 덧붙여진다.

ⓑ 간양상항肝陽上亢은 간신음허肝腎陰虛의 결과이므로 임상상 신양허腎陽虛 증상도 나타난다. 한쪽의 부족은 다른 한쪽의 부족을 초래하기 때문에 신양허腎陽虛가 신음허腎陰虛를 일으키고 신음허腎陰虛가 간양상항肝陽上亢으로 발전할 수 있는 것이다.

ⓒ 대부분의 증상은 간양肝陽이 머리 부위로 치솟아 발생한다. 간양肝陽이 위로 뜨면 귀에서 소리가 나고, 쉽게 화를 내고, 조급해지고, 두통이 생긴다.

ⓓ 혀와 맥은 간양상항肝陽上亢을 반영하지만, 일반적으로 임상상 간양상항肝陽上亢 자체보다는 간혈허肝血虛나 간음허肝陰虛를 반영한다. 간혈허肝血虛가 더 반영이 되면 혀는 붉기보다 담백하고, 맥은 현맥弦脈보다 삽맥澁脈이나 세맥細脈으로 나타나고, 간신음허肝腎陰虛의 경우는 혀가 붉고 태가 적고 맥이 부허浮虛하게 나타난다.

③ 병의 원인

주된 원인은 오랜 분노, 좌절, 원한 등의 정신과 감정 때문이다.

④ 치료

ⓐ 간양肝陽를 떨어트리고 음陰을 보해 준다.

ⓑ 주요 혈위인 태충 · 외관 · 삼음교 · 태계 · 곡천 · 협계 · 양보 · 찬죽 · 태양 · 풍지 · 천충 · 솔곡 · 현리를 무통괄사요법의 뒤로 긁기로 각 혈자리의 경락유주의 방향으로 30회씩 괄痧(긁기)해 준다.

(12) 간기범비肝氣犯脾(간비부조肝脾不調)

① 임상 시 나타나는 표현

　　㉠ 간기범비肝氣犯脾의 증상은 몸과 마음이 답답하고, 열이 나서 손과 발을 가만히 두지 못하고, 복부가 팽팽하게 당기면서 아프고, 변비와 설사가 교대로 일어나고, 마른 변을 보거나, 토끼똥 같은 변을 보거나, 설사를 하고, 배가 더부룩하면서 피곤함을 많이 느낀다.

　　㉡ 혀는 색깔이 담백淡白하거나 혀의 가장자리가 붉다.

　　㉢ 맥은 우측은 약하고(약맥弱脈) 좌측은 마치 거문고줄을 누르듯이 팽팽하다(현맥弦脈).

　　㉣ 간기범비肝氣犯脾의 주된 증상은 복부가 팽팽하게 당기면서 아프고, 변비와 설사가 교대로 일어나는 것이다.

② 병리

　　㉠ 간의 소통시키고 누설시키는 기능이 실조되어 간기肝氣가 조체되면 비장의 운화공능을 방해하게 된다.

　　㉡ 간기체肝氣滯가 심하면 변비가 생기고, 변이 건조해지고, 변을 보기가 어렵고, 토끼똥 같은 변을 보게 된다. 비장의 기운이 약해지면 변이 묽어진다. 팽팽하게 당기고 그득한 느낌은 간기체肝氣滯의 주요 증상이다.

　　㉢ 실증인 간기체가 허증인 비허보다 주요 원인이기 때문에 설사보다는 변비와 복부가 팽팽하게 당기고 아픈 증상이 더 많이 나타난다.

　　㉣ 혀의 가장자리가 붉은 것은 간기肝氣가 왕성한 것을 나타내고, 전체적으로 담백淡白한 것은 비기脾氣가 허약한 것을 나타내는 것이다.

③ 병의 원인

　　㉠ 분노 · 좌절 · 원한 등의 오래된 정신과 감정의 문제가 간기체를 일으키고, 간기체가 비의 공능을 방해하여 나타난다.

　　㉡ 비기허脾氣虛의 다른 원인인 심한 다이어트나 과로와 결합하여 정신과 감정의 문제가 나타나기도 한다.

④ 치료

　　㉠ 간을 조화롭게 하고 비장을 보해 준다.

　　㉡ 주요 혈위인 기문·장문·양릉천·태충을 무통괄사요법의 뒤로 긁기로 각 혈자리의 경락유주의 반대 방향으로 30회씩 괄혜(긁기)해 주고, 기해·중완·족삼리·삼음교는 무통괄사요법의 뒤로 긁기로 각 혈자리의 경락유주의 방향으로 30회씩 괄혜(긁기)해 준다.

(13) 간기범위肝氣犯胃(간위불화肝胃不和)

① 임상 시 나타나는 표현

　　㉠ 간기범위肝氣犯胃의 증상은 몸과 마음이 답답하고, 열이 나서 손과 발을 가만히 두지 못하고, 상복부와 옆구리, 갈비뼈 부위가 팽팽하게 당기면서 아프고, 상복부에 그득한 느낌이 있으면서, 위산이 올라오고, 딸꾹질이 나오고, 속이 메슥거리면서 구토가 일어나는 것이다.

　　㉡ 혀의 가장자리가 붉거나 담백淡白하다.

　　㉢ 우측 맥은 힘이 없고(약맥弱脈) 좌측 맥은 거문고줄을 누르듯이 팽팽하다(현맥弦脈).

② 병리

　　㉠ 간의 기체氣滯가 위를 침범하면 위기胃氣가 내려가는 기능이 실조되어서 딸꾹질, 메슥거림, 구토 등의 증상이 나타난다.

　　㉡ 간기체肝氣滯가 중초中焦에 영향을 미치면 위의 소화 기능을 방해하여 상복부에 그득한 느낌이 들거나 위산이 역류하는 증상이 생긴다.

　　㉢ 간기체肝氣滯는 팽팽하게 당기면서 아픈 증상이나, 몸과 마음이 답답하고, 열이 나서 손과 발을 가만히 두지 못하는 증상을 일으킨다.

　　㉣ 혀의 가장자리가 붉은 것은 간기肝氣가 왕성한 것을 나타내고 전체적으로 담백淡白한 것 위기胃氣가 허약한 것을 나타낸다.

③ 병의 원인

　　㉠ 분노·좌절·원한 등의 오랜 정신과 감정의 문제가 간기체肝氣滯를 일으키고, 간기

체肝氣滯가 비장의 공능을 방해한 것이다.

  ⓛ 정신과 감정의 문제가 심한 다이어트나 과로와 결합하여 위의 병증이 나타나기도

  한다.

 ④ 치료

  ㉠ 간을 조화롭게 하고 비장을 보해 준다.

  ⓛ 주요 혈위인 기문 · 장문 · 양릉천을 무통괄사요법의 뒤로 긁기로 각 혈자리의 경락

  유주의 반대 방향으로 30회씩 괄폐(긁기)해 주고, 상완 · 하완 · 족삼리 · 위수는 무

  통괄사요법의 뒤로 긁기로 각 혈자리의 경락유주의 방향으로 30회씩 괄례(긁기)해

  준다.

(14) 간화범폐肝火犯肺

 ① 임상 시 나타나는 표현

  ㉠ 간화범폐肝火犯肺의 증상은 호흡이 곤란하고, 천식이 있고, 가슴과 옆구리가 팽팽하

  게 당기면서 그득한 느낌이 들고, 기침이 나고, 누런 가래나 피가 섞인 가래가 뱉

  어지고, 두통과 어지러움이 있고, 얼굴이 붉고, 입이 쓰며 갈증이 있고, 소변이 짧

  으면서 붉고, 변비가 있는 것들이다.

  ⓛ 혀는 붉은데, 혀의 가장자리가 더 붉다. 혀끝이 붓고 누런 태苔가 있다.

  ㉢ 맥는 거문고줄을 누르듯이 팽팽하고 미끄럽다(맥현활脈弦滑).

  ㉣ 간화범폐肝火犯肺의 주된 증상은 호흡이 곤란하고, 천식이 있고, 가슴과 옆구리가 팽

  팽하게 당기면서 그득한 느낌이 들고, 두통이 있고, 맥이 거문고줄을 누르는 것처

  럼 팽팽하다(맥현脈弦).

 ② 병리

  ㉠ 간화肝火는 위로 올라가 염증 반응을 일으키므로 간화肝火가 폐로 올라가서 폐기肺氣

  를 조체시켜서 호흡 곤란과 천식이 오게 된다.

  ⓛ 간기체肝氣滯는 가슴 부위와 옆구리가 팽팽하게 당기면서 그득하고, 꽉 막혀 있는

  듯한 느낌을 일으킨다.

ⓒ 간화肝火가 위로 올라가 염증 반응을 일으켜서 두통 · 어지러움 · 얼굴이 붉어짐 · 갈증 · 입이 쓴 증상 등을 일으키고, 몸안의 화火가 소변이 짧고 붉어지게 하고, 변비와 가래에 피가 섞여 나오게 한다.

ⓔ 혀의 가장자리가 붓고 혀가 붉으면서 뻣뻣해지는 것은 화火를 반영하는 것이다.

③ 병의 원인

ⓐ 분노나 오랜 간기체肝氣滯가 간화肝火를 일으킨다.

ⓑ 지나치게 맵고 기름진 음식들 역시 열을 생성하여 간화肝火를 일으킨다.

④ 치료

ⓐ 간화를 끄고, 간을 조화롭게 하고, 폐기를 맑게 하고, 폐기를 내린다.

ⓑ 주요 혈위인 행간 · 기문 · 전중 · 천돌 · 내관 · 열결 · 곡지를 무통괄사요법의 뒤로 긁기로 각 혈자리의 경락유주의 반대 방향으로 30회씩 괄痧(긁기)해 준다.

3. 폐장변증

(1) 폐의 공능

① 주요 공능은 기氣를 주관하는 것이다. 그래서 기허氣虛는 폐의 가장 중요한 허증虛證이다.

② 폐는 퍼트리고 자숙自肅시키면서 내리는 공능이 있으며, 피부와 위기衛氣를 다스리고, 풍한風寒과 풍열風熱 같은 외사外邪에 영향을 받는 첫 번째 장부이다.

③ 모든 폐의 허증虛證은 폐기허肺氣虛이고, 대부분의 실증實證은 외사外邪가 폐를 침범한 것이다.

(2) 일반적인 병인

① 외사外邪

ⓐ 폐는 피부와 털을 주관하고 위기衛氣에 영향을 미치는 가장 바깥의 장기이기 때문에 외사外邪에 의해 쉽게 직접적으로 영향을 받는다.

ⓛ 외사外邪는 위기衛氣와 싸우면서 폐의 퍼트리고 자숙시키면서 내리는 공능을 손상한다. 실증實證의 모든 증상들은 폐의 퍼트리고 자숙시키면서 내리는 공능의 실조失調이다.

ⓒ 풍열사風熱邪와 풍한사風寒邪는 폐를 침범하는 가장 일반적인 외사外邪이다.

ⓔ 폐는 조사燥邪로 쉽게 손상되며 지나치게 건조한 날씨로 폐가 손상되면 마른기침이 나고, 인후와 피부가 건조해진다.

ⓜ 습사濕邪는 폐를 직접 침범하지는 않고 일반적으로 풍사風邪와 결합하여 침범한다.

② 음식

ⓖ 익히지 않고 지나치게 차가운 음식은 비장에 영향을 주어 습濕을 생성시키고, 습濕은 종종 폐에 저장이 되어 가래가 많이 생기거나 천식을 유발하게 된다.

ⓛ 버터, 치즈, 우유 등의 유제품도 폐에 담을 유발시킨다.

③ 정신과 감정의 문제

ⓖ 폐와 관련된 정신과 감정은 비우悲憂(슬픔과 근심)이다. 오래도록 슬프거나 근심이 있으면 폐에 영향을 끼친다.

ⓛ 특히 슬픔은 폐기허肺氣虛의 원인이 되고, 근심은 기체氣滯의 원인이 된다.

④ 생활

오랫동안 책상에 앉아서 일을 하면 가슴을 손상시키고 적절한 호흡을 방해하여 폐기肺氣가 약해진다.

(3) 폐의 변증

① 허증虛證에는 폐기허肺氣虛, 폐음허肺陰虛, 조사범폐燥邪犯肺(조사가 폐를 범함)가 있다.

② 실증實證에는 풍한속폐風寒束肺(풍한이 폐를 묶음), 풍열범폐風熱犯肺(풍열이 폐를 범함), 풍수범폐風水犯肺(풍수가 폐를 범함), 습담조폐濕痰阻肺(습담이 폐를 막히게 함), 담열온폐痰熱蘊肺(담열이 폐에 쌓임), 담음조폐痰飮阻肺(담음이 폐를 막히게 함)가 있다.

③ 허증과 실증이 결합되어 있는 변증은 폐신음허肺腎陰虛, 간화범폐肝火犯肺, 비폐기허脾肺氣虛가 있다.

(4) 폐기허肺氣虛

① 임상 시 나타나는 표현

- ㉠ 폐기허肺氣虛의 증상은 호흡이 짧고, 기침을 하고, 가래가 맑고 희박하고, 목소리가 낮고, 가만히 있어도 저절로 땀이 나고, 추위를 싫어하고, 얼굴색이 담백淡白하고, 감기에 잘 걸리고, 쉽게 피곤하다.
- ㉡ 혀는 담백淡白하거나 정상이다.
- ㉢ 맥은 특히 오른쪽 촌맥이 허하다(허맥虛脈).
- ㉣ 폐기허肺氣虛의 주된 증상은 호흡이 짧고, 목소리가 낮고 약하며, 얼굴색이 담백淡白하고, 허맥虛脈이 나타나는 것이다.

② 병리

- ㉠ 폐는 기氣와 호흡을 주관하기 때문에 기氣가 부족하면 호흡이 짧아지고, 특히 움직이면 심해진다.
- ㉡ 폐는 기氣를 하강시키는데 폐기肺氣가 부족하면 하강하지 않고 상역하여 기침을 유발한다.
- ㉢ 담痰이 맑고 희박한 것은 폐가 수水를 통하게 하고 조절하는 공능이 손상되어 온다. 즉, 수액이 상초上焦로 산포되지 못해서 담痰이 형성된다.
- ㉣ 목소리의 강약은 폐기肺氣를 반영한다. 폐기肺氣가 약하면 목소리가 낮아진다.
- ㉤ 폐기肺氣는 피부에 영향을 주고, 위기衛氣를 주관하여 땀구멍의 개폐를 조절하기 때문에 폐기肺氣가 약하면 땀구멍이 무력해져서 가만히 있어도 땀이 난다.
- ㉥ 위기衛氣는 피부와 살을 따뜻하게 하는 작용이 있다. 그래서 폐기肺氣가 부족하면 오한惡寒이 일어난다.
- ㉦ 위기衛氣는 외사外邪로부터 신체를 보호하므로 폐기肺氣가 약해지면 위기衛氣가 약해져서 쉽게 감기에 걸린다.
- ㉧ 얼굴색이 담백淡白한 것과 허맥虛脈은 기허氣虛를 반영한다.

③ 병의 원인

- ㉠ 책상에 앉아서 하는 일을 오래하면 호흡을 수축시켜서 결국은 폐기허肺氣虛를 유발

한다.

ⓛ 풍한風寒이나 풍열風熱의 외사外邪가 침습한 후 제때에 치유되지 않아서 시간이 경과
되면 폐기허肺氣虛를 유발한다.

④ 치료

㉠ 기를 보해 주고 양기를 북돋워 준다.

ⓛ 주요 혈위인 태연 · 열결 · 기해 · 폐수 · 신주 · 족삼리를 무통괄사요법의 뒤로 긁
기로 각 혈자리의 경락유주의 방향으로 30회씩 괄剖(긁기)해 준다.

(5) 폐음허肺陰虛

① 임상 시 나타나는 표현

㉠ 폐음허肺陰虛의 증상은 마른기침을 하거나 진득한 가래가 같이 나오고, 가래에 피가
섞여 있고, 오후에 열이 나고, 얼굴의 관자놀이 부위에 붉은빛이 감돌고, 밤에 잘
때 땀이 나고, 두 손바닥과 발바닥 그리고 가슴 한 가운데가 늘 화끈거리는 열감
때문에 불편하고, 잠을 잘 못자고, 입과 인후가 건조하고, 쉰 목소리가 나오고, 목
이 간지러운 것들이다.

ⓛ 혀는 붉고 벗겨진 태가 나타나고, 혀끝 뒤쪽에 열문裂紋이 있고, 건조하다.

ⓒ 맥은 얕고 비어 있는 듯한 맥(부허맥浮虛脈)이 나타나거나 빠르다(삭맥數脈).

㉣ 폐음허肺陰虛의 주된 증상은 마른기침이 나고, 오후에 열감이 있고, 혀가 붉고 벗겨
진 태苔가 나타나는 것이다.

② 병리

㉠ 마른기침이 나고, 입과 인후가 건조하고, 목이 쉬는 등의 증상들은 체액 부족과 건
조로 유발된다.

ⓛ 오후에 열감이 있고, 얼굴의 관자놀이 부위에 붉은빛이 감돌고, 밤에 잘 때 땀이 나
고, 맥이 빠른 것(맥삭脈數)은 음허陰虛의 전형적인 증상들이다.

ⓒ 혀가 붉고 벗겨진 태苔는 허열虛熱을 수반한 음허陰虛를 나타낸다.

㉣ 혀끝 뒤쪽에 가로지른 열문裂紋은 폐기허肺氣虛보다 폐음허肺陰虛에 더 많이 나타난다.

③ 병의 원인

ㄱ 폐기허肺氣虛의 증상이 오래되면 폐음허肺陰虛가 나타난다.

ㄴ 폐음허肺陰虛는 종종 위음허胃陰虛나 신음허腎陰虛와 결합되어 있다. 불규칙한 식사는 위음허胃陰虛의 원인이 되고, 과로는 신음허腎陰虛의 원인이 된다.

ㄷ 내·외의 건조함이 폐음허肺陰虛를 유발한다.

④ 치료

ㄱ 폐음肺陰을 보하고, 음陰을 기르고, 폐를 윤택하게 하고, 허열虛熱을 꺼 준다.

ㄴ 주요 혈위인 태연·전중·고황수·폐수·신주·관원·조해·중완·어제를 무통괄사요법의 뒤로 긁기로 각 혈자리의 경락유주의 방향으로 30회씩 괄혜(긁기)해 준다.

(6) 조사범폐燥邪犯肺

① 임상 시 나타나는 표현

ㄱ 조사범폐燥邪犯肺의 증상은 마른기침이 나고, 피부가 마르고, 입과 인후가 건조하고, 갈증이 있고, 쉰 목소리가 나오는 것들이다.

ㄴ 혀는 건조하다.

ㄷ 맥은 특히 오른쪽 촌맥이 살짝 뜨게(부맥浮脈) 나타난다.

ㄹ 조사범폐燥邪犯肺의 주된 증상은 마른기침이 나고, 목이 건조하고, 쉰 목소리가 나오고 혀가 건조한 것들이다.

② 병리

음허陰虛의 앞 단계로써 진액 부족으로 폐가 건조한 것이다.

③ 병의 원인

ㄱ 내·외의 건조한 사기邪氣가 유발한다.

ㄴ 불규칙한 식사, 늦은 밤의 식사, 식사 중에 걱정을 하는 등의 문제로 위음허胃陰虛가 유발되어서 허열虛熱이 생기면 내부가 건조해진다.

④ 치료

ㄱ 폐를 윤택하게 하고 체액을 길러 준다.

ⓛ 주요 혈위인 태연·관원·조해·삼음교·중완을 무통괄사요법의 뒤로 긁기로 각 혈자리의 경락유주의 방향으로 30회씩 괄혜(긁기)해 준다.

(7) 풍한속폐風寒束肺

① 임상 시 나타나는 표현

㉠ 풍한속폐風寒束肺의 증상은 기침이 나고, 열이 나고, 목이 간지럽고, 코가 막히고, 맑은 콧물이 나오고, 오한惡寒이 나며, 재채기를 하고, 뒷머리가 아프고, 몸이 쑤시고 아픈 것들이다.

ⓛ 혀는 옅게 벗겨진 태음(박락태剝落苔)가 나타난다.

ⓒ 맥은 특히 촌맥이 살짝 뜬다(부맥浮脈).

ⓔ 풍한속폐風寒束肺의 주된 증상은 오한이 나고, 재채기가 나며, 맥이 부浮(부맥浮脈)한 것이다.

② 병리

㉠ 육경변증六經辨證의 태양경증太陽經證으로 풍한사風寒邪가 위기衛氣를 침범하여 위기衛氣와 사기邪氣의 투쟁으로 발열이 나타난다. 만약 외사外邪가 강하지 않거나 위기衛氣가 외사外邪에 반응하지 않으면 열이 나지 않는다.

ⓛ 한사寒邪가 폐를 속박束縛하면 폐의 숙강肅降 기능이 손상되어 기침과 코막힘 증상이 나타나고, 퍼트리는 기능이 손상되어 재채기가 나타난다.

ⓒ 한사寒邪가 위기衛氣의 순행을 방해하여 뒷머리가 아프고, 몸이 아프고, 오한惡寒이 일어난다.

ⓔ 설태舌苔가 흰 것은 한사寒邪를 나타내고, 태음가 엷은 것은 초기 단계임을 나타낸다.

ⓜ 외사外邪가 표층에서 위기衛氣와 투쟁하고 있기 때문에 부맥浮脈이 나타난다.

③ 병의 원인

㉠ 풍한사風寒邪에 노출되어 생긴다.

ⓛ 정기精氣가 허약할 때 생긴다.

ⓒ 에어컨 등의 인위적인 요인으로 생길 때도 있다.

④ 치료

　　㉠ 표表를 열고, 한기寒氣을 흩트리고, 폐기肺氣를 펼쳐 준다.

　　㉡ 주요 혈위인 열결 · 풍문 · 풍부를 무통괄사요법의 뒤로 긁기로 각 혈자리의 경락유주의 반대 방향으로 30회씩 괄剤(긁기)해 준다.

(8) 풍열범폐風熱犯肺

① 임상 시 나타나는 표현

　　㉠ 풍열범폐風熱犯肺의 증상은 기침이 나고, 열이 나고, 추운 것을 싫어하고, 인후통이 있고, 코가 막히고, 누런 콧물이 나고, 머리와 몸이 아프고, 미미한 땀이 나고, 갈증이 있고, 편도선이 붓는 것들이다.

　　㉡ 혀는 붉고 엷고 흰 태苔(박백태薄白苔)가 있거나 엷은 노란색의 태苔(박황태薄黃苔)가 있다.

　　㉢ 맥은 얕고 빠르다(부삭맥浮數脈).

　　㉣ 풍열범폐風熱犯肺의 주된 증상은 열이 나고, 오한이 나고, 인후통이 있고, 맥이 얕고 빠른(부삭浮數) 것들이다.

② 병리

　　㉠ 열과 결합된 것 이외에는 풍한사風寒邪에 의한 것과 동일하나 발열이 더 잦다.

　　㉡ 열熱을 싫어하는 것이 아니라 한寒을 싫어하는 것은 외사外邪가 위기衛氣의 순행을 막아 피부와 근육을 따뜻하게 해 주지 못해서이다.

　　㉢ 외부의 열사熱邪가 진액을 말려 갈증과 인후통이 생긴다.

　　㉣ 설태舌苔가 한寒을 의미하는 흰색인 이유는 풍열風熱 초기에는 노란색으로 미처 변하지 못했기 때문이다.

③ 병의 원인

　　㉠ 풍열風熱의 날씨에 노출되었을 때 발생한다.

　　㉡ 제철소 등의 더운 곳에서 일하거나 더운 주방에서 일을 많이 하는 등의 인위적인 요인에 의해서도 발생한다.

④ 치료

ㄱ 표表를 열고 열熱을 끄고 폐기肺氣를 펼쳐 준다.

ㄴ 주요 혈위인 합곡 · 곡지 · 소상 · 대추 · 풍문 · 풍부 · 풍지를 무통괄사요법의 뒤로 긁기로 각 혈자리의 경락유주의 방향으로 30회씩 괄刮(긁기)해 준다.

(9) 풍수범폐風水犯肺

① 임상 시 나타나는 표현

ㄱ 풍수범폐風水犯肺의 증상은 갑작스럽게 얼굴과 눈이 붓고 전신으로 퍼져간다. 얼굴색이 밝게 윤기가 나고, 소변을 적게 보고, 소변색이 맑으며, 바람을 싫어하고, 열이 나고, 기침을 하며, 호흡 곤란이 있는 것들이다.

ㄴ 혀는 희고 매끄러운 태苔(백활태白滑苔)가 있다.

ㄷ 맥은 얕고 미끄러운 맥脈(부활맥浮滑脈)이다.

ㄹ 풍수범폐風水犯肺의 주된 증상은 갑작스럽게 얼굴과 눈이 붓고, 바람을 싫어하고, 얕고 미끄러운 맥脈(부활맥浮滑脈)이 나타나는 것이다.

② 병리

ㄱ 풍한사風寒邪 및 습사濕邪가 침입한 것이다.

ㄴ 풍한습사風寒濕邪가 폐와 위기衛氣를 막아서 수액이 도달하지 못해서 얼굴이 붓고 적은 소변을 보게 된다.

ㄷ 얼굴색이 윤기가 있으면서 광택이 있고, 소변의 색이 맑은 것은 양허陽虛를 반영한다.

ㄹ 바람을 싫어하는 것은 피부와 근육을 따뜻하게 하는 작용이 실조되어서 나타난다. 근본적으로는 오한惡寒과 동일하나 오한惡寒이 정도가 더 심하다.

ㅁ 열이 나는 것은 위기衛氣와 풍한습사風寒濕邪의 투쟁으로 생기는 것이고, 기침이나 호흡 곤란은 폐의 숙강肅降 기능이 손상되어 나타난다.

ㅂ 활태滑苔 및 활맥滑脈은 습濕을 나타내고, 부맥浮脈을 표증表證을 반영한다.

③ 병의 원인

풍한습사風寒濕邪에 노출되어 나타난다.

④ 치료

    ㉠ 표表를 열고, 한寒을 흩트리고, 습濕을 없애고, 폐기肺氣를 펼쳐 주고, 수水를 통하게 하고 조절해 준다.

    ㉡ 주요 혈위인 열결 · 편력 · 온류 · 합곡 · 풍문 · 수분 · 폐수를 무통괄사요법의 뒤로 긁기로 각 혈자리의 경락유주의 반대 방향으로 30회씩 괄刮(긁기)해 준다.

(10) 습담조폐濕痰阻肺

① 임상 시 나타나는 표현

    ㉠ 습담조폐濕痰阻肺의 증상은 만성 기침이 나고, 담痰이 많이 나오고, 담痰의 색깔이 희고, 쉽게 뱉어지고, 얼굴색이 창백하고, 가슴이 답답하고 막히는 듯하고, 호흡이 짧고, 바로 눕기가 어렵고, 바람을 싫어하고, 열이 나고, 숨쉬기가 힘들다.

    ㉡ 혀는 두껍고 찐득한 흰 태(후니백태厚膩白苔)가 나타난다.

    ㉢ 맥은 미끄러운 맥(활맥滑脈)이 나타나거나, 약하고 얕고 가는 맥(약부세맥弱浮細脈)이 나타난다.

    ㉣ 습담조폐濕痰阻肺의 주된 증상은 만성 기침이 나고, 담痰이 많이 나오고, 담痰의 색이 희고, 혀에 두껍고 찐득한 흰 태(후니백태厚膩白苔)가 나타나는 것들이다.

② 병리

    ㉠ 담痰이 폐에 조체된 것이 특징이다. 만성적인 비장의 운화공능의 실조로 담痰이 생겨나고, 이러한 담痰이 폐에 쌓여서 나타나는 것이다.

    ㉡ 가래가 많고 끈적한 설태舌苔가 나타나는 것은 담痰의 특징이다.

    ㉢ 얼굴이 하얀 것은 비장과 폐의 양허陽虛 때문이고, 풀이 죽은 듯한 얼굴은 습담濕痰 때문이다.

    ㉣ 가슴이 답답하고 막히는 듯한 느낌이 드는 것은 담痰이 가슴 가운데에 조체阻滯되었기 때문이다.

    ㉤ 바로 눕는 것이 힘든 것은 실증實證의 전형적인 증상으로, 담痰이 가슴에 조체阻滯되어서 나타난다.

③ 병의 원인

ㄱ 비허脾虛의 어떤 원인도 담痰을 만들 수 있다.

ㄴ 외사外邪에 반복해서 침습을 받으면 비장이 약해져서 담痰의 형성과 조체阻滯를 유발할 수 있다. 소아의 경우 종종 백일해의 결과로 습담조폐濕痰阻肺가 나타날 수 있다.

ㄷ 기름진 음식이나 익히지 않고 찬 음식을 많이 먹으면 담痰이 만들어진다.

④ 치료

ㄱ 담을 없애고 폐기肺氣를 퍼트린다.

ㄴ 주요 혈위인 척택 · 열결 · 중부 · 전중 · 풍륭 · 내관 · 천돌 · 비수 · 폐수를 무통괄사요법의 뒤로 긁기로 각 혈자리의 경락유주의 반대 방향으로 30회씩 괄제(긁기)해 주고, 중완 · 비수는 무통괄사요법의 뒤로 긁기로 각 혈자리의 경락유주의 방향으로 30회씩 괄제(긁기)해 준다.

(11) 담열온폐痰熱蘊肺

① 임상 시 나타나는 표현

ㄱ 담열온폐痰熱蘊肺의 증상은 심한 기침이 나고, 황록색의 냄새 나는 짙은 가래를 뱉고, 호흡이 짧고, 가슴이 답답하고 초조해지고, 천식이 나타나는 것들이다.

ㄴ 혀는 붉고, 두껍고 끈적거리는 누런 태苔(후니황태厚膩黃苔)가 보인다.

ㄷ 맥은 미끄럽고 빠르고 힘이 있다(활삭실맥滑數實脈).

ㄹ 담열온폐痰熱蘊肺의 주된 증상은 기침이 나고, 황녹색의 냄새 나는 짙은 가래를 뱉고, 혀가 붉고, 두껍고 끈적거리는 누런 태苔(후니황태厚膩黃苔)가 보이고, 맥은 미끄럽고 빠르고 힘이 있는 것이다(활삭실맥滑數實脈).

② 병리

만성적 비기허脾氣虛로 인한 습담증濕痰證과 유사하나 열을 수반한 것이다. 만성 시 담痰은 쉽게 열과 결합한다.

③ 병의 원인

ㄱ 육류, 튀김이나 술, 매운 음식 등은 담열痰熱을 생성한다.

ⓛ 담배는 뜨거운 에너지를 가지고 있으므로 흡연으로도 유발될 수 있다.

ⓒ 외감풍열外感風熱에 의해서 더 가중될 수 있다.

④ 치료

㉠ 담痰을 없애고, 열을 끄고, 폐기肺氣를 퍼트린다.

ⓛ 주요 혈위인 척택·열결·어제·곡지·중부·폐수·풍륭을 무통괄사요법의 뒤로 긁기로 각 혈자리의 경락유주의 반대 방향으로 30회씩 괄췌(긁기)해 주고, 중완은 무통괄사요법의 뒤로 긁기로 각 혈자리의 경락유주의 방향으로 30회 괄췌(긁기)해 준다.

(12) 담음조폐痰飮阻肺

① 임상 시 나타나는 표현

㉠ 담음조폐痰飮阻肺의 증상은 기침이 나고 호흡이 곤란하고, 가슴속에서 그르렁거리는 소리가 나고, 백색 포말이 섞인 묽은 가래를 뱉고, 냉감이 있는 것들이다.

ⓛ 혀의 색깔은 담백淡白하고, 두껍고 진득거리는 흰 태苔(후니백태厚膩白苔)가 있다.

ⓒ 맥은 가늘고 미끄러운 맥(세활맥細滑脈)이거나, 약하면서 얕은 맥(약부맥弱浮脈)이 나타난다.

ⓔ 담음조폐痰飮阻肺의 주된 증상은 기침과 같이 백색 포말이 섞인 묽은 가래가 나오는 것이다.

② 병리

㉠ 담痰이 저장되어 폐에 쌓인 것이 만성화되어 나타난다. 포말상의 묽은 담痰은 담음痰飮의 특징이다.

ⓛ 냉감과 담백설淡白舌은 비장과 폐의 양허陽虛를 반영한다.

ⓒ 담음조폐痰飮阻肺의 병증은 중년 이후나 노년에 많이 나타난다.

③ 병의 원인

㉠ 만성적인 비양허脾陽虛나 과로, 혹은 영양 부족으로 나타난다.

ⓛ 기름진 음식이나 익히지 않고 찬 음식을 과다 섭취할 때에 나타난다.

④ 치료

　　㉠ 담痰을 없애고 비기脾氣 및 폐기肺氣를 보한다.

　　㉡ 주요 혈위인 척택 · 풍륭 · 수분을 무통괄사요법의 뒤로 긁기로 각 혈자리의 경락
　　　유주의 반대 방향으로 30회씩 괄제(긁기)해 주고, 태연 · 전중 · 폐수 · 고황수 · 중
　　　완 · 족삼리는 무통괄사요법의 뒤로 긁기로 각 혈자리의 경락유주의 방향으로 30
　　　회씩 괄제(긁기)해 준다.

4. 비장변증

(1) 장부 공능

① 주요 공능은 물과 곡식의 영양분과 수습을 운화하는 것이다. 비의 부조화는 항상 소화
　과정에 영향을 미친다.

② 비장은 기육肌肉을 주관하며, 수곡水穀의 정기를 전신의 기육肌肉, 특히 사지에 운반하는
　책임을 맡고 있다. 이러한 공능이 실조되면 가장 보편적인 비장의 허증虛證인 피로를
　야기한다.

③ 비장은 혈액을 통솔하는 것을 주관하므로 비기脾氣가 허하면 종종 출혈이 나타난다.

(2) 일반적인 병인

① 외사外邪

　　㉠ 비장은 외부의 습기濕氣에 쉽게 침습을 당한다. 습한 지역이나 안개가 많은 산간 지
　　　역에 살거나, 수영이나 운동을 한 후 젖은 옷을 입고 있거나, 습기濕氣가 많은 표면
　　　에 앉아 있는 등 환경이나 생활습관 때문에 외습의 영향을 받는다. 여성들은 특히
　　　출산 후에 외습外濕에 침습받기가 쉬우므로 유의해야 한다.

　　㉡ 외습外濕이 비장을 침습하면 복부가 팽창하듯 빵빵하고, 식욕이 없고, 메슥거리고,
　　　몸이 무겁고, 혀에 두꺼운 흰 태苔(후백태厚白苔)가 보이고, 활맥滑脈이 잡힌다.

ⓒ 외습外濕은 한寒이나 열熱과 결합하여 한습寒濕이나 습열濕熱의 증상을 일으킨다.

② 정신과 감정적 측면의 병인

　　지나친 생각과 공부, 오랜 시간 동안 집중하거나 기억하는 것은 비장을 약하게 한다.

③ 음식

ⓐ 비장은 수곡의 운화를 맡고 있으므로 음식은 비장의 부조화에 무척 중요한 역할을 한다.

ⓑ 비장은 따뜻하고 건조한 음식을 좋아한다.

ⓒ 지나치게 생냉生冷한 음식은 비장의 운화공능을 손상하여, 소화 문제 및 내습內濕을 일으킨다.

(3) 비장의 변증

① 허증에는 비기허, 비양허, 비불통혈, 비기하함(중기하함)이 있다.

② 실증에는 한습범비(한습곤비), 습열범비(습열온비)가 있다.

③ 허증과 실증이 결합된 것은 비폐기허, 간비혈허, 간울습조가 있다.

(4) 비기허脾氣虛

① 임상 시 나타나는 표현

ⓐ 비기허脾氣虛의 증상은 식욕이 없고, 식후에 배가 팽팽하게 당기고 그득하고, 피로와 권태가 있고, 얼굴에 화색이 없고, 팔다리에 힘이 없고 약하고, 묽은 변을 본다. 비기허脾氣虛가 습濕을 유발하면 토할 것 같은 느낌이 들고, 가슴이 답답하고 초조하고, 상복부가 그득한 느낌이 들고, 몸이 무거운 감이 있다.

ⓑ 혀는 담백하거나 정상이고, 만성의 경우는 혀의 가장자리가 붓는다. 가끔 횡단 열문裂紋을 동반하기도 한다.

ⓒ 맥은 허하다(허맥虛脈).

ⓓ 비기허脾氣虛의 주된 증상은 식욕이 없고, 피곤하고, 묽은 변을 보는 것이다. 비장은 수곡水穀의 정기를 전신에 운반하기 때문에 비장의 기가 허하면 피로와 권

태가 나타난다.

② 병리

㉠ 비기허脾氣虛의 가장 일반적이고 보편적인 변증은 불규칙한 식사와 일, 공부 등에 대한 지나친 걱정이다.

㉡ 비기허脾氣虛 이외의 다른 허증虛證들은 모두 비기허脾氣虛의 변형이다.

㉢ 비장이 운화 기능을 상실하면 배가 팽팽하고, 변이 묽게 나오고, 식욕이 없는 등의 소화 방면의 증상을 야기한다.

㉣ 오랜 비기허脾氣虛로 수습운화水濕運化 기능이 실조되면 습濕이 생기게 되고 그 습濕이 가슴 부위와 상복부에 조체되면 가슴과 배가 몹시 답답한 증상이 나타난다.

㉤ 습濕은 무겁고 탁해서 제거하기가 힘들다. 피부와 근육에 축적되어 무거운 감을 준다. 토하고 싶은 것은 습濕이 상복부에 조체되어 위기胃氣의 하강下降을 막았기 때문이다.

㉥ 허맥虛脈은 기허氣虛를 반영한다.

③ 병의 원인

㉠ **식사**

ⓐ 지나치게 차고 익히지 않은 음식은 비장의 운화공능을 방해하여 비기허脾氣虛를 유발한다.

ⓑ 과식과 불규칙한 식사는 비장을 긴장시켜 비기허脾氣虛를 유발한다.

ⓒ 영양이 부족한 식사나 너무 적게 먹는 것은 비기허脾氣虛를 유발한다.

㉡ **정신적인 긴장**

너무 많은 생각을 하거나 정신적으로 긴장을 하는 것은 비기허脾氣虛의 원인이 되고, 급한 식사나 끼니를 거르는 것은 증상을 가중시킨다.

㉢ **기후**

날씨나 주거 환경으로 오랜 시간 동안 습기濕氣에 노출되면 비장을 약하게 해서 비기허脾氣虛를 유발한다.

㉣ 치료가 늦어지는 모든 만성 질병은 비기허脾氣虛를 유발한다.

④ 치료

    ㉠ 비장의 기운을 보해 준다.

    ㉡ 주요 혈위인 중완 · 족삼리 · 태백 · 삼음교 · 비수 · 위수를 무통괄사요법의 뒤로 긁기로 각 혈자리의 경락유주의 방향으로 30회 괄痧(긁기)해 준다.

(5) 비양허脾陽虛

① 임상 시 나타나는 표현

    ㉠ 비양허脾陽虛의 증상은 식욕이 없고, 식후에 배가 팽팽하면서 당기고 그득하며, 피곤하고 얼굴에 화색이 없고, 얼굴색이 담백淡白하고, 팔다리에 힘이 없고, 묽은 변을 보고, 몸이 붓고, 냉감이 있으면서 팔다리가 따뜻하지 않은 것들이다.

    ㉡ 혀는 담백淡白하고, 붓고 젖어 있다.

    ㉢ 맥은 깊고 느리고 약하다(침지무력沈遲無力).

    ㉣ 비양허脾陽虛의 주된 증상은 변이 묽고, 냉감이 있고, 사지가 따뜻하지 않고, 피곤한 것들이다.

② 병리

    ㉠ 본질적으로 비기허脾氣虛와 동일하며 비기허脾氣虛에 냉감과 사지四肢가 따뜻하지 않은 것이 더해진 것이다.

    ㉡ 몸이 붓는 것은 비장의 운화공능의 실조로 수액이 피부 아래에 축적되었기 때문이다.

    ㉢ 혀가 담백淡白한 것은 양허陽虛를 나타내고, 젖은 혀는 비장의 운화실조로 수액이 혀에 축적된 것이다.

    ㉣ 맥이 깊고 느린 것(침지맥沈遲脈)은 양허陽虛를 반영한다.

③ 병의 원인

기본적으로 비기허脾氣虛와 동일하고 한습寒濕에 노출되어 비양허脾陽虛가 잘 유발된다.

④ 치료

    ㉠ 비양脾陽을 보補하고 따뜻하게 한다.

ⓛ 주요 혈위인 중완 · 족삼리 · 태백 · 삼음교 · 비수 · 위수 · 음능천 · 수분 · 수도 · 삼초수를 무통괄사요법의 뒤로 긁기로 각 혈자리의 경락유주의 방향으로 30회 괄혜(긁기)해 준다.

(6) 비불통혈脾不統血

① 임상 시 나타나는 표현

ⓖ 비불통혈脾不統血의 증상은 비기허 증상에 멍이 잘 들고, 소변이나 대변에 피가 섞여 나오고, 여성의 생리량이 많고, 얼굴에 화색이 없고, 숨이 가쁜 증상 등이 더해진 것들이다.

ⓛ 혀는 담백설淡白舌이다.

ⓒ 맥은 실처럼 가는 맥이 나타난다(세맥細脈).

ⓔ 비불통혈脾不統血의 주된 증상은 출혈이 있고, 세맥細脈과 담백설淡白舌이 나타나는 것이다.

② 병리

비장의 혈을 통솔하는 기능이 실조되어 맥관 내에 혈을 잡아두지 못해서 일어난다.

③ 병의 원인

비기허脾氣虛와 동일하다.

④ 치료

ⓖ 비장의 기운을 보해 준다.

ⓛ 주요 혈위인 중완 · 족삼리 · 태백 · 삼음교 · 비수 · 위수 · 혈해 · 격수 · 은백을 무통괄사요법의 뒤로 긁기로 각 혈자리의 경락유주의 방향으로 30회씩 괄혜(긁기)해 준다.

(7) 비기하함脾氣下陷(비장의 기운이 밑으로 내려앉음)

① 임상 시 나타나는 표현

ⓖ 비기하함脾氣下陷의 증상은 비기허脾氣虛 증상에 복부가 당기고 팽팽한 느낌과, 위가

밑으로 처지고, 자궁이 빠지고, 항문이 빠져나오고, 소변을 자주 보는 증상 등이 더해진 것들이다.

ⓛ 혀는 담백설淡白舌이 나타난다.

ⓒ 맥은 허하고 약하다(허약맥虛弱脈).

ⓔ 비기하함脾氣下陷의 주된 증상은 복부가 당기고 팽팽한 느낌과, 약맥弱脈이 나타나는 것이다.

② 병리

　ⓗ 비기허脾氣虛와 동일하나 비장이 주관하는 상승上升 기능의 손상이 두드러지게 나타난다.

　ⓛ 치질과 정맥류 역시 비기脾氣가 밑으로 내려앉았기 때문에 나타나는 것이다.

　ⓒ 소변을 자주 보고 소변을 보고 싶은 느낌이 자주 생기는 것은 기氣가 밑으로 내려앉아서 소변을 통제하지 못하기 때문이다.

③ 병의 원인

　기본적으로 비기허脾氣虛와 동일하고 오래 서서 일하는 사람이나 일상에서 비기허脾氣虛를 유발하는 요소가 많은 경우에 발생한다.

④ 치료

　ⓗ 중초中焦를 보하고 기氣를 올려 준다.

　ⓛ 주요 혈위인 중완 · 족삼리 · 태백 · 삼음교 · 비수 · 위수 · 백회 · 기해 · 양문 · 장강을 무통괄사요법의 뒤로 긁기로 각 혈자리의 경락유주의 방향으로 30회씩 괄痧(긁기)해 준다.

(8) 한습범비寒濕犯脾(한습寒濕이 비장을 침범함, 한습곤비寒濕困脾)

① 임상 시 나타나는 표현

　ⓗ 한습범비寒濕犯脾의 증상은 식욕이 없고, 가슴 부위 및 상복부가 몹시 답답하고, 상복부에 냉감이 있고, 따뜻하게 해 주면 즉시 감해지고, 머리가 무겁고, 피곤하고 몸이 무거운 느낌이 나고, 맛을 잘 못 느끼고, 갈증이 없고, 가늘고 묽은 변을 보

고, 여성의 경우 백대하白帶下가 있는 것들이다.

ⓛ 혀는 끈적이고 두꺼운 흰 태가 있다(니후백태膩厚白苔).

ⓒ 맥은 미끄럽고 느린 맥이 나타난다(활완맥滑緩脈).

ⓔ 한습범비寒濕犯脾의 주된 증상은 가슴 부위 및 상복부가 몹시 답답하고, 머리와 몸이 무거운 느낌이 들고, 끈적이는 설태舌苔가 있는 것들이다.

② 병리

ㄱ 외습外濕이 비장을 침습한 것이다. 증상은 급성에 해당하나 변증은 만성일 수 있다.

ⓛ 습이 가슴 부위와 상복부에 조체되어 몹시 답답한 증상과 몸이 무거운 느낌을 일으킨다.

ⓒ 비장은 입으로 개규한다. 습이 비장에 폐색되어 있으면 입맛에 영향을 미쳐서 맛을 잘 못 느끼게 한다.

ⓔ 습의 무겁고 하향하는 경향이 대하帶下를 일으킨다.

ⓜ 끈적하거나 미끄러운 태苔와 미끄러운 맥은 습濕을 반영한다.

ⓗ 외습外濕에 의한 변증은 오랜 비기허脾氣虛로 인한 내습內濕에서 생긴 증상과 유사하다.

ⓢ 외습外濕은 맥이 실實하고 미끄럽고(맥실활脈實滑), 두꺼운 태(후태厚苔)가 나타나고, 내습內濕은 맥이 실처럼 가늘고 약하고(세약맥細弱脈), 약간 미끄럽고(활맥滑脈), 설태가 엷다(박태薄苔).

③ 병의 원인

날씨나 주거 환경으로 인해 외습外濕에 노출되어 나타난다.

④ 치료

ㄱ 습濕을 없앤다.

ⓛ 주요 혈위인 음능천·삼음교·중완·태백·두유를 무통괄사요법의 뒤로 긁기로 각 혈자리의 경락유주의 반대 방향으로 30회씩 괄체(긁기)해 준다.

(9) 습열범비濕熱犯脾(습열이 비장을 침범함, 습열온비濕熱溫脾)

① 임상 시 나타나는 표현

㉠ 습열범비濕熱犯脾의 증상은 상복부나 하복부가 몹시 답답하고, 식욕이 없고, 몸이 무겁고, 갈증이 나지만 물을 마시지는 않고, 토하고 싶거나 토하고, 복통이 있고, 악취가 나는 설사를 하고, 항문에 타는 듯한 열감이 있고, 짙은 황색의 양이 적은 소변을 보고, 미열이 나고 두통이 있는 것들이다.

㉡ 혀는 끈적이고 노란 태가 나타난다(니황태膩黃苔).

㉢ 맥은 미끄럽고 빠르다(맥활삭脈滑數).

㉣ 습열범비濕熱犯脾의 주된 증상은 끈적이고 노란 태(니황태膩黃苔)가 나타나고, 악취가 나는 설사를 하고, 미열이 있는 것이다.

② 병리

㉠ 한습범비寒濕犯脾와 기본적으로 같으나 열을 수반한 것이다.

㉡ 미열이 종일 지속되는 것은 습열 때문이다.

㉢ 악취가 나는 설사와, 항문의 작열감과, 짙은 황색의 적은 소변량은 열을 반영한다.

③ 병의 원인

㉠ 덥고 습기 많은 후덥지근한 날씨 등으로 인해 외부의 습열濕熱에 노출되어 발생한다.

㉡ 불결한 음식이나 오염된 음식에 의해서도 발생할 수 있다.

④ 치료

㉠ 습濕을 없앤다.

㉡ 주요 혈위인 음능천 · 삼음교 · 지양 · 곡지 · 비수 · 양릉천을 무통괄사요법의 뒤로 긁기로 각 혈자리의 경락유주의 반대 방향으로 30회씩 괄혜(긁기)해 준다.

(10) 비폐기허脾肺氣虛

① 임상 시 나타나는 표현

㉠ 비폐기허脾肺氣虛의 증상은 식욕이 없고, 피곤하고, 묽은 변이 나오고, 말이 하기 싫고, 가벼운 호흡 곤란이 있고, 가만히 있어도 저절로 땀이 나고, 얼굴색이 담백淡白

한 것들이다.

  ⓛ 혀는 담백설淡白舌이다.

  ⓒ 맥은 특히 우측이 허하다(허맥虛脈).

  ⓔ 비폐기허脾肺氣虛의 주된 증상은 식욕이 없고, 피곤하고, 호흡이 곤란한 것들이다.

② 병리

  ㉠ 비장과 폐는 모두 기氣의 생성에 관여하기 때문에 서로 건강과 질병에 영향을 미친다.

  ⓛ 비장은 모든 기氣가 생성되는 수곡지기水穀之氣의 원천이다. 폐는 호흡을 맡아 청기淸氣와 곡기穀氣로 진기眞氣를 형성한다.

  ⓒ 병리면에서 한쪽의 손상은 다른 한 쪽에 영향을 미친다. 영양 결핍이나 차고 익히지 않은 음식을 과식하면 비장을 약하게 하고, 폐가 충분한 수곡지기水穀之氣를 받을 수 없기 때문에 폐에도 영향을 미친다.

  ⓔ 운동 부족과 책상에 오래 앉아 일하는 것은 폐기肺氣를 약하게 한다.

③ 병의 원인

  영양 부족을 초래한 식습관, 운동 부족, 오랜 책상 업무가 주된 원인이다.

④ 치료

  ㉠ 폐와 비장의 기운을 보해 준다.

  ⓛ 주요 혈위인 족삼리 · 태백 · 비수 · 위수 · 태연 · 폐수 · 신주를 무통괄사요법의 뒤로 긁기로 각 혈자리의 경락유주의 방향으로 30회씩 괄체(긁기)해 준다.

(11) 비간양허脾肝兩虛

① 임상 시 나타나는 표현

  ㉠ 비간양허脾肝兩虛의 증상은 어지럽고, 피곤하고, 얼굴에 화색이 없고, 변이 묽고, 식욕이 없고, 사물이 모호하게 보이고, 사지가 마비되는 듯하고 굳는 것들이다.

  ⓛ 혀의 가장자리가 담백淡白하고, 심한 경우 오렌지색으로 보인다.

  ⓒ 맥은 꺼끌꺼끌하다(삽맥澁脈).

  ⓔ 비간양허脾肝兩虛의 주된 증상은 어지럽고, 변이 묽고, 혀의 가장자리가 담백淡白하

거나 오렌지색으로 보이는 것들이다.

② 병리

㉠ 비장은 혈의 근원이다. 비기허 시 혈의 생성이 떨어지고, 간에서 혈을 많이 저장하지 못하면 간혈허를 초래하여, 어지럽고, 사물이 모호하게 보이고, 사지가 마비되는 듯하고 굳고, 혀의 가장자리가 담백淡白하고 오렌지색으로 보인다.

㉡ 기타 다른 증상들은 전형적인 비기허脾氣虛 증상들이다.

③ 병의 원인

영양 부족을 초래한 식습관과 차고 익히지 않은 음식을 많이 섭취하여 나타난다.

④ 치료

㉠ 비장의 기氣를 보하고, 간의 혈을 자양하고 보해 준다.

㉡ 주요 혈위인 족삼리 · 태백 · 비수 · 위수 · 곡천 · 간수 · 격수 · 삼음교를 무통괄사요법의 뒤로 긁기로 각 혈자리의 경락유주의 방향으로 30회씩 괄刮(긁기)해 준다.

(12) 비습간울脾濕肝鬱(비습 조체의 간울)

① 임상 시 나타나는 표현

㉠ 비습간울脾濕肝鬱의 증상은 명치 아래쪽이 빵빵하게 부풀어 올라서 답답하고, 구역질이 나고, 소화가 안 된 음식이 변에 섞여 나오고, 변이 묽고, 몸이 무겁고, 갈증이 나지는 않는데 물을 많이 마시고, 얼굴에 화색이 없고, 옆구리와 갈비뼈 부위가 아프고, 황달이 오고, 입이 쓴 것들이다.

㉡ 혀는 두껍고 끈적거리고 누런태(후니황태厚膩黃苔)가 나타난다.

㉢ 맥은 미끄럽고 거문고줄을 누르듯이 팽팽하다(활현맥滑弦脈).

㉣ 비습간울脾濕肝鬱의 주된 증상은 명치 아래쪽이 빵빵하게 부풀어 올라서 답답하고, 옆구리와 갈비뼈 부위가 아프고, 두껍고 끈적거리고 누런태(후니황태厚膩黃苔)가 나타나는 것들이다.

② 병리

㉠ 비장이 허해서 운화공능이 실조되면 수액水液이 습濕으로 변해서 중초中焦를 방해하

여 나타난다.

    ⓛ 습이 오랫동안 조체되면 열이 된다.

    ⓒ 습은 간기肝氣의 소통과 누설을 방해하여 협륵통을 일으키고, 담즙의 흐름도 방해하여 황달을 유발한다.

③ 병의 원인

    기름진 음식을 많이 섭취하여 비장에 습濕이 생성되어 발생한다.

④ 치료

    ⊙ 비장을 보하고 습濕을 없애고, 간기肝氣를 소통시키고 이롭게 하고, 열을 끈다.

    ⓛ 주요 혈위인 삼음교 · 태백 · 장문 · 기문 · 일월 · 양릉천을 무통괄사요법의 뒤로 긁기로 각 혈자리의 경락유주의 반대 방향으로 30회씩 괄제(긁기)해 주고, 중완 · 비수는 무통괄사요법의 뒤로 긁기로 각 혈자리의 경락유주의 방향으로 30회씩 괄제(긁기)해 준다.

5. 신장변증

(1) 신장의 공능

① 신장의 주요 공능은 정精을 저장하고, 발육과 생식을 주관하는 것이다.

② 신장병리의 핵심은 신양腎陽과 신음腎陰이다. 신음腎陰은 정精과 수액水液의 원천이고, 신양腎陽은 활동력 · 변화와 운동의 근원이다. 신음腎陰은 신양腎陽의 기초가 되고, 신양腎陽은 신음腎陰의 외적 표현이다.

③ 신음腎陰과 신양腎陽의 어느 한쪽의 부족은 다른 한쪽의 부족을 초래한다.

④ 신장은 선천지기先天之氣의 장부이기 때문에 만성병에 반드시 영향을 받는다.

⑤ 신장은 다른 장부의 근원이다. 신음腎陰은 간심肝心의 음陰, 신양腎陽은 비폐脾肺의 양陽의 기초가 된다.

(2) 일반적인 병인

① 선천적先天的 허약虛弱

ㄱ 선천지기先天之氣는 부모의 신정腎精의 표현이다. 체질은 특히 임신했을 때 부모의 신정腎精의 질과 건강도에 달려 있다.

ㄴ 뼈의 발육 부진, 지능 부진, 새가슴, 약한 허리, 소변을 찔끔찔끔 흘리는 것, 자주 소변을 보는 것, 치아 부실, 가는 두발 등을 타고 난다.

ㄷ 노령 출산이나 임신 시 허탈증이 있으면 선천적으로 허약한 아이가 태어난다.

② 정신과 감정적 측면의 병인

ㄱ 신장과 관련된 정신과 감정은 두려움, 공포, 불안, 걱정, 놀람 등이다.

ㄴ 공즉기하恐則氣下, 즉 공포를 느끼면 기氣가 밑으로 내려간다. 어린 아이가 옷에다 오줌을 싸는 것은 집안의 불안한 분위기 때문에 일어나는 경우가 많다.

ㄷ 성인의 경우는 두려움이나 불안은 기氣의 하강이 아닌 기氣의 상승을 초래한다. 오랜 불안은 신장의 허화虛火를 유발하고, 그 허화虛火가 머리 부위로 가서 갈증을 일으키고, 뺨의 관자놀이 부위에 붉은 빛이 감돌고, 불면증과 안절부절못하는 증상을 일으킨다.

③ 방사과도(섹스로 사정이 과도할 때)

ㄱ 성에너지는 신정腎精의 표현이다. 무절제하고 과도한 성생활은 신정腎精을 소모한다.

ㄴ 성생활에는 신장과 더불어 심장과 간도 관여를 한다. 방사과도는 신장과 심장을 약하게 하기도 한다. 반대로 슬픔이나 걱정으로 인한 심장의 허약은 신장을 약하게 하여 발기불능이나 불감증을 일으킨다.

ㄷ 간은 기혈氣血의 조절과 퍼져나감에 영향을 미친다. 간기肝氣가 울결되거나 간에 어혈瘀血이 있으면 발기불능과 불감증을 일으킨다.

④ 만성질환

ㄱ 모든 만성질환은 신장에 영향을 미친다.

ㄴ 질병의 마지막 단계에서는 거의 신음허증腎陰虛證이나 신양허증腎陽虛證을 관찰할 수 있다.

⑤ 노령

    ㉠ 노인들의 많은 병증은 신허腎虛에서 기인起因한다.

    ㉡ 신정腎精이 귀에 도달하지 못하여 청력 감퇴가 온다.

    ㉢ 뼈가 쉽게 부러지고 약한 것은 신정腎精이 뼈나 골수를 자양하지 못하기 때문이다.

    ㉣ 성기능의 감퇴는 신정腎精의 쇠약과 명문화가 생식기를 유양乳養하지 못하기 때문이다.

⑥ 과로

    ㉠ 오랜 육체 노동은 신양腎陽을 약하게 하고, 스트레스를 유발하는 오랜 정신 노동은 신음腎陰을 약하게 한다.

    ㉡ 스트레스를 받는 작업, 휴식의 부족, 장시간의 노동, 급하거나 불규칙한 식사, 지나친 정신 노동 등은 후천지기後天之氣에 의해 생성되는 양陽 에너지를 사용하는 대신, 신장에 저장된 음정陰精을 사용하기 때문에 신음허腎陰虛를 유발한다.

    ㉢ 과로와 함께 심한 스트레스와 근심 걱정은 허열虛熱을 유발할 수 있다.

(3) 신장의 변증

① 허증虛證에는 신음허腎陰虛, 신양허腎陽虛, 신기불고腎氣不固, 신불납기腎不納氣, 신정부족腎精不足이 있다.

② 허증虛證과 실증實證이 결합된 것은 신양허腎陽虛 수범水泛, 신음허腎陰虛, 허화상염虛火上炎이 있다.

③ 장부겸증臟腑兼證에는 신간음허腎肝陰虛, 신심불교腎心不交, 신폐음허腎肺陰虛, 신비양허腎脾兩虛가 있다.

(4) 신음허腎陰虛

① 임상 시 나타나는 표현

    ㉠ 신음허腎陰虛 증상은 어지럽고, 귀에서 소리가 나고, 잘 잊어버리고, 귀에서 고름이 나오고, 밤에 잘 때 땀이 나고, 밤에 입과 목이 마르고, 두 손바닥과 발바닥, 그리

고 가슴 한가운데가 늘 화끈거리는 열감 때문에 불편하고, 갈증이 나고, 허리가 시리고, 뼈가 아프고, 정액이 그냥 흘러나오고, 변비가 있고, 소변이 노랗고, 오줌을 적게 누는 것들이다.

ⓒ 혀는 빨갛고 태가 없고(설홍무태舌紅無苔) 열문裂紋이 있다.

ⓒ 맥은 살짝 뜨면서 허하고 빠르다(맥부허삭脈浮虛數).

ⓔ 신음허腎陰虛 주된 증상은 밤에 입이 건조하고, 밤에 잘 때 땀이 나고, 혀가 붉고 벗겨진 태苔가 나타나는 것들이다.

② 병리

㉠ 음허陰虛 혹은 신정허腎精虛의 표현이 특징적으로 나타난다.

ⓒ 신음허腎陰虛로 골수가 생성되지 못하면 어지럽고, 귀에서 소리가 나고, 건망증이 생긴다.

ⓒ 신음부족腎陰不足은 진액부족津液不足이 되어서 건조를 유발하여 밤에 입이 건조하고, 소변이 황색이고, 변비가 생긴다.

ⓔ 신음부족腎陰不足은 신장 내부의 허열虛熱을 유발하여 두 손바닥과 발바닥, 그리고 가슴 한가운데가 늘 화끈거리는 열감 때문에 불편한 증상이 있고, 밤에 잘 때 땀이 나고, 혀가 붉고, 맥이 빠른 증상을 일으킨다.

ⓜ 허리가 시린 것과 뼈가 아픈 느낌은 신정腎精이 부족하여 뼈를 자양하지 못하기 때문이다.

③ 병의 원인

㉠ 주로 간, 심장, 폐의 만성질환이 신음허腎陰虛의 원인이 된다.

ⓒ 수년간에 걸친 과로로 유발된다.

ⓒ 지나친 성행위로 신정腎精이 고갈되어 유발된다.

ⓔ 열병熱病 후 진액이 고갈되어 유발되기도 한다.

ⓜ 생리량 과다 등의 오랜 기간의 혈 손실이 간혈허肝血虛를 일으키고, 간과 신장은 뿌리가 같기(간신동원肝腎同原) 때문에 이는 신음허腎陰虛를 유발할 수도 있다.

ⓗ 보양補陽 약물의 과다 복용으로 신음腎陰이 손상될 수도 있다.

④ 치료

　　㉠ 신음腎陰을 길러 준다.

　　㉡ 주요 혈위인 관원 · 태계 · 조해 · 음곡 · 축빈 · 삼음교 · 회음을 무통괄사요법의 뒤로 긁기로 각 혈자리의 경락유주의 방향으로 30회씩 괄剤(긁기)해 준다.

(5) 신양허腎陽虛

① 임상 시 나타나는 표현

　　㉠ 신양허腎陽虛의 증상은 허리가 시리고, 허리와 무릎이 차고, 으슬으슬 떨리고, 무릎이 약해지고, 얼굴색이 광백光白하고, 발기가 잘 되지 않고, 빠른 사정을 하고, 피곤하고, 소변량이 많으면서 소변색이 맑고, 다리가 붓고, 임신이 잘 안 되고, 식욕이 떨어지고, 변이 묽은 것들이다.

　　㉡ 혀는 담백淡白하고 부어 있고, 젖어 있다.

　　㉢ 맥은 깊고 약하다(침약맥沈弱脈).

　　㉣ 신양허腎陽虛의 주된 증상은 허리에 냉감이 있고, 소변량이 많으면서 소변색이 맑고, 혀가 담백淡白하고, 맥이 깊은(침맥沈脈) 것이다.

② 병리

　　㉠ 내한內寒의 표현이 전형적인 양허陽虛의 특징이다.

　　㉡ 신양腎陽이 부족하면 명문화命門火가 신체를 따뜻하게 해 주지 못하기 때문에 허리와 무릎에 냉감冷感이 있고 오한惡寒이 있다.

　　㉢ 신양腎陽이 부족하면 뼈와 등을 강건하게 할 기氣가 부족해서 허리와 무릎이 약해진다.

　　㉣ 신양腎陽이 부족하면 신정腎精을 기르거나 신양腎陽을 따뜻하게 해 주지 못하기 때문에 발기불능, 조루, 불임 등이 온다.

　　㉤ 신양腎陽이 부족하면 수액운화공능이 떨어져서 소변량이 많고 소변색이 맑아지거나 반대로 소변을 잘 못 보게 된다. 피부 밑에 수액이 축적되어 다리에 부종이 생기고, 혀가 붓고 젖어 있게 된다.

ⓗ 신양이 부족하면 혈과 비장을 자양하지 못해서 근맥에 힘이 없어져 피곤함을 많이 느끼게 된다.

ⓘ 비장이 신장으로부터 자양을 못 받으면 식욕이 저하되고 변이 묽어진다.

③ 병의 원인

ㄱ 오랜 만성질환으로 유발된다.

ㄴ 지나친 성행위가 원인이 될 수도 있다.

ㄷ 비기허脾氣虛에 기인한 오랜 기간의 담痰의 조체가 수습운화를 방해하여 신장을 손상시켜서 신양허腎陽虛를 유발할 수 있다.

④ 치료

ㄱ 신양腎陽을 따뜻하게 보해 준다.

ㄴ 주요 혈위인 신수 · 명문 · 관원 · 기해 · 태계 · 부류 · 지실을 무통괄사요법의 뒤로 긁기로 각 혈자리의 경락유주의 방향으로 30회씩 괄刮(긁기)해 준다.

(6) 신기불고腎氣不固(신기腎氣가 약해져서 가두고 잡아매는 기능이 약해진 것이다.)

① 임상 시 나타나는 표현

ㄱ 신기불고腎氣不固의 증상은 허리가 시리고 약하고, 맑고 가는 소변을 자주 보고, 소변을 보고 난 후에도 뇨기가 남아 있고, 밤에 소변을 지리고, 저절로 정액이 흘러나오고, 조루가 있고, 자궁이 밑으로 빠지고, 만성적인 대하帶下가 있는 것들이다.

ㄴ 혀는 담백淡白하다.

ㄷ 맥은 특히 척부가 깊고 약하다(침약맥沈弱脈).

ㄹ 신기불고腎氣不固의 주된 증상은 소변을 보고 난 후에도 뇨기가 남아 있고, 저절로 정액이 흘러나오는 것이다.

② 병리

ㄱ 본 병증은 기본적으로 신양허腎陽虛를 깔고 있기 때문에 명백히 찬 증상이 없어도 한증寒症의 일종이다.

ㄴ 요도 및 정관이 약해서 정액이 누설되는 이유는 하초下焦의 원기元氣와 명문화命門火

가 약하기 때문이다.

ⓒ 신기腎氣나 원기元氣가 약하면 방광의 기화공능氣化功能이 실조되어 자주 소변을 보거나, 요실금이 생기거나, 소변줄기가 가늘고, 소변을 보고 난 후에도 뇨기를 느낀다.

ⓔ 신기腎氣가 부족하면 고정하고 막아 두는 기능이 저하되어서 발기가 되지 않고, 사정하거나, 조루가 생기거나, 저절로 정액이 흘러나오고, 만성적인 대하帶下가 있게 된다.

ⓜ 야간에 소변을 보는 것은 양기陽氣가 실하지 못해서 야간에 음陰을 제어하지 못하기 때문이다.

ⓗ 신양의 부족은 비장을 자양하지 못해서 비장의 올리는 기능이 실조되어 자궁이 밑으로 빠지거나, 만성적인 대하帶下가 생기는 것이다.

③ 병의 원인

ⓐ 지나친 성행위가 가장 중요하고 빈번한 원인이다.

ⓑ 여성의 지나친 출산도 원인이 된다.

④ 치료

ⓐ 신기腎氣를 강화하고 안정시킨다.

ⓑ 주요 혈위인 신수 · 명문 · 태계 · 지실 · 관원을 무통괄사요법의 뒤로 긁기로 각 혈자리의 경락유주의 방향으로 30회씩 괄혜(긁기)해 준다.

(7) 신불납기腎不納氣(신기가 허하여 폐기를 받아들이지 못하는 것)

① 임상 시 나타나는 표현

ⓐ 신불납기腎不納氣의 증상은 호흡이 짧고 움직이면 심해지고, 빠르고 약한 호흡을 하고, 숨을 들어마시는 것이 곤란하고, 기침과 천식이 있고, 가만히 있어도 저절로 땀이 나고, 사지가 타고 얼굴이 붓고, 맑은 소변을 보고, 허리가 시리고, 정신이 피곤하고, 기력이 몹시 부치는 것들이다.

ⓑ 혀는 담백淡白하다.

ⓒ 맥은 약하고 긴장되어 있어 팽팽하고 깊다(약긴침맥弱緊沈脈).

ⓔ 신불납기腎不納氣의 주된 증상은 호흡이 짧고, 움직이면 심해지고, 가만히 있어도 저절로 땀이 나고, 맑은 소변을 보는 것들이다.

② 병리

㉠ 신양허의 일종으로 신장의 흡기吸氣 기능이 실조된 것이다.

㉡ 신장의 흡기吸氣 기능이 약해져서 상부에 더 많은 기기가 축적되고 하부는 약해져서 호흡이 짧아지거나, 들이마시는 호흡은 적고 내쉬는 호흡은 많은 천식이 발병한다.

㉢ 신장의 양기陽氣가 부족하면 인체의 모든 양기陽氣가 모자라게 되어 사지가 차거나 가만히 있어도 저절로 땀이 나는 증상 등이 생겨난다.

㉣ 양陽이 허해지면 소변이 맑고 길어진다.

㉤ 본 병증은 만성질환에 나타나기 때문에 육체적, 정신적 피로가 동반된다.

㉥ 신장과 폐의 상호 협조가 상실되어 호흡공능과 수액대사가 실조되어 부종이 발생한다.

③ 병의 원인

㉠ 폐와 신장이 선천적으로 약한 것이 원인이 되기도 한다.

㉡ 만성질환은 반드시 신장을 손상시킨다.

㉢ 지나친 육체 노동으로 유발될 수 있다.

④ 치료

㉠ 신양을 보하고 따뜻하게 해 주고, 신장이 기氣를 받아들이는 작용과 폐가 기氣를 맑게 하고 내려 주는 작용을 자극해 준다.

㉡ 주요 혈위인 태계 · 열결 · 조해 · 족삼리 · 신수 · 명문 · 기해 · 전중 · 신장 · 신주 · 부류를 무통괄사요법의 뒤로 긁기로 각 혈자리의 경락유주의 방향으로 30회씩 괄체(긁기)해 준다.

(8) 신정부족腎精不足

① 임상 시 나타나는 표현

㉠ 신정부족腎精不足의 증상은 소아의 경우는 뼈 발육의 부진과, 숨골이 늦게 닫히는 것

과, 지능 발달이 늦어지는 것들이고, 성인의 경우는 뼈가 약해지고, 무릎과 다리가 약해지고, 힘이 없고, 잘 잊어버리게 되고, 치아가 부실해지고, 빨리 늙고, 머리카락이 빠지고, 성기능이 무력해지고, 허리가 시린 것들이다.

ⓛ 혀는 붉고, 벗겨진 태가 나타난다.

ⓒ 맥은 살짝 떠있고 허하거나(부허맥浮虛脈), 양 가장자리보다 가운데가 약하여 북의 가죽을 누르는 것 같은 느낌이 든다(혁맥革脈).

ⓔ 신정부족腎精不足의 주된 증상은 소아의 뼈 발육 부진과, 성인의 무릎이 약해지는 것, 두발에 힘이 없는 것, 성기능 무력 등이다.

② 병리

ⓐ 본 병증은 정허精虛로 특징지어지기 때문에 성장과 뼈 발육, 생식 등과 같이 정精과 관계되는 모든 것들이 약해진다.

ⓛ 신정허腎精虛가 되면 뇌수를 채워 주지 못하기 때문에 소아의 지능 발달이 둔해지고, 성인의 건망증이 온다.

ⓒ 신정腎精은 머리카락과 깊은 연관이 있기 때문에 신정腎精이 허해지면 두발에 힘이 없어지고 빨리 약해지고 잘 빠지게 된다.

ⓔ 신정腎精은 성기능의 가장 기초이기 때문에 신정腎精이 허해지면 성기능이 감퇴한다.

③ 병의 원인

ⓐ 소아의 경우는 선천적으로 약하게 태어나는 것이다.

ⓛ 성인은 지나친 성생활과 노령老齡이 원인이다.

④ 치료

ⓐ 신정腎精을 자양滋養해 준다.

ⓛ 주요 혈위인 태계 · 조해 · 관원 · 신수 · 명문 · 현종 · 백회 · 대추 · 심수 · 대저를 무통괄사요법의 뒤로 긁기로 각 혈자리의 경락유주의 방향으로 30회씩 괄刮(긁기) 해 준다.

(9) 신양허腎陽虛 수범水泛(신양腎陽이 허해서 수水의 기화 작용이 저하되어 체내에 수습水濕이 정체되고 쌓임)

① 임상 시 나타나는 표현

ㄱ) 신양허腎陽虛 수범水泛의 증상은 특히 다리와 발목에 부종이 생기고, 다리와 무릎이 냉하고, 복부가 그득하고 답답하면서 당기고, 허리가 시리면서 차고, 맑은 색의 적은 소변을 보고, 수기水氣가 심장을 범하면 위의 증상에 가슴이 뛰고, 호흡이 곤란하고, 손이 찬 증상들이 더해지고, 수기水氣가 폐를 범하면 맑은 거품가래가 나오고, 기침을 하고, 천식이 있고, 움직이면 심해지는 호흡 곤란이 더해지는 것들이다.

ㄴ) 혀는 담백淡白하고 부어 있고, 백태白苔가 있다.

ㄷ) 맥은 깊고 약하고 느리다(침약지맥沈弱遲脈).

ㄹ) 신양허腎陽虛 수범水泛의 주된 증상은 발목에 부종이 생기고, 맥이 깊고 약하고, 혀가 담백하고 부어 있는 것들이다.

② 병리

ㄱ) 신양허腎陽虛가 심각해지면 수액水液이 피부 밑에 축적되어 부종이 발생한다.

ㄴ) 신양허腎陽虛는 심양허心陽虛를 유발하여 손이 차고 가슴이 두근두근 뛰는 증상이 생기고, 폐에도 영향을 끼쳐서 맑은 거품가래가 나오고, 신장의 기氣를 받아들이는 기능에도 영향을 끼쳐서 기침과 천식을 유발한다.

③ 병의 원인

ㄱ) 만성적인 담痰의 저장과 정체는 신장의 수액대사를 방해하여 본 병증을 일으킨다.

ㄴ) 비양허脾陽虛에서 전이되는 경우가 많다.

ㄷ) 심양허心陽虛로 수기水氣가 심장을 침범하여 가슴이 두근두근 뛰고, 호흡이 곤란하고, 손이 찬 증상들이 유발된다.

ㄹ) 폐기허肺氣虛로 폐가 한사寒邪를 축출하지 못해서 담痰이 생기고, 담痰이 수액水液으로 전환되어 폐에 조체되어서 맑은 거품가래가 나오고, 기침과 천식이 생기고, 움직이면 심해지는 호흡 곤란이 오게 된다.

④ 치료

    ㉠ 신양腎陽을 보해 주고, 따뜻하게 해 주고, 수水를 제거해 주고, 비양脾陽과 심양心陽을 보해 주고, 폐기肺氣를 보한다.

    ㉡ 주요 혈위인 명문 · 신수 · 비수를 무통괄사요법의 뒤로 긁기로 각 혈자리의 경락 유주의 방향으로 30회씩 괄례(긁기)해 주고, 삼초수 · 수분 · 수도 · 음릉천 · 삼음교 · 부류는 무통괄사요법의 뒤로 긁기로 각 혈자리의 경락유주의 반대 방향으로 30회씩 괄례(긁기)해 준다.

(10) 신음허腎陰虛 허화상염虛火上炎

① 임상 시 나타나는 표현

    ㉠ 신음허腎陰虛 허화상염虛火上炎의 증상은 뺨의 관자놀이 부위에 붉은 빛이 감돌고, 안절부절못하고, 들쭉날쭉한 기분이 들고, 밤에 잘 때 땀이 나고, 미열이 있고, 오후에 열이 오르고, 몸과 마음이 답답하고 열이 나서 손과 발을 가만히 두지 못하고, 불면증이 있고, 소변의 양이 적고 소변색이 짙고, 소변에 피가 섞여 나오고, 특히 야간에 인후가 건조하고, 허리가 시리고, 몽정을 하고, 과다성욕이 생기고, 변이 건조한 것들이다.

    ㉡ 혀는 붉고 벗겨진 태에 열문裂紋이 있고 혀끝이 특히 붉다.

    ㉢ 맥은 살짝 뜨고 허하고 빠르다(맥부허삭脈浮虛數).

    ㉣ 신음허腎陰虛 허화상염虛火上炎의 주된 증상은 뺨의 관자놀이 부위에 붉은 빛이 감돌고, 안절부절못하고, 야간에 인후가 건조하고, 오후에 열감이 있고, 혀가 붉고 벗겨진 태苔가 나타나는 것들이다.

② 병리

    ㉠ 본 변증은 신음허腎陰虛가 많이 진전되어 허화虛火가 위로 떠서 염증 반응을 일으킨 것이 특징이다.

    ㉡ 대부분의 증상은 음허陰虛에서 오는 허화상염虛火上炎과 건조함에 기인한다.

    ㉢ 뺨의 관자놀이 부위에 붉은빛이 감돌고, 오후에 열이 나는 것은 전형적인 음허陰虛

증상이다.

ⓔ 허화虛火로 정신이 교란되어 불면증과 안절부절못하는 것과 막연한 불안감이나 짜증이 생긴다.

ⓜ 음허陰虛는 진액이 말라 건조함이 생기는 것이기 때문에 인후가 마르고, 변이 건조하고, 소변에 피가 섞여 나오는 증상 등이 생기는 것이다.

③ 병의 원인

신음허腎陰虛와 동일하고 신음허腎陰虛에 만성적인 걱정 불안이 결합하여 생긴다.

④ 치료

ⓙ 신음을 길러 주고, 허열을 끄고, 정신을 안정시켜 준다.

ⓛ 주요 혈위인 태계 · 조해 · 연곡 · 축빈 · 관원 · 음곡 · 삼음교 · 통리 · 열결 · 어제를 무통괄사요법의 뒤로 긁기로 각 혈자리의 경락유주의 방향으로 30회씩 괄췌(긁기)해 준다.

(11) 신간음허腎肝陰虛

① 임상 시 나타나는 표현

ⓙ 신간음허腎肝陰虛의 증상은 얼굴에 화색이 없고, 뒷머리와 머리 꼭대기가 아프고, 잠을 잘 못 자면서 꿈을 많이 꾸고, 사지가 마비되면서 나무토막처럼 딱딱해지고, 뺨의 관자놀이 부위에 붉은 빛이 감돌고, 어지럽고, 목과 눈이 건조하고, 사물이 모호하게 보이고, 쉽게 화를 내고, 허리가 시리고, 인후가 건조하고, 귀에서 소리가 나고, 밤에 땀이 나고, 두 손바닥과 발바닥, 그리고 가슴 한가운데가 늘 화끈거리는 열감 때문에 불편하고, 변이 건조하고, 정액이 저절로 나오고, 생리량이 적거나 생리를 하지 않고, 임신이 잘 안 되는 것들이다.

ⓛ 혀는 붉고 벗겨진 태苔에 열문裂紋이 있다.

ⓒ 맥은 살짝 뜨고 허하거나(부허맥浮虛脈) 껄끄럽다(삽맥澁脈).

ⓔ 신간음허腎肝陰虛의 주된 증상은 목과 인후가 건조하고, 밤에 땀이 나고, 생리량이 적고, 혀가 붉고 벗겨진 태가 나타나는 것들이다.

② 병리

    ㉠ 본 변증에서 간음허肝陰虛는 간혈허肝血虛로 표현되고, 수생목水生木이기 때문에 간의 음혈陰血은 신음腎陰과 신정腎精의 자양滋養을 필요로 한다.

    ㉡ 양눈이 건조하면서 껄끄러운 것은 간음허肝陰虛로 유발된 것이고, 불면증이 있으면서 꿈을 많이 꾸고, 사지가 마비되는 느낌이 들고, 사물이 모호하게 보이고, 생리량이 적거나 생리를 하지 않는 것은 간혈허肝血虛로 유발된 것들이다.

    ㉢ 두통은 간혈허肝血虛로 인한 것이다.

    ㉣ 나머지 증상들은 모두 신음허腎陰虛나 허열虛熱에 의한 것들이다.

    ㉤ 불임은 간혈허肝血虛와 신정허腎精虛에서 기인한다.

    ㉥ 맥이 뜨면서 허한 것(부허맥浮虛脈)은 음허陰虛이고, 껄끄러운 것은(삽맥澁脈) 혈허血虛로 인한 것이다.

③ 병의 원인

    기본적으로 신음허腎陰虛와 간혈허肝血虛에 분노, 좌절, 우울 등의 감정이 결합된 것이 원인이다.

④ 치료

    ㉠ 간음肝陰과 신음腎陰을 길러 준다.

    ㉡ 주요 혈위인 태계 · 조해 · 곡천 · 관원 · 신수 · 비수 · 격수 · 간수 · 천주 · 백회를 무통괄사요법의 뒤로 긁기로 각 혈자리의 경락유주의 방향으로 30회씩 괄刮(긁기) 해 준다.

(12) 신심불교腎心不交(신장과 심장의 교류가 원활하지 않음)

① 임상 시 나타나는 표현

    ㉠ 신심불교腎心不交의 증상은 가슴이 두근두근 뛰고, 가슴이 답답하고, 불면증과 건망증이 있고, 어지럽고, 귀에서 소리가 나고 고름이 나오고, 허리가 시리고, 몽정을 하고, 오후에 열이 오르고, 밤에 잘 때 땀이 나고, 소변의 양이 적고 소변색이 짙은 것들이다.

    ㉡ 혀는 붉고 혀끝이 더 붉다. 벗겨진 태에 중앙에서 혀끝까지 이어지는 열문裂紋이 있다.

ⓒ 맥은 살짝 떠 있고 허하면서 빠르다(맥부허삭脈浮虛數).

ⓔ 신심불교腎心不交의 주된 증상은 가슴이 두근두근 뛰고, 불면증이 있고, 밤에 잘 때 땀이 나고, 혀는 붉고 혀끝이 더 붉고, 벗겨진 태에 중앙에서 혀끝까지 이어지는 열문裂紋이 있는 것들이다.

② 병리

ⓐ 본 변증은 신음腎陰이 심음心陰을 자양하지 못해서 일어난다. 신음腎陰이 심화心火를 식히지 못하고 심화心火가 신장을 따뜻하게 해 주지 못해서 발생한다.

ⓑ 정精은 신神의 기초이다. 신심腎心의 관계는 정신精神의 관계로 표현된다.

ⓒ 신음허腎陰虛는 심음허心陰虛를 초래하여 심장에 허열虛熱이 발생하여 안절부절못하고, 잠을 잘 못 자고, 가슴이 뛰고, 혀끝이 붉은 증상들이 생긴다.

ⓓ 건망증이 생기고, 어지럽고, 귀에서 소리가 나고 고름이 나는 것은 신음허腎陰虛로, 뇌나 귀가 자양滋養을 받지 못해서 발생한다.

ⓔ 신장의 허열虛熱이 위로 뜨면 오후에 열감이 있고, 소변량이 적고 소변색이 짙고, 혀가 붉고, 맥이 빠른 증상들이 나타난다.

③ 병의 원인

기본적으로 신음허腎陰虛와 동일하고 걱정, 슬픔, 우울 등의 감정 상태가 더해진 것이다.

④ 치료

ⓐ 신장과 심장의 음陰을 길러 주고, 심장을 맑게 하고, 허열虛熱을 꺼 준다.

ⓑ 주요 혈위인 인당 구미 · 본신 · 신정 · 태계 · 축빈 · 음곡 · 관원 · 삼음교를 무통 괄사요법의 뒤로 긁기로 각 혈자리의 경락유주의 방향으로 30회씩 괄剤(긁기)해 주고, 신문 · 음극 · 통리 · 심수 · 내관은 무통괄사요법의 뒤로 긁기로 각 혈자리의 경락유주의 반대 방향으로 30회씩 괄剤(긁기)해 준다.

(13) 신폐음허腎肺陰虛

① 임상 시 나타나는 표현

ⓐ 신폐음허腎肺陰虛의 증상은 야간에 마른기침이 심하고, 입이 마르고, 움직이면 호흡

곤란이 심해지고, 허리가 시리고, 사지에 힘이 없고, 오후에 미열이 있고, 밤에 잘 때 땀이 나고, 정액이 저절로 흘러나오고, 두 손바닥과 발바닥, 그리고 가슴 한가운데가 늘 화끈거리는 열감 때문에 불편한 것들이다.

ⓛ 혀는 붉고, 벗겨진 태에 폐 부위에 두 줄기의 횡단 열문裂紋이 있다.

ⓒ 맥은 살짝 떠 있고 허하다(부허맥浮虛脈).

ⓡ 신폐음허腎肺陰虛의 주된 증상은 마른기침이 나오고, 오후에 열감이 있고, 밤에 잘 때 땀이 나고, 혀가 붉고 벗겨진 태苔가 있는 것들이다.

② 병리

ⓖ 신장과 폐의 음허陰虛로 유발된다.

ⓛ 음허이면 허열이 발생하여 진액을 말리므로 입이 마르고, 마른기침을 하게 된다.

ⓒ 움직이면 심해지는 호흡곤란은 신장의 기氣를 받아들이는 기능이 실조되어 나타난다.

ⓡ 본 변증은 인체의 기氣가 거의 소진된 만성질환이기 때문에 사지에 힘이 없는 것이다.

ⓜ 밤에 잘 때 땀이 나고, 정액이 저절로 흘러나오고, 오후에 열이 나고, 두 손바닥, 발바닥, 그리고 가슴 한가운데가 늘 화끈거리는 열감 때문에 불편하고, 부허맥浮虛脈이 나타나는 것은 신음허腎陰虛 증상들이다.

③ 병의 원인

ⓖ 기본적으로 신음허腎陰虛와 동일하며 오랜 걱정으로 인한 폐기肺氣의 손상이 더해진 것이다.

ⓛ 만성적인 폐음허肺陰虛에서도 발전될 수 있다.

④ 치료

ⓖ 신장과 폐의 음陰을 길러 주고, 진액을 늘려 준다.

ⓛ 주요 혈위인 태계 · 열결 · 조해 · 고황 · 태연 · 중부 · 삼음교 · 관원을 무통괄사요법의 뒤로 긁기로 각 혈자리의 경락유주의 방향으로 30회씩 괄刮(긁기)해 준다.

(14) 신비양허腎脾兩虛

① 임상 시 나타나는 표현

    ㉠ 신비양허腎脾兩虛의 증상은 육체적·정신적 피로가 있고, 가래가 나오고 호흡이 곤란하고, 목소리가 작고, 자꾸 눕고 싶고, 배가 팽팽하게 당기고, 식욕이 없고, 으슬으슬 춥고, 사지가 냉하고, 소변이 맑고, 변이 묽고, 새벽에 설사를 하고, 복부와 다리에 부종이 있고, 허리에 냉감이 있고, 배에서 꾸르륵 소리가 나고, 하복부와 다리가 냉한 것들이다.

    ㉡ 혀는 담백淡白하고 부어 있다.

    ㉢ 맥은 깊고 약하고 느리다(침약지맥沈弱遲脈).

    ㉣ 신비양허腎脾兩虛의 주된 증상은 몸에 냉감이 있고, 특히 허리 부위에 냉감을 느끼고, 만성설사를 하고, 맥이 깊고 약하고 느린 것들이다.

② 병리

    ㉠ 본 변증은 만성 비양허脾陽虛에서 발전된 것이다.

    ㉡ 비장은 후천지기後天之氣의 근원이기 때문에 비장의 기운이 약하면 목소리가 작고, 자꾸 눕고 싶고, 정신적으로 피로감을 많이 느낀다.

    ㉢ 비장이 사지를 주관하기 때문에 비양脾陽이 허하면 사지를 따뜻하게 해 주지 못해서 사지가 차고, 신양허腎陽虛는 명문화命門火의 쇠약으로 한증寒症을 가중시켜서 허리에도 냉감을 느끼게 된다.

    ㉣ 신양허腎陽虛이면 수액水液이 정체되어 부종이 생기고, 소변량이 많아지고, 심하면 양陽이 쇠진하여 수액을 전혀 못 움직이기 때문에 소변이 잘 안 나온다.

    ㉤ 신장의 양陽이 약하면 복부의 수액水液을 움직여 주지 못해서 비장의 수습운화공능水濕運化功能에 장애를 유발하여 만성적인 설사가 생기게 된다.

③ 병의 원인

    ㉠ 기본적으로 신양허腎陽虛와 동일하고, 여기에 더하여 차고 익히지 않은 음식을 많이 먹어서 생긴다.

    ㉡ 만성적인 비양허脾陽虛에서 생길 수도 있다.

④ 치료

    ㉠ 비장과 신장을 따뜻하게 해 주고 양陽을 보해 준다.

    ㉡ 주요 혈위인 태계 · 부류 · 신수 · 명문 · 비수 · 위수 · 족삼리 · 기해 · 상거허 · 천추 · 대장수를 무통괄사요법의 뒤로 긁기로 각 혈자리의 경락유주의 방향으로 30회씩 괄제(긁기)해 준다.

6. 위장변증

(1) 위장의 공능

① 음식을 부수고 소화시키는 작용을 한다. 비장은 수곡정미水穀精微를 분리하여 몸의 각 부위에 보내는 작용을 한다.

② 위는 비장과 함께 중초에서 승강昇降(오르고 내림)을 주관한다. 위기胃氣는 소화된 음식을 아래로 내리고, 비기脾氣는 곡기穀氣를 폐와 심장으로 올린다.

③ 폐기肺氣는 아래로 신장과 방광과 만나고, 심기心氣는 아래로 소장과 신장과 만난다. 신기腎氣는 위로 폐와 심장과 만나고, 간기肝氣는 모든 방향으로 조화롭게 흐른다.

④ 중초中焦에서 이런 복잡한 기기氣機의 교차交叉가 일어나게 되는데, 위장이 중초中焦에서 기기氣機를 통하게 하고 퍼져 나가게 하는 결정적인 역할을 한다. 그래서 위는 기氣가 체하거나 음식에 체하게 되는 것에 종종 영향을 받는다.

⑤ 위장은 비장과 함께 후천지기後天之氣의 근원이다. 후천적으로 생성되는 모든 기氣의 근원이기 때문에 위허胃虛로 기氣의 생성이 충분치 못하게 되면 피곤함과 나약함이 초래된다.

⑥ 위는 수액水液의 원천이기 때문에 음허陰虛에 영향을 받는다.

(2) 일반적인 병인

① 식품 : 위장병의 주요 원인이다.

㉠ 음식의 성질

ⓐ 불에 익힌 것이나 훈제 음식 등의 건조한 음식은 위음허胃陰虛를 초래할 수 있다.

ⓑ 지나치게 매운 음식은 위열胃熱을 유발할 수 있다.

ⓒ 지나치게 찬 음식은 위한胃寒을 유발할 수 있다.

㉡ 식사의 규칙성 여부

밤늦게 식사를 하는 것은 음陰 에너지를 소모시켜 위음허胃陰虛를 초래할 수 있다.

㉢ 식사 시 상태

ⓐ 짧은 시간의 급한 식사와, 식사 시 일 걱정을 하거나, 달리면서 음식을 먹으면 기체氣滯을 유발할 수 있다.

ⓑ 식사 시에 책을 읽으면 기허氣虛를 유발할 수 있다.

② 정신과 감정의 문제

위장은 걱정과 생각을 많이 하는 것에 가장 영향을 많이 받는다.

㉠ 걱정은 기체를 유발하여 위가 아프고, 트림이 나오고, 매스꺼움을 일으킨다.

㉡ 지나친 정신 노동은 위기허胃氣虛를 유발한다.

㉢ 성냄, 좌절, 분노 등의 감정은 간기체를 유발하여 위에 영향을 미쳐서 매스꺼움과 트림, 당기듯이 아픈 통증 등을 일으킬 수 있다.

③ 기후

한사寒邪가 바로 위로 들어가면 내한內寒을 유발하여 갑자기 위가 아프고 구토 등을 일으킬 수 있다.

(3) 위장의 변증

① 허증虛證에는 위기허胃氣虛, 위허한胃虛寒, 위음허胃陰虛가 있다.

② 실증實證에는 위화胃火(혹 담화痰火), 한사범위寒邪犯胃, 위기상역胃氣上逆, 식체위완食滯胃脘, 위중혈어胃中血瘀가 있다.

(4) 위기허胃氣虛

① 임상 시 나타나는 표현

　㉠ 위기허胃氣虛의 증상은 위 부위에 불편한 감이 있고, 식욕이 없고, 변이 묽게 나오고, 특히 아침에 피곤하고, 사지에 힘이 없는 것들이다.

　㉡ 혀는 담백淡白하다.

　㉢ 맥은 허하다(허맥虛脈).

　㉣ 위기허胃氣虛의 주된 증상은 특히 아침에 피곤하고, 위 부위에 불편한 감이 있고, 맥脈이 허虛한 것이다.

② 병리

　㉠ 위는 후천지기後天之氣의 근원이므로 위가 약하면 모든 장부의 기氣가 약해진다.

　㉡ 특히 위경胃經의 시간인 아침 7~9시 사이에 피곤한 것이 주된 증상이다.

　㉢ 위의 밑으로 내리는 기능이 실조되면 위 부위에 은은하게 불편한 느낌이 생긴다.

　㉣ 위기허胃氣虛가 비기허脾氣虛에 영향을 주면 식욕이 없어지고, 변이 묽고, 혀가 담백淡白하고, 입맛이 없어진다.

　㉤ 위기胃氣가 약해지면 수곡水穀의 정기精氣를 사지로 운반하지 못해서 사지가 무력해진다.

③ 병의 원인

　㉠ 위장병증의 가장 큰 요인은 음식이다. 영양 부족은 위기허胃氣虛를 유발할 수 있다.

　㉡ 위기허胃氣虛는 만성질환으로 인해 전반적으로 기氣가 약해지면 발생할 수 있다.

④ 치료

　㉠ 위장의 기氣를 보해 준다.

　㉡ 주요 혈위인 족삼리 · 중완 · 위수 · 기해를 무통괄사요법의 뒤로 긁기로 각 혈자리의 경락유주의 방향으로 30회씩 괄刮(긁기)해 준다.

(5) 위허한胃虛寒

① 임상 시 나타나는 표현

    ㉠ 위허한胃虛寒의 증상은 위 부위에 불편한 감이 있다가 배변 후에 악화되고, 식후에는 호전되며, 손을 올려 놓으면 기분이 좋고, 식욕이 없고, 따뜻하게 해 주면 금방 좋아지고, 물 같은 가래를 뱉고, 갈증은 없고, 사지가 차고, 피곤함을 느끼는 것들이다.

    ㉡ 혀는 담백淡白하고 부어 있다.

    ㉢ 맥은 깊고 약하다(침약맥沈弱脈).

    ㉣ 위허한胃虛寒의 주된 증상은 위 부위가 불편하다가 식후에는 호전되며, 피곤하고, 사지가 찬 증상들이다.

② 병리

    ㉠ 위기허胃氣虛와 한증寒症이 결합된 것이다.

    ㉡ 본 변증은 비양허脾陽虛와 사지가 차고, 변이 묽고, 물 같은 가래를 뱉고, 따뜻한 것을 마시는 것을 좋아하고, 맥은 깊은 증상과 밀접하다.

    ㉢ 위장과 대장은 같은 양명경이다. 위기허가 오면 대장에도 영향을 미치어 배변이 악화된다.

    ㉣ 위 부위의 불편감은 허증에서 비롯된 것이기 때문에 밥을 먹거나 만지면 호전된다.

③ 병의 원인

    ㉠ 영양이나 단백질이 부족하거나 차고 익히지 않은 음식을 많이 먹을 때 발생한다.

    ㉡ 오랜 만성질환으로 비양脾陽과 위양胃陽이 손상되어 생긴다.

    ㉢ 한사寒邪가 위를 침범한 후 제거가 안 되면 위의 기능을 방해하여 위기허胃氣虛가 발생한다.

④ 치료

    ㉠ 따뜻하게 해 주고 위장과 비장의 기운을 보해 준다.

    ㉡ 주요 혈위인 족삼리 · 중완 · 비수 · 위수 · 기해를 무통괄사요법의 뒤로 긁기로 각 혈자리의 경락유주의 방향으로 30회씩 괄痧(긁기)해 준다.

(6) 위음허胃陰虛

① 임상 시 나타나는 표현

ⓐ 위음허胃陰虛의 증상은 식욕이 없고, 오후에 미열이 나고, 변비가 있거나 변이 건조하고, 위 부위에 통증이 있고, 특히 오후에 입과 인후가 건조하고, 갈증이 있지만 입술만 적실 정도로 물을 적게 마시고, 식후에 팽만감이 있는 것들이다.

ⓛ 혀는 붉고, 중앙에 벗겨진 태苔가 나타나거나 태苔가 없다.

ⓒ 맥은 살짝 떠 있고 허하다(부허맥浮虛脈).

ⓡ 위음허胃陰虛의 주된 증상은 위 부위에 통증이 있고, 입이 건조하고, 혀가 붉고, 혀의 중앙에 벗겨진 태苔가 나타나거나 태苔가 없는 것들이다.

② 병리

ⓐ 위는 진액津液의 근원이므로 음진陰津이 부족하면 건조함을 유발하여 변이 건조하고, 입과 인후가 마르고, 목은 마른데 물은 잘 마시지 않는 증상들이 나타난다.

ⓛ 오후에 미열이 있거나 열감이 있는 것은 음허陰虛를 반영한다.

ⓒ 위음허의 가장 대표적인 증상은 혀가 붉고, 중앙에 벗겨진 태苔가 나타나거나 태苔가 없는 것이다.

③ 병의 원인

ⓐ 위음허胃陰虛의 가장 큰 원인은 늦은 밤에 먹거나, 끼니를 거르거나, 급하게 먹거나, 식사 중에 일 걱정을 하거나, 식후에 바로 일을 시작하는 것들과 같은 불규칙한 식습관이다.

ⓛ 오랜 위기허胃氣虛는 위음허胃陰虛를 유발한다.

④ 치료

ⓐ 위음胃陰을 자양滋養하고, 음진陰津을 길러 준다.

ⓛ 주요 혈위인 중완 · 족삼리 · 삼음교 · 태백을 무통괄사요법의 뒤로 긁기로 각 혈자리의 경락유주의 방향으로 30회씩 괄테(긁기)해 준다.

(7) 위화胃火(혹 담화痰火)

① 임상 시 나타나는 표현

ㄱ 위화胃火의 증상은 위 부위에 타는 듯한 통증이 있고, 갈증이 있고, 찬 것을 마시는 것을 좋아하고, 빨리 소화가 되고, 치아와 잇몸에 통증이 있고, 잇몸에서 피가 나고, 대변이 끈적거리고, 정신과 감정이 혼란하고, 잠을 잘 못 자는 것들이다.

ㄴ 혀는 붉고, 태苔가 두껍고 노랗고 건조하다. 담화痰火의 경우는 태苔가 두껍고 노랗고 끈적하거나 중앙 열문 안쪽에 누런 혓바늘이 돋아 있다.

ㄷ 맥은 힘이 있고, 깊고 빠르다(맥침실삭脈沈實數). 담화痰火의 경우는 미끄럽고 힘이 있고 빠르다(맥활실삭脈滑實數).

ㄹ 위화胃火의 주된 증상은 위 부위에 타는 듯한 통증이 있고, 갈증이 있고, 찬 것을 마시는 것을 좋아하고, 혀가 붉고 두꺼운 황태가 있는 것들이다.

② 병리

ㄱ 위화胃火는 진액을 태워 갈증과, 변비와, 혀를 건조하게 만든다.

ㄴ 위열胃熱은 위경락의 혈血을 날뛰게 해서 잇몸에서 피가 나게 하고, 위화胃火가 위로 올라가 염증 반응을 일으켜서 이와 잇몸을 아프게 한다.

ㄷ 실열實熱은 위기胃氣가 내려오는 것을 방해하여 신물이 올라오고, 헛구역질과 구토가 생기게 한다.

ㄹ 담화痰火의 경우는 위 부위가 그득하고 답답한 느낌이 들고, 담습痰濕의 경우는 미약한 갈증을 느낀다.

ㅁ 담痰과 화火는 정신과 감정에 영향을 미치어 불면증, 미친 증상, 우울증을 일으킨다.

ㅂ 담痰과 화火는 혀 가운데 열문과 혓바늘을 생기게 하고, 누렇고 끈적한 태苔를 생기게 한다.

③ 병의 원인

ㄱ 뜨거운 음식을 많이 먹거나 흡연을 많이 하여 생긴다.

ㄴ 담화痰火의 경우는 뜨거운 음식, 튀김 종류의 기름기가 많은 음식을 먹어서 생긴다.

④ 치료

    ㉠ 위열胃熱을 끄고, 위기胃氣의 하강下降을 촉진한다.

    ㉡ 주요 혈위인 양문·내정·여태·삼음교·내관을 무통괄사요법의 뒤로 긁기로 각 혈자리의 경락유주의 반대 방향으로 30회씩 괄췌(긁기)해 주고, 중완·상완은 무통괄사요법의 뒤로 긁기로 각 혈자리의 경락유주의 방향으로 30회씩 괄췌(긁기)해 준다.

(8) 한사범위寒邪犯胃

① 임상 시 나타나는 표현

    ㉠ 한사범위寒邪犯胃의 증상은 위 부위에 당기는 듯한 통증이 있고, 냉감이 있고, 따뜻하게 해 주는 것을 좋아하고, 물 같은 가래를 뱉고, 찬 것을 마시면 즉시 토하고, 따뜻한 것을 마시는 것을 좋아하는 것들이다.

    ㉡ 혀에 두껍고 흰 태가 있다(후백태厚白苔).

    ㉢ 맥은 깊고, 느리고 긴장되어 있듯이 팽팽하다(맥침지긴脈沈遲緊).

    ㉣ 한사범위寒邪犯胃의 주된 증상은 위 부위에 당기는 듯한 통증이 있고, 냉감이 있고, 구토를 하고, 맥이 깊고 긴장되어 있듯이 팽팽한 것들이다.

② 병리

    ㉠ 외감한사外感寒邪가 갑작스럽게 위를 침범하여 생긴 것이다.

    ㉡ 위는 대장, 소장, 방광과 같이 한사寒邪가 직중直中(바로 들어오는)하는 장기의 하나이다.

    ㉢ 한사寒邪가 위기胃氣의 하강下降을 방해하여 구토와 위 부위의 통증이 생긴다.

    ㉣ 한사寒邪가 위양胃陽과 비양脾陽을 손상시켜 냉감과 따뜻한 것을 마시는 것을 좋아하고, 찬 것을 마시면 바로 토하고, 맥이 느린 증상들을 일으킨다.

③ 병의 원인

    외감한사外感寒邪가 위를 침범하거나, 찬 것을 많이 먹고 마셔서 발생한다.

④ 치료

    ㉠ 중초中焦를 따뜻하게 하고, 찬 것을 흩트리고, 위기胃氣의 하강下降을 촉진한다.

ⓛ 주요 혈위인 양문 · 공손 · 상완 · 양구를 무통괄사요법의 뒤로 긁기로 각 혈자리의
경락유주의 반대 방향으로 30회씩 괄痧(긁기)해 준다.

(9) 위기상역胃氣上逆

① 임상 시 나타나는 표현

ⓐ 위기상역胃氣上逆의 증상은 구역질이 나고, 트림이 나고, 딸꾹질이 나는 것들이다.

ⓛ 혀는 변화가 없다.

ⓒ 맥은 긴장되어 팽팽한 느낌이 든다(긴맥緊脈).

② 병리

ⓐ 위기胃氣의 하강下降하는 공능이 실조失調되어 나타난다.

ⓛ 보통 위화胃火나 한사범위寒邪犯胃에 수반하여 나타난다.

ⓒ 모든 증상은 위기胃氣의 하강下降 공능의 실조로, 위기胃氣가 위(上)로 역기逆氣되어
나타난다.

③ 병의 원인

지나친 근심 걱정이 위기胃氣의 하강下降을 방해하여 나타난다.

④ 치료

ⓐ 역기逆氣된 위기胃氣를 내리고, 위기胃氣의 하강下降을 촉진한다.

ⓛ 주요 혈위인 상완 · 하완 · 내관 · 공손을 각 혈자리의 무통괄사요법의 뒤로 긁기로
경락유주의 반대 방향으로 30회씩 괄痧(긁기)해 준다.

(10) 식체위완食滯胃脘

① 임상 시 나타나는 표현

ⓐ 식체위완食滯胃脘의 증상은 식욕이 없고, 위 부위가 팽팽하게 당기면서 그득하고, 구
역질이 나고, 입냄새가 나고, 쓴물이 올라오고, 딸꾹질을 하고 불면증이 있는 것들
이다.

ⓛ 혀는 태苔가 두꺼우면서 희거나(후백태厚白苔) 두꺼우면서 노랗다(후황태厚黃苔).

ⓒ 맥은 힘이 있으면서 미끄럽다(맥실활脈實滑).

ⓔ 식체위완食滯胃脘의 주된 증상은 부위가 팽팽하게 당기면서 그득하고, 쓴물이 올라오고, 설태舌苔가 두꺼운 것들이다.

② 병리

㉠ 한寒 또는 열熱과 결합하여 후백태厚白苔나 후황태厚黃苔가 나타난다.

ⓛ 음식이 체해서 위기胃氣의 하강下降을 방해하면 구역질이 나고, 팽팽하고 그득한 느낌이 들고, 딸꾹질이 나오고, 쓴물이 올라온다.

ⓒ 음식이 위에 오래 머물러서 발효되면 그 냄새가 입으로 올라와 입냄새가 나고, 음식이 체해서 중초中焦의 기氣를 막으면 심장의 기운이 하강下降하는 것을 방해하여 정신과 감정을 교란하여 불면증이 생기게 된다.

ⓔ 활맥滑脈은 식체食滯를 반영한다.

③ 병의 원인

과식을 하거나, 급히 먹거나, 식사 중 근심 걱정을 하여 유발된다.

④ 치료

㉠ 음식이 체한 것을 내려 주고, 위기胃氣의 하강下降을 촉진해 준다.

ⓛ 주요 혈위인 상완 · 하완 · 양문 · 내정 · 여태 · 공손 · 내관을 무통괄사요법의 뒤로 긁기로 각 혈자리의 경락유주의 반대 방향으로 30회씩 괄혜(긁기)해 준다.

(11) 위중혈어胃中血瘀

① 임상 시 나타나는 표현

㉠ 위중혈어胃中血瘀의 증상은 위 부위에 찌르는 듯한 통증이 있고, 따뜻하게 해 주거나 눌러 주면 악화되고, 밥을 먹은 후에 통증이 심해지고, 검은색의 피를 토하고, 피가 섞인 변을 보는 것들이다.

ⓛ 혀는 자색 반점이 있는 보라색이다.

ⓒ 맥은 거문고 줄을 누르듯이 팽팽하고 껄끄럽다(맥현삽脈弦澁).

ⓔ 위중혈어胃中血瘀의 주된 증상은 위 부위에 찌르는 듯한 통증이 있고, 검은색의 피를

토하는 것들이다.

② 병리

㉠ 혈어血瘀는 찌르는 듯한 통증을 수반한다.

㉡ 혈어血瘀가 있으면 피의 색깔이 검다.

㉢ 위는 대장과 같은 양명경陽明經이기 때문에 위에 어혈瘀血이 있으면 대장에도 영향을 주어 변에 피가 섞여 나온다.

㉣ 혀의 색깔이 보라색인 것은 어혈瘀血을 반영한다.

③ 병의 원인

㉠ 위화胃火나 식체食滯나 간기범위肝氣犯胃와 같은 만성질환에서 기인되는 경우가 많다.

㉡ 성냄, 분노, 좌절, 우울 등의 감정이 간기체肝氣滯를 유발하여 혈어血瘀가 유발되는 경우도 있다.

④ 치료

㉠ 어혈瘀血을 제거하고, 위기胃氣의 하강下降을 촉진한다.

㉡ 주요 혈위인 하완·양문·양구·혈해·격수·간수를 무통괄사요법의 뒤로 긁기로 각 혈자리의 경락유주의 반대 방향으로 30회씩 괄刮(긁기)해 준다.

7. 소장변증

(1) 소장의 공능

일차 소화된 음식의 맑고 탁한 것을 구별하고, 방광과 직결되어 방광의 기화氣化 공능을 돕는다.

(2) 일반적인 병인

① 식품

소장은 음식물의 온도에 민감하다. 익히지 않고 찬 음식을 많이 먹으면 한증寒症을, 열이 많은 음식을 먹으면 열증熱症을 유발한다.

② 정신과 감정의 문제

소장은 슬픔에 영향을 받는다. 슬픔은 정신을 혼탁하게 하고 건전한 판단을 못하게 한다.

(3) 소장의 변증

① 실증實證에는 소장실열小腸實熱, 소장기통小腸氣痛, 소장기폐색小腸器腸閉塞, 소장의 기생충 감염이 있다.

② 허증虛證에는 소장허한小腸虛寒이 있다.

(4) 소장실열小腸實熱

① 임상 시 나타나는 표현

㉠ 소장실열小腸實熱의 증상은 가슴이 답답하고, 입과 혀에 창양이 생기고, 인후에 통증이 있고, 귀에서 고름이 나오고, 배가 아프고, 갈증이 있고, 소변량이 적으며 색깔이 짙고, 소변을 볼 때 통증이 있고, 소변에 피가 섞여 나오는 것들이다.

㉡ 혀는 붉은데 혀끝이 더 붉고 살짝 부어 있고 누런태가 있다.

㉢ 맥은 폭이 넓고 힘있게 뛰며 빠르다(맥홍삭脈洪數).

㉣ 소장실열小腸實熱의 주된 증상은 입과 혀에 창양이 생기고, 배가 아프고, 소변량이 적으며 색깔이 짙고, 소변을 볼 때 통증이 있는 것들이다.

② 병리

㉠ 본 변증은 심화상염心火上炎과 밀접하고, 팔강변증八綱辨證으로는 리실열증裏實熱證에 해당된다.

㉡ 심화心火로 가슴이 답답하고, 입과 혀에 창양이 생기고, 인후통이 있고, 갈증이 생긴다.

㉢ 심화心火가 소장으로 전이되면 소장의 맑고 탁한 것을 구분하는 공능을 방해하여 소변이 짧고 붉고, 소변을 볼 때 통증이 있고, 소변에 피가 섞여 나온다.

㉣ 귀에서 고름이 나는 것은 소장경락이 화火로 폐색閉塞되어 생긴다.

ⓜ 혀가 붉은 것은 실열實熱을 반영하고, 혀끝이 더 붉은 것은 심화心火를 반영하는 것이다.

ⓗ 맥이 빠른 것(삭맥數脈)은 열을 나타내고, 맥의 폭이 넓고 힘 있게 뛰는 것(홍맥洪脈)은 심화心火 때문이다.

③ 병의 원인

㉠ 정신과 감정의 문제에서 많이 발생한다.

㉡ 오랜 근심 걱정으로 발생할 수 있다.

㉢ 여러 가지 일을 한꺼번에 성취하기 위해서 각기 다른 방향에서 열심히 하는 등의 생활 양식이 원인이 되기도 한다.

④ 치료

㉠ 심장과 소장의 화火를 끈다.

㉡ 주요 혈위인 전곡 · 양곡 · 통리 · 소부 · 하거허를 무통괄사요법의 뒤로 긁기로 각 혈자리의 경락유주의 반대 방향으로 30회씩 괄刮(긁기)해 준다.

(5) 소장기통小腸氣痛(배꼽 아래 좌우쪽이 꼬이는 듯이 아픈 것)

① 임상 시 나타나는 표현

㉠ 소장기통小腸氣痛의 증상은 아랫배와 허리 부위가 갑자기 아프고, 복부가 그득하면서 당기고, 만지면 싫어하고, 배에서 꾸르륵 소리가 나고, 가스가 차고, 고환이 당기고 아픈 것들이다.

㉡ 혀는 백태白苔가 나타난다.

㉢ 맥은 깊고 거문고줄을 누르는 것처럼 팽팽하다(맥침현脈沈弦).

㉣ 소장기통小腸氣痛의 주된 증상은 아랫배와 허리 부위가 갑자기 아프고, 배에서 꾸르륵 소리가 나고, 맥이 깊고 거문고줄을 누르는 것처럼 팽팽한(맥침현脈沈弦) 것들이다.

② 병리

㉠ 본 변증은 소장에 기氣가 조체된 것과 간기범비肝氣犯脾와 밀접하다.

ⓛ 급성急性은 전부 실증實證이고, 만성慢性은 간기체肝氣滯와 비기허脾氣虛가 섞여 있는

것과 같이 실증實證과 허증虛證이 섞여 있는 것이다.

ⓒ 모든 증상은 소장과 간의 기체氣滯로 인한 것이다. 간의 소통시키고 풀어 주는 공능

과 소장의 수액운화공능水液運化功能이 방해를 받아 생기는 것이다.

ⓔ 기체는 당기는 통증(창통脹通)을 일으킨다.

ⓜ 맥이 깊고 거문고줄을 누르듯이 팽팽한 것은(맥침현脈沈弦) 리裏에서 기氣가 폐색閉塞

된 것을 반영하는 것이다.

③ 병의 원인

ⓐ 차고 익히지 않은 음식을 많이 먹어서 소장의 기능이 실조되어 생긴다.

ⓛ 성냄, 분노, 좌절 등의 감정이 간기체肝氣滯를 유발하여 발생한다.

④ 치료

ⓐ 하초下焦의 기氣를 잘 통하게 하고, 간기肝氣를 풀어 준다.

ⓛ 주요 혈위인 기해 · 양릉천 · 장문 · 대거 · 귀래 · 삼음교 · 태충 · 하거허를 무통괄

사요법의 뒤로 긁기로 각 혈자리의 경락유주의 반대 방향으로 30회씩 괄제(긁기)해

준다.

(6) 소장기폐색小腸器腸閉塞

① 임상 시 나타나는 표현

ⓐ 소장기폐색小腸器腸閉塞의 증상은 극심한 복통이 있고, 배가 팽팽하게 당기고, 변비

가 있고, 구토를 하고, 배에서 꾸르륵 소리가 나고, 가스가 차는 것들이다.

ⓛ 혀는 두꺼운 흰태(후백태厚白苔)가 있다.

ⓒ 맥은 깊고 거문고줄을 누르듯이 팽팽하다(맥침현脈沈弦).

ⓔ 소장기폐색小腸器腸閉塞의 주된 증상은 극심한 복통이 있고, 변비가 있고, 구토를 하

고, 맥이 깊고 거문고줄을 누르듯이 팽팽한(맥침현脈沈弦) 것들이다.

② 병리

ⓐ 본 변증은 소장기통小腸氣痛과 유사하나 단지 급성변증이다.

ⓛ 극심한 복통과 변비와 같이 소장의 조체와 폐색이 특징이다.

ⓒ 소장의 폐색은 위기胃氣의 하강을 방해하여 구토를 유발한다.

ⓔ 양방의 충수돌기염과 유사하지만 충수돌기염 없이도 발생할 수 있다.

③ 병의 원인

차고 익히지 않은 음식을 많이 섭취하여 소장의 기능을 완전히 봉쇄하여 발병한다.

④ 치료

㉠ 하초下焦의 폐색閉塞을 제거하고 소장의 기운을 잘 돌게 한다.

ⓛ 주요 혈위인 하거허 · 난미혈 · 기해 · 양릉천 · 천추 · 삼음교 · 태충을 무통괄사요법의 뒤로 긁기로 각 혈자리의 경락유주의 반대 방향으로 30회씩 괄痧(긁기)해 준다.

(7) 소장의 기생충 만연

① 임상 시 나타나는 표현

배가 아프고, 팽팽하게 당기는 느낌이 있고, 입에서 냄새가 나고, 얼굴에 화색이 없다.

㉠ 회충에 감염이 되면 배가 아프고, 구토가 일어나고, 사지가 차다.

ⓛ 십이지장충에 감염이 되면 흙, 왁스, 생쌀, 차잎 등과 같은 이상한 물질이 먹고 싶어진다.

ⓒ 요충에 감염이 되면 특히 저녁에 항문이 가렵다.

ⓔ 촌충에 감염이 되면 계속 배가 고프다.

② 병리

기생충으로 소장이 폐색되어 복통과 영양 부족이 발생한다.

③ 병의 원인

차고 익히지 않은 음식을 많이 섭취하여 비脾와 장腸이 차가울 때 쉽게 기생충에 감염된다.

④ 치료

괄사로 해당되는 변증은 아니다. 한약으로 치료할 수도 있지만 양방의 기생충약을 먹는 것이 가장 간편하고 효과적이다. 괄사로는 치료 후 위와 장을 따뜻하게 하여 다시 감염되는 것을 막을 수 있다.

(8) 소장허한小腸虛寒

① 임상 시 나타나는 표현

　㉠ 소장허한小腸虛寒의 증상은 복통이 있고, 따뜻한 것을 마시는 것을 좋아하고, 복부에 손을 대고 있는 것을 좋아하고, 배에서 꾸르륵 소리가 나고, 설사가 나고, 소변이 맑고 길게 나오는 것들이다.

　㉡ 혀는 담백淡白하고 태苔는 희다(설담태백舌淡苔白).

　㉢ 맥은 깊고 느리고 약하다(맥침지약脈沈遲弱).

　㉣ 소장허한小腸虛寒의 주된 증상은 복통이 있고, 배에서 꾸르륵 소리가 나고, 설사가 나는 것들이다.

② 병리

　㉠ 팔강변증八綱辨證으로는 리허한증裏虛寒症이고, 비양허脾陽虛와 비슷하여 구분이 힘들 때가 많다. 배에서 꾸르륵 소리가 나는 것으로 구별할 수 있다.

　㉡ 기타 증상은 비장의 운화공능의 실조와 소장의 음식물을 받아들이고 영양분을 흡수하는 공능의 실조로 나타난다. 이런 것들이 설사를 유발한다.

　㉢ 비양허脾陽虛는 내한內寒을 유발하여 따뜻한 것을 마시는 것을 좋아하고, 소변량이 많고 색이 맑고, 혀가 담백淡白하고 흰 태가 나타나고, 맥이 깊고 느린 증상들이 생겨난다.

　㉣ 장에 한寒이 폐색되어 복통이 일어난다.

③ 병의 원인

　차고 익히지 않은 음식을 많이 먹어서 발병한다.

④ 치료

　㉠ 소장을 잘 통하게 하고, 따뜻하게 해 주고, 리한裏寒을 없애 준다.

　㉡ 주요 혈위인 기해 · 천추 · 하거허 · 족삼리 · 비수 · 소장수를 무통괄사요법의 뒤로 긁기로 각 혈자리의 경락유주의 방향으로 30회씩 괄刮(긁기)해 준다.

8. 대장변증

(1) 대장의 공능

① 소장으로부터 음식을 받아들이고, 수액水液을 흡수하고, 대변을 배출한다.

② 대장변증은 배변 장애와 관련이 많다.

(2) 일반적인 병인

① 외사外邪(외부의 나쁜기운)

오랫동안 차가운 것에 노출되어 한사寒邪가 바로 대장으로 들어온 경우, 복통과 설사가 생긴다.

② 정신과 감정의 문제

대장은 폐와 표리表裏 관계이기 때문에 슬픔에 영향을 받는다. 정신과 감정의 이상은 폐기肺氣를 고갈시키고, 폐를 맑게 하고, 밑으로 내리는 기능이 실조失調되면 대장을 돕지 못해서 대장의 기체氣滯를 유발하여 복통과 조각난 변과 설사가 교대로 생기게 된다.

③ 음식

㉠ 차고 익히지 않은 음식을 많이 먹으면 리한裏寒을 유발하여 설사를 일으킨다.

㉡ 기름지거나 뜨거운 음식을 많이 먹으면 대장의 습열濕熱을 유발한다.

(3) 대장의 변증

① 실증實證에는 대장습열大腸濕熱, 대장열大腸熱, 대장大腸의 열폐색熱閉塞, 한사범대장寒邪犯大腸이 있다.

② 허증虛證에는 대장건조大腸乾燥(대장액휴大腸液虧), 대장허탈大腸虛脫, 대장한大腸寒이 있다.

(4) 대장습열大腸濕熱

① 임상 시 나타나는 표현

　㉠ 대장습열大腸濕熱의 증상은 복통이 있고, 설사를 하고, 점액변을 누고, 혈변血便을 누고, 악취가 나는 변을 누고, 항문에 타는 듯한 느낌이 들고, 소변의 양이 적으며 색깔이 짙고, 열이 나고, 땀이 나오고, 갈증은 있는데 물을 마시지는 않고, 전신이 무거운 느낌이 들고, 가슴 부위와 위장 부위가 몹시 답답한 것들이다.

　㉡ 혀는 붉고, 노랗고 끈적한 태(황니태黃膩苔)가 나타난다.

　㉢ 맥은 미끄럽고 빠르다(맥활삭脈滑數).

　㉣ 대장습열大腸濕熱의 주된 증상은 복통이 있고, 점액변 및 혈변血便을 누는 것이다.

② 병리

　㉠ 습濕이 대장에 조체되어, 수액의 흡수와 통변 기능이 저하되어 설사가 일어난다.

　㉡ 점액변은 습濕을 반영하고, 혈변은 열熱을 반영한다.

　㉢ 악취나는 변과, 항문에 타는 듯한 느낌과, 소변의 양이 적으며 색깔이 짙은 것과, 열이 나는 것, 혀가 붉고 맥이 빠른 것은 열熱 때문이다.

　㉣ 몸이 무거운 느낌과, 가슴 부위와 위장 부위에 무겁고 답답한 느낌이 드는 것과, 혀에 끈적한 태(니태膩苔)가 나타나는 것과, 미끄러운 맥(활맥滑脈)은 습濕을 반영한다.

③ 병의 원인

뜨겁고 기름진 음식을 과다 섭취하는 것과, 오랜 근심 걱정이 결합하여 열熱로 화化하는 것이 원인이다.

④ 치료

　㉠ 열熱을 끄고, 습濕을 없애고, 설사를 그치게 한다.

　㉡ 주요 혈위인 음릉천 · 삼음교 · 중극 · 삼초수 · 천추 · 대장수 · 격수 · 중완 · 곡지 · 상거허 · 비수를 무통괄사요법의 뒤로 긁기로 각 혈자리의 경락유주의 반대 방향으로 30회씩 괄체(긁기)해 준다.

(5) 대장열大腸熱

① 임상 시 나타나는 표현

㉠ 대장열大腸熱의 증상은 변비가 있고, 마른 변을 누고, 구강에 열감이 있고, 혀가 건조하고, 항문에 타는 듯한 느낌이 있고, 항문이 붓고, 소변의 양이 적으며 색깔이 짙은 것들이다.

㉡ 혀는 두꺼운 노란태가 있거나, 두꺼운 갈색이나 흑색의 건조한 태가 나타난다.

㉢ 맥은 힘이 있고 빠르다(맥실삭脈實數).

㉣ 대장열大腸熱의 주된 증상은 변이 건조하고, 항문에 타는 듯한 열감이 있고, 혀에 두텁고 노랗고 건조한 태苔가 있는 것이다.

② 병리

㉠ 실열實熱과 건조함의 실증實證이다. 건조함은 체액體液이 실열實熱로 태워져서 나타난다.

㉡ 건조한 변, 항문에 타는 듯한 열감, 항문이 붓는 것, 혀에 두텁고 노랗고 건조한 태苔가 있는 것, 맥이 빠른 것(삭맥數脈)은 대장의 실열을 반영하는 것이다.

㉢ 대장과 위장은 같은 양명경陽明經으로 밀접한 연관이 있어서 대장에 열이 있으면 위장으로 열이 전도되어 입과 혀가 건조해진다.

㉣ 소변이 짧고 붉은 것은 하초下焦의 열 때문이다.

③ 병의 원인

양고기, 쇠고기, 알코올 등의 뜨거운 음식과 훈제 육류 등의 마른 음식을 많이 섭취하는 것이 원인이 된다.

④ 치료

㉠ 대장과 위장의 열을 끄고, 진액津液을 증진시켜 준다.

㉡ 주요 혈위인 곡지 · 내정 · 이간을 무통괄사요법의 뒤로 긁기로 각 혈자리의 경락유주의 반대 방향으로 30회씩 괄剤(긁기)해 주고, 관원 · 상거허 · 삼음교 · 조해 · 중완은 무통괄사요법의 뒤로 긁기로 각 혈자리의 경락유주의 방향으로 30회씩 괄剤(긁기)해 준다.

(6) 대장大腸의 열폐색熱閉塞

① 임상 시 나타나는 표현

㉠ 대장大腸의 열폐색熱閉塞 증상은 변비가 있고, 항문에 타는 듯한 열감이 있고, 복부가 팽팽하게 당기면서 아픈데 손을 대면 싫어하고, 고열이 나거나 열이 났다가 안났다가 왔다갔다하며, 사지에 땀이 나고, 구토를 하고, 갈증이 있고, 헛소리를 하는 것들이다.

㉡ 혀는 두껍고 건조한 황태나 갈색태나 흑색태가 나타난다.

㉢ 맥은 깊고 힘이 있고 맥의 폭이 넓고 정상맥보다 2배 이상 크게 뛴다(맥침실홍대脈沈實洪大).

㉣ 대장大腸의 열폐색熱閉塞의 주된 증상은 마른 변을 보고, 항문에 타는 듯한 열감이 있고, 두텁고 건조한 황태가 혀에 나타나는 것들이다.

② 병리

㉠ 팔강변증八綱辨證으로는 대장열과 동일하나 급성열병인 점이 다르다.

㉡ 육경변증六經辨證의 양명부증陽明腑證, 위기영혈변증衛氣營血辨證의 기분증氣分證, 삼초변증三焦辨證의 중초습열증中焦濕熱證과 비슷하다.

㉢ 변비, 복통, 항문에 타는 듯한 열감 등은 대장의 열을 반영하고 이것이 위장으로 전이되면 갈증이 생기고, 두텁고 건조한 황태가 혀에 나타난다.

㉣ 위장과 대장의 열이 진액을 덥혀서 땀으로 나가게 하고, 위열胃熱이 있으면 위기胃氣의 하강下降 기능이 실조失調되어 구토가 유발된다.

㉤ 극도의 열은 헛소리를 하게 만들고, 맥이 넓고 정상맥보다 2배 이상 크게 뛰고 맥이 깊은 것은 위장의 이열裏熱을 반영한다.

③ 병의 원인

외감外感 풍한사風寒邪나 풍열사風熱邪에 의한 급성 열병의 중간 단계이다.

④ 치료

㉠ 대장과 위장의 열을 끄고, 배변을 증진시킨다.

㉡ 주요 혈위인 곡지 · 합곡 · 대횡 · 지구 · 삼음교 · 이간 · 내정 · 천추를 무통괄사요

법의 뒤로 긁기로 각 혈자리의 경락유주의 반대 방향으로 30회씩 괄제(긁기)해 준다.

(7) 한사범대장寒邪犯大腸

① 임상 시 나타나는 표현

㉠ 한사범대장寒邪犯大腸의 증상은 복통이 갑작스럽게 일어나고, 설사할 때 통증이 있고, 복부에 냉감冷感을 느끼는 것들이다.

㉡ 혀에는 두껍고 흰 태苔가 나타난다.

㉢ 맥은 깊고 거문고줄을 누르듯이 팽팽하다(맥침현脈沈弦).

㉣ 한사범대장寒邪犯大腸의 주된 증상은 갑작스럽게 배가 아프고, 설사를 하고, 냉감冷感이 있는 것들이다.

② 병리

㉠ 외감한사外感寒邪에 의한 급성 변증으로, 한사寒邪가 대장에 바로 침범한 것이다.

㉡ 대장의 한기寒氣는 하초下焦를 방해하여 기체氣滯를 유발시켜 갑작스런 통증을 일으킨다.

㉢ 한기寒氣는 대장의 수액 흡수 기능을 방해하여 설사를 유발시킨다.

㉣ 두꺼운 태苔는 외사外邪의 갑작스런 침입을 반영하고, 맥이 깊고 거문고줄을 누르듯이 팽팽한 것은 외사外邪가 리裏(속)로 들어온 것을 반영한다.

③ 병의 원인

한기寒氣에 복부가 노출되어 외감한사外感寒邪가 대장에 바로 침입하여 생긴 병증이다.

④ 치료

㉠ 대장의 한기寒氣를 몰아내고, 하초下焦를 따뜻하게 해 준다.

㉡ 주요 혈위인 상거허 · 천추 · 족삼리 · 삼음교 · 태충 · 대거를 무통괄사요법의 뒤로 긁기로 각 혈자리의 경락유주의 반대 방향으로 30회씩 괄제(긁기)해 준다.

(8) 대장건조大腸乾燥(대장액휴大腸液虧)

① 임상 시 나타나는 표현

㉠ 대장건조大腸乾燥의 증상은 변이 건조하고, 변을 누기가 힘들고, 입과 인후가 건조한 것들이다.

㉡ 혀는 담백淡白하고 건조하거나 붉고 태苔가 없다.

㉢ 맥은 가늘다(세맥細脈).

㉣ 대장건조大腸乾燥의 주된 증상은 변이 건조하고, 변을 누기가 힘든 것들이다.

② 병리

㉠ 대장의 진액 고갈이 특징이다.

㉡ 모든 증상은 대장과 위장의 건조에 기인한다. 건조는 혈허나 음허로 유발되는 경우가 많다.

㉢ 혀가 담백淡白한 것은 혈허血虛를 반영하고, 혀가 붉고 태苔가 없는 것은 음허陰虛를 반영한다.

㉣ 노인이나 음허자陰虛者, 혹은 마른 사람에게 자주 보이고, 산후 출혈이 심한 부녀자에게도 자주 나타난다.

③ 병의 원인

혈허血虛나 음허陰虛를 유발하는 어떠한 원인도 대장 건조의 원인이 될 수 있다.

④ 치료

㉠ 대장의 진액을 증진시킨다.

㉡ 주요 혈위인 족삼리 · 삼음교 · 조해 · 관원을 무통괄사요법의 뒤로 긁기로 각 혈자리의 경락유주의 방향으로 30회씩 괄해(긁기)해 준다.

(9) 대장허탈大腸虛脫

① 임상 시 나타나는 표현

㉠ 대장허탈大腸虛脫의 증상은 만성적인 설사가 나고, 항문이 빠지고, 장腸이 빠지고, 변을 보고 나면 피곤하고, 사지가 차고, 식욕이 없고, 신지神志가 소진消盡되고, 따뜻

한 것을 마시는 것을 좋아하고, 복부를 만져 주는 것을 좋아하는 것들이다.

ⓛ 혀는 담백淡白하다.

ⓒ 맥은 가늘고 약하고 깊다(맥세약침脈細弱沈).

ⓔ 대장허탈大腸虛脫의 주된 증상은 만성적인 설사가 나고, 항문이 빠지는 것들이다.

② 병리

㉠ 만성적인 비장과 위장과 대장의 기허氣虛로 유발된다.

ⓛ 비기脾氣가 완전히 밑으로 가라앉으면 항문이 빠져나오고, 만성적인 설사를 하게 된다.

ⓒ 식욕이 없는 것은 비기허脾氣虛와 위기허胃氣虛를, 사지가 차고 따뜻한 것을 마시는 것을 좋아하는 것은 양허陽虛를 반영한다.

③ 병의 원인

비장과 위장의 허증虛證을 유발하는 어떤 원인도 본 변증의 원인이 될 수 있다.

④ 치료

㉠ 비장과 위장의 기氣를 보해 주고 올려 준다.

ⓛ 주요 혈위인 기해 · 천추 · 족삼리 · 태백 · 비수 · 위수 · 백회를 무통괄사요법의 뒤로 긁기로 각 혈자리의 경락유주의 방향으로 30회씩 괄刮(긁기)해 준다.

9. 담부변증膽腑辨證

(1) 담膽의 공능

① 담즙을 저장하고, 간의 소통시키고 누설시키는 공능에 영향을 미친다.

② 담은 비장의 운화공능의 실조失調에서 오는 습사濕邪에 가장 영향을 많이 받는다.

(2) 일반적인 병인

① 음식

기름진 음식은 습濕을 생성시키고 습濕은 담膽에 머물 수 있다.

② 정신과 감정적 측면의 병인

담膽도 간肝과 같이 성냄, 좌절, 분노 등의 감정에 영향을 받는다.

㉠ 오랫동안 화火를 내는 것은 간담肝膽의 화火를 유발하여 짜증나는 것, 입이 쓴 것, 갈증, 두통 등을 일으킨다.

㉡ 정신과 감정적 측면에서 담膽은 용기에 영향을 미친다. 담기膽氣가 약하면 겁을 초래한다.

③ 기후

외부의 습열濕熱은 담膽의 습열濕熱을 초래할 수 있다.

(3) 담膽의 변증

① 실증實證에는 담습열膽濕熱이 있다.

② 허증虛證에는 담허膽虛가 있다.

(4) 담습열膽濕熱

① 임상 시 나타나는 표현

㉠ 담습열膽濕熱의 증상은 옆구리와 갈비뼈 부위가 당기고 아프고, 속이 메슥거리고 구토가 나고, 지방을 소화시키는 것이 힘들고, 얼굴이 노랗고, 소변량이 적으며 색이 짙고, 열이 나고, 목은 마른데 물을 마시고 싶지는 않고, 입이 쓴 증상들이다.

㉡ 혀에는 두텁고 기름지고 누런 태가 혀의 양쪽 가장자리나 한쪽 가장자리에 나타난다.

㉢ 맥은 미끄럽고 거문고줄을 누르듯이 팽팽하다(맥활현脈滑弦).

㉣ 담습열膽濕熱의 주된 증상은 옆구리와 갈비뼈 부위가 당기고 아프고, 입이 쓰고, 두껍고 기름지고 누런 태가 혀의 오른쪽 가장자리에 나타나는 것들이다.

② 병리

　　㉠ 기본적으로 비기허脾氣虛를 깔고 있고, 비기허脾氣虛로 습습濕이 생성되어 담膽에 조체된 것이다.

　　㉡ 담습膽濕은 간기肝氣의 흐름을 막아 옆구리와 갈비뼈 부위에 팽팽하게 당기는 통증을 일으킨다.

　　㉢ 속이 메슥거리고 구토가 일어나는 것은 간기肝氣가 위장을 침범했거나 습濕이 위기胃氣의 하강下降을 방해했기 때문이다.

　　㉣ 담석증은 습濕의 극단적인 형태이다. 한방에서 결석은 습열濕熱이나 담화痰火로 유발된다고 본다.

③ 병의 원인

　　㉠ 성냄과 같은 오랜 감정의 문제가 간기肝氣를 울결시켜서 화火를 발생시킨다.

　　㉡ 기름진 음식을 많이 먹어서 습濕이 형성되고, 그 습濕이 열熱과 결합하여 본 병증이 유발된다.

　　㉢ 열대 지방의 습열濕熱 기후에 장기간 노출되어 습열사濕熱邪의 침입으로 생길 수도 있다.

④ 치료

　　㉠ 습濕을 없애고, 담열膽熱을 끄고, 간기肝氣의 소통과 누설 기능을 자극한다.

　　㉡ 주요 혈위인 일월·기문·중완·양릉천·담낭혈·지양·담수·간수·비수·곡지·지구를 무통괄사요법의 뒤로 긁기로 각 혈자리의 경락유주의 반대 방향으로 30회씩 괄痧(긁기)해 준다.

(5) 담허膽虛

① 임상 시 나타나는 표현

　　㉠ 담허膽虛의 증상은 어지럽고, 사물이 모호하게 보이고, 잘 긴장하고, 소심해지고, 쉽게 놀라고, 용기와 결단력이 부족하고, 한숨을 잘 쉬는 것들이다.

　　㉡ 혀는 담백淡白하거나 정상이다.

ⓒ 맥은 약하다(약맥弱脈).

㉣ 담허膽虛의 주된 증상은 소심하고, 한숨을 잘 쉬고, 용기가 부족한 것들이다.

② 병리

㉠ 담은 간의 양적陽的인 표현이다. 간양肝陽은 항상 넘치고 부족함이 없으나 담양膽陽
은 부족할 수 있다.

㉡ 병증보다는 소심, 용기, 추진력 부족 등의 인성이나 성격의 표현이 더 강하다.

③ 병의 원인

인격 형성에서 기인되거나 심한 혈부족血不足으로도 야기될 수 있다.

④ 치료

㉠ 담기膽氣를 올려 주고, 담膽을 따뜻하게 해 준다.

㉡ 주요 혈위인 구허를 무통괄사요법의 뒤로 긁기로 각 혈자리의 경락유주의 방향으
로 30회씩 괄혜(긁기)해 준다.

10. 방광변증膀胱辨證

(1) 방광의 공능

① 방광은 수액전화水液轉化와 소변 배출 등의 기화공능氣化功能이 있다.

② 소장과 직결되어 있으며, 소장이 맑고 탁한 것을 가린 후 탁한 수액을 받아들인다.

③ 방광은 신장으로부터 기氣를 받는다. 방광의 허증虛證은 주로 신양허腎陽虛에서 기인
한다.

④ 방광의 실증實證은 비뇨기계의 이상으로 표현된다.

⑤ 습濕의 축적은 가장 흔한 방광병증의 원인이다.

(2) 일반적인 병인

① 기후

오랫동안 차고 습한 날씨에 노출되거나 습한 표면에 잘 앉거나 습한 곳에 거주하게 되면 방광에 한습寒濕이 축적된다. 열대의 습열濕熱에 노출되면 방광습열膀胱濕熱이 생길 수 있다.

② 정신과 감정적 측면의 병인

㉠ 신장과 함께 공포에 영향을 받는다. 특히 어린아이의 경우 두려움이나 근심, 불안감은 방광의 기氣를 밑으로 내려 밤에 오줌을 누는 야뇨증夜尿症을 유발한다. 성인의 경우는 오랜 의심이나 질투 등이 방광의 부조화를 초래한다.

㉡ 과도한 섹스는 신양을 고갈시키고 방광에도 영향을 미치어 소변을 자주 보고, 소변을 많이 보고, 밤에 잘 때 소변을 보고, 소변을 찔끔찔끔 흘리는 증상들을 일으킨다.

(3) 방광의 변증

① 실증實證에는 방광습열膀胱濕熱과 방광한습膀胱寒濕이 있다.

② 허증虛證에는 방광허한膀胱虛寒이 있다.

(4) 방광습열膀胱濕熱

① 임상 시 나타나는 표현

㉠ 방광습열膀胱濕熱의 증상은 소변을 자주 보고, 뇨기尿氣를 급하게 느끼고, 뇨도尿道에 타는 듯한 열감이 있고, 소변을 보기가 어렵고, 짙은 황색의 소변을 보고, 소변이 탁하고, 소변에 작은 돌이 섞여 나오고, 열이 나고 갈증을 느끼는 것들이다.

㉡ 혀는 붉고 짙은 황색의 태苔가 혀의 뿌리 쪽에 나타난다.

㉢ 맥은 빠르고 미끄럽고 약간 팽팽하다(맥활삭현脈滑數弦).

㉣ 방광습열膀胱濕熱의 주된 증상은 소변을 자주 보고, 뇨기尿氣를 급하게 느끼고, 소변량이 적으며, 색깔이 짙고, 소변을 보는 것이 어려운 것들이다.

② 병리

　㉠ 팔강변증八綱辨證으로는 리실열증裏實熱症에 속하고, 방광의 습열濕熱이 특징이다.

　㉡ 습濕은 하초下焦의 기氣와 기관을 조체시켜서 소변을 보기 어렵게 만들고, 뇨기를 급하게 느끼게 하고, 설태가 끈적이고, 심한 경우 소변에 작은 돌이 섞여 나오는 증상을 일으킨다.

　㉢ 뇨도에 타는 듯한 열감과, 소변량이 적으며 색깔이 짙은 것과, 혀가 붉은 것과, 맥이 빠른 것은 방광의 열을 반영한다.

　㉣ 열이 나는 것과 갈증을 느끼는 것은 일반적인 열증熱症이다.

③ 병의 원인

　㉠ 습열사濕熱邪가 침입하였거나 한습寒濕이 침입하여 열열로 전환轉換된 경우가 있을 수 있다.

　㉡ 의심과 질투 등의 감정이 오래되어 나타날 수도 있다.

④ 치료

　㉠ 습濕과 열열을 없애고, 하초下焦의 수액水液을 잘 통하게 한다.

　㉡ 주요 혈위인 음릉천 · 삼음교 · 삼초수 · 방광수 · 중극 · 금문 · 족통곡을 무통괄사 요법의 뒤로 긁기로 각 혈자리의 경락유주의 반대 방향으로 30회씩 괄痧(긁기)해 준다.

(5) 방광한습膀胱寒濕

① 임상 시 나타나는 표현

　㉠ 방광한습膀胱寒濕의 증상은 소변을 자주 보고, 뇨기를 급하게 느끼고, 소변을 보기가 어렵고, 하복부나 방광에 무거운 감이 있고, 소변이 희고 탁하고 뿌옇게 나오는 것들이다.

　㉡ 혀의 뿌리 쪽에 희고 끈적이는 태苔가 나타난다.

　㉢ 맥은 미끄럽고 느리고 약간 팽팽하다(맥활지현脈滑遲弦).

　㉣ 방광한습膀胱寒濕의 주된 증상은 소변을 보기가 어렵고, 하복부나 방광에 무거운 감

이 있고, 소변이 희고 탁하고 뿌옇게 나오는 것들이다.

② 병리

    ㉠ 하초下焦의 한습寒濕이 특징이다.

    ㉡ 습濕이 하초下焦의 수도水道를 통하게 하는 것과 방광의 기화氣化를 방해하여 소변을 자주 보고, 소변을 보기가 어렵고, 하복부나 방광에 무거운 감이 있는 증상들을 일으킨다.

    ㉢ 끈적이는 태苔와 미끄러운 맥脈은 습濕을 반영한다.

③ 병의 원인

    한습寒濕에 과다하게 노출된 것이 가장 큰 원인이다.

④ 치료

    ㉠ 습濕과 한寒을 없애고, 하초下焦의 수도水道가 막힌 것을 뚫어 준다.

    ㉡ 주요 혈위인 음릉천·삼음교·삼초수·중극·수도·수분·방광수를 무통괄사요법의 뒤로 긁기로 각 혈자리의 경락유주의 반대 방향으로 30회씩 괄刮(긁기)해 준다.

(6) 방광허한膀胱虛寒

① 임상 시 나타나는 표현

    ㉠ 방광허한膀胱虛寒의 증상은 소변을 자주 보고, 소변량이 많으며, 색깔이 맑게 나오고, 소변을 찔끔찔끔 흘리고, 허리에 통증이 있는 것들이다.

    ㉡ 혀는 담백淡白하고 젖어 있다.

    ㉢ 맥은 약하고 깊다(맥약침脈弱沈).

    ㉣ 방광허한膀胱虛寒의 주된 증상은 소변을 자주 보고, 소변량이 많고, 색깔이 맑게 나오는 것이다.

② 병리

    ㉠ 기본적으로 신양허나 신기불고와 동일하다.

    ㉡ 방광은 신장의 양기에 의존하는 경향이 강하다. 신장이 약하면 수액을 통제 못해

소변을 자주 보고, 소변이 맑고 길게 나오고, 소변을 찔끔찔끔 흘리는 증상들이 생긴다.

③ 병의 원인

신장의 양기陽氣가 약해서 발병한다.

④ 치료

㉠ 신장의 양기陽氣를 올려 주고 신장과 방광을 따뜻하게 해 준다.

㉡ 주요 혈위인 신수 · 명문 · 관원 · 기해 · 태계 · 부류 · 지실을 무통괄사요법의 뒤로 긁기로 각 혈자리의 경락유주의 방향으로 30회씩 괄췌(긁기)해 준다.

11. 삼초변증三焦辨證

삼초는 독립된 장기가 아니고, 상초는 폐장과 심장의 병증을, 중초는 비장과 위장의 병증을, 하초는 신장 · 방광 · 소장 · 대장 · 간의 병증을 말하는 것이다.

(1) 상초

① 인체 상부의 진액을 선발 산포한다. 안개와 같다.

② 주로 풍한風寒이나 풍열風熱 등의 외사外邪로 진액을 산포하는 데에 장애가 온다. 외사外邪가 위기衛氣를 손상시켜 땀구멍을 막으면 재채기, 콧물, 인후통, 몸의 통증, 뒷머리의 통증 등이 나타난다.

③ 특히 삼초경락三焦經絡이 풍열風熱에 직접적인 침입을 받으면 귀에서 고름이 나오고, 눈의 가장자리가 아프고, 귀와 뺨에 통증이 있고, 인후가 아프고, 혀의 한쪽에 황태黃苔가 나타난다.

(2) 중초中焦

① 위장의 공능과 일치한다. 거품과 같다.

② 중초中焦에 문제가 생기면 소화장애가 발생한다.

(3) 하초下焦

① 기화공능氣化功能, 맑고 탁한 것을 구별하는 기능, 수액水液의 배출 등과 같이 신장과 방광의 공능과 일치한다. 도랑과 같다.

② 방광습열膀胱濕熱, 방광허한膀胱虛寒, 신양허腎陽虛, 소장습열小腸濕熱 등의 기화공능氣化功能, 맑고 탁한 것을 구별하는 기능, 수액水液의 배출 등에 장애가 생기면 배뇨와 배변에 기능 이상이 생긴다.

팔강변증 八綱辨證

2

팔강변증은 변증의 가장 큰 줄기이고 각종 증후에 대한 총체적인 개괄이다.

표리表裏, 한열寒熱, 허실虛實, 음양陰陽은 동시에 나타나기도 한다.

모든 변증에 위의 네 가지 특징이 항상 나타나는 것은 아니다. 예를 들어 혈허血虛는 한열寒熱과 무관하다.

1. 표表와 리裏

(1) 표表와 리裏의 구별

① 외감표사外感表邪에 의한 증상은 주로 피부, 근육, 경락經絡 등에 영향을 미치기 때문에 표증表證이다.

② 장부의 부조화에 의해 유발된 증상은 주로 장부와 뼈에 영향을 미치기 때문에 리증裏證이다.

③ 모든 피부병의 병증이 표증表證은 아니다. 대부분의 만성 피부병은 리증裏證이 피부에

발현되는 것이다.

④ 발병의 두 가지 유형에는 급성과 만성이 있다.

(2) 표증表證의 주된 증상

몸이 으슬으슬 떨리고, 열이 나고, 두통이 있고, 목과 등이 뻣뻣하게 굳으면서 아프고, 몸이 아프고, 살짝 뜨는 맥(부맥浮脈)이 나타나는 것들이다.

① 한寒(풍한風寒)의 증상

추위를 싫어하고, 열이 나지 않거나 약간 열이 나고, 몸이 심하게 아프고, 목과 등이 뻣뻣하게 굳으면서 아프고, 냉감이 있고, 땀이 나지 않고, 갈증이 없고, 맥이 살짝 뜨면서 긴장되어 있고(부긴맥浮緊脈), 설태舌苔가 옅은 흰색이거나 태苔에 윤기가 있는 것들이다.

② 열熱(풍열風熱)의 증상

으슬으슬 떨리고, 열이 나고, 몸이 아프나 심하지는 않고, 땀이 나지 않거나 땀이 나고, 갈증이 있고, 맥이 살짝 뜨면서 빠르고, 옅은 황색黃色의 태苔가 나타나는 것들이다.

③ 표한表寒과 표열表熱 구분의 중요한 요소

㉠ 표한表寒은 갈증이 없고, 설태舌苔가 희고(백태白苔), 맥이 긴장되어 있고(긴맥緊脈), 열이 나지 않고, 오한惡寒이 중重하고, 발열發熱이 경輕하다.

㉡ 표열表熱은 갈증이 있고, 노란색의 태(황태黃苔)가 나타나고, 맥이 빠르고(삭맥數脈), 열이 난다. 오한惡寒이 경輕하고 발열發熱이 중重하다.

(3) 표증表證은 허실虛實에 의해 세분화된다.

① 기혈氣血이 부족한 경향이 있는 사람의 표증表證은 표허表虛이다.

표허表虛의 증상은 약간 열이 나거나 열이 나지 않고, 땀이 나고, 바람을 싫어하고, 몸이 약간 아프고, 맥이 살짝 뜨고 느리고(맥부완脈浮緩), 옅고 흰 태(박백태薄白苔)가 나타나는 것들이다.

② 실實한 경향이 있는 사람의 표증表證은 표실表實이다.

표실表實의 증상은 열이 나고, 땀이 나지 않고, 한을 싫어하고, 살짝 뜨고 긴장된 맥(부긴맥浮緊脈)이 나타나고, 엷고 흰 태(박백태薄白苔)가 나타나는 것들이다.

③ 표허表虛와 표실表實 구분의 중요한 요소

ㄱ 표허表虛 : 땀이 나고, 맥이 살짝 뜨면서 느리고(맥부완脈浮緩), 몸이 살짝 아프다.

ㄴ 표실表實 : 땀이 나지 않고, 맥이 살짝 뜨면서 긴장되어 있고(맥부긴脈浮緊), 몸이 심하게 아프다.

④ 표증表證과 관련한 허실虛實은 실제 허증虛證과 실증實證을 반영하는 것은 아니고 상대적이다.

외사外邪의 침입으로 인한 정사正邪의 투쟁은 얼핏 실증으로 보이지만 환자의 상태에 따라 표증表證을 더 변증하여 표허表虛와 표실表實로 구분할 수 있기 때문에 상대적이라 할 수 있다.

(4) 비증痺症(뼈마디가 아프고 저리며 마비감이 있고, 심하면 붓고 팔다리에 운동 장애가 나타나는 병)의 유발

한습풍열寒濕風熱의 외감사기外感邪氣가 경락을 침범하여 경락과 관절의 기기氣機가 조체阻滯하여 발생한다.

① 한비寒痺 : 극심한 통증이 있다.

② 습비濕痺 : 관절이 붓는다.

③ 풍비風痺 : 관절과 관절로 통증이 이동한다.

④ 열비熱痺 : 관절이 붓고 열감이 있으면서 통증이 심하다.

(5) 리증裏證의 주요 증상

장부의 부조화는 리증裏證으로 표현된다. 외사外邪에 의해 발병할 수도 있고 안 할 수도 있다. 병변이 안에 있으면 리증裏證이다.

리증裏證의 증상은 침범된 장부臟腑, 한열寒熱, 허실虛實에 의존한다.

① 표증表證과 리증裏證의 감별

    ㉠ 표증表證 : 추운 것을 싫어하고 열이 나고, 설태가 엷은 흰색이거나 혀의 가장자리가 붉고, 맥이 살짝 떠 있다(부맥浮脈).

    ㉡ 리증裏證 : 열이 나지만 추운 것을 싫어하지는 않고, 맥이 깊다(칠맥漆脈).

② 표사表邪가 해소되지 않고 리裏로 들어가면 리증裏證이고 병세가 중중重重해진 것이다.

③ 리증裏證이 피부 표면으로 나오면 표증表證이고 병세가 경감된 것이다.

④ 표리表裏가 같이 나타나는 경우

    ㉠ 표증表證이 완전히 없어지지 않은 상태에서 리裏로 들어간 경우에 나타난다.

    ㉡ 원래 내상內傷이 있는 상태에서 외감外感이 더해진 경우에 나타난다.

2. 열熱과 한寒

(1) 실열實熱

① 실열實熱의 주된 증상(리실열裏實熱)은 열이 나고, 갈증이 있고, 얼굴과 눈이 붉고, 변비가 있고, 소변이 짧고 붉고, 맥이 힘이 있고 빠르고(맥실삭脈實數), 혀가 붉고 노란 태가 있는 것들이다. 열이 나는 것은 모든 리실열증裏實熱證에 나타나는 것은 아니다. 간화肝火나 심화心火는 열이 나지 않는다.

② 실열實熱은 양陽이 넘치면 발생하고 발생 원인은 열이 많은 음식을 많이 섭취하여 위열胃熱과 간열肝熱이 발생하거나, 오랜 감정과 정신의 문제로 기氣가 뭉쳐서 화火로 변하여 발생한다.

③ 실열實熱은 외감사기外感邪氣가 열熱로 변한 경우에도 발생할 수 있다.

(2) 허열虛熱

① 허열虛熱의 주된 증상은 오후에 열이 났다 안 났다 반복하고, 입과 인후가 건조하고, 밤에 잘 때 땀이 나고, 양쪽 손바닥과 발바닥, 그리고 가슴의 다섯 곳에 열감을 느끼고

답답하고, 변이 건조하고, 소변량이 적으며 색깔이 짙고, 맥이 살짝 떠 있고 힘이 없고 빠르고(맥부허삭脈浮虛數), 혀가 붉고, 벗겨진 태가 나타나는 것들이다.

㉠ 이러한 일반적인 증상들 이외에는 대부분 관련된 장부의 병증에 의존한다.

㉡ 허열은 열 이면에 허증을 깔고 있는 것이 실열과 다른 점이다.

㉢ 주된 증상과는 별도로 허열虛熱은 몸과 마음이 답답하고 열이 나서 손과 발을 가만히 두지 못하고, 안절부절못하고, 막연한 근심을 느끼는 것들을 수반한다.

② 음양이론상 허열虛熱은 음허陰虛에서 기인한다.

음부족陰不足은 상대적으로 양태과陽太過를 초래하여 허열虛熱이 발생한다.

③ 임상상 실열實熱과 허열虛熱은 치료 방법이 다르다.

실열實熱은 열熱을 꺼 주고, 허열虛熱은 음陰을 길러 주어야 한다.

④ 실열實熱과 허열虛熱의 차이

㉠ 얼굴색 : 실열實熱은 얼굴 전체가 붉고, 허열虛熱은 관자놀이 부위만 붉다.

㉡ 갈증 : 실열實熱은 찬 것을 마시는 것을 좋아하고, 허열虛熱은 따뜻한 것을 마시는 것을 좋아하거나 찬물로 입만 적신다.

㉢ 눈꺼풀 : 실열實熱은 안쪽 전체가 붉고, 허열虛熱은 안쪽에 가는 붉은 선이 있다.

㉣ 입맛 : 실열實熱은 입이 쓰고, 허열虛熱은 입이 쓰지 않다.

㉤ 열감 : 실열實熱은 하루종일 열감이 있고, 허열虛熱은 오후나 저녁에만 열감이 있다.

㉥ 정신 : 실열實熱이 있으면 손과 발과 가슴에 열이 나고 답답하고 짜증스럽고, 허열虛熱이 있으면 막연한 근심과 걱정이 있다.

㉦ 배변 : 실열實熱은 변비와 복통이 있고, 허열虛熱은 변이 마르고 복통은 없다.

㉧ 출혈 : 실열實熱은 심하고, 허열虛熱은 약하다.

㉨ 수면 : 실열實熱이 있으면 꿈을 많이 꾸고 손발과 가슴이 답답하고, 허열虛熱이 있으면 밤중에 자주 깨거나 일찍 깬다.

㉩ 피부 : 실열實熱이 있으면 붉고 열이 나고 통증이 있는 발진이 생기고, 허열虛熱이 있으면 돌기가 없고 통증이 없는 발진이 생긴다.

㉪ 맥상 : 실열實熱이 있으면 맥이 힘이 있고 빠르고 맥의 폭이 넓고(맥실삭홍脈實數洪),

허열虛熱이 있으면 맥이 살짝 떠 있고 힘이 없고 빠르다(맥부허삭脈浮虛數).

    ⓔ **설상** : 실열實熱은 혀가 붉고 태苔가 노랗고, 허열虛熱은 혀가 붉고 벗겨지거나 엷은 태苔가 나타난다.

    ⓟ **치료법** : 실열實熱은 열을 꺼 주어야 하고, 허열虛熱은 음을 길러 주어야 한다.

(3) 실한實寒

① 실한實寒의 주된 증상은 냉감이 있고, 사지가 차고, 갈증이 없고, 얼굴색이 담백하고, 누르면 가중되는 복통이 있고, 따뜻한 것을 마시는 것을 좋아하고, 변이 무르고, 소변량이 많으며 색깔이 맑게 나오고, 맥이 깊고 힘이 있고, 긴장되어 있고(맥침실긴脈沈實緊), 혀의 색은 담백淡白하고, 두터운 백태白苔가 끼어 있다.

② 한寒의 가장 큰 특징은 통증이다. 특히 복통은 실한實寒의 일반적인 증상이다. 또, 흰색, 청자색 등은 한寒을 나타내는 것들이다.

③ 음양 이론상 실한實寒은 음편성陰偏盛에서 기인한다.

④ 리실한裏實寒은 외감한사外感寒邪가 바로 장부로 들어와서 생긴다.

    ㉠ 외감한사外感寒邪가 위장을 침범하면 구토와 위장과 상복부에 통증이 생긴다.

    ㉡ 외감한사外感寒邪가 장腸을 침범하면 설사와 복통이 생긴다.

    ㉢ 외감한사外感寒邪가 자궁을 침범하면 여성의 생리가 불순해진다.

    ㉣ 외감한사外感寒邪가 간경락肝經絡을 침범하면 고환이 붓고 아프다.

(4) 허한虛寒

① 허한虛寒의 주된 증상은 냉감이 있고, 사지가 차고, 얼굴색이 담백淡白하면서 화색이 없고, 갈증이 없고, 기력이 없고, 땀이 나고, 변이 무르고, 소변량이 많으며 색깔이 맑게 나오고, 맥이 깊고 느리고 약하고(맥침완약脈沈緩弱), 혀는 담백淡白하고 엷은 흰색 태가 나타나는 것들이다.

② 음양 이론상 허한虛寒은 양편쇠陽偏衰에 기인한다.

③ 허한虛寒은 양기陽氣가 약할 때 발생한다.

(5) 실한實寒과 허한虛寒의 구별

① 얼굴색은 실한實寒은 광택이 있는 백색이고, 허한虛寒은 담백淡白하고 화색이 없다.

② 통증은 실한實寒은 날카롭고 누르면 심해지고, 허한虛寒은 둔하고 누르면 좋아진다.

③ 배변은 실한實寒은 배변 후 좋아지고, 허한虛寒은 배변 후 악화된다.

④ 맥은 실한實寒은 힘이 있고 긴장되어 있어 팽팽하고 깊고(맥실긴침脈實緊沈), 허한虛寒은 약하고 느리고 깊다(맥약지침脈弱遲沈).

⑤ 혀는 실한實寒은 두껍고 흰 태가 끼어 있고, 허한虛寒은 엷은 흰 태가 나타난다.

(6) 한열착잡寒熱錯雜(한증寒證과 열증熱證이 뒤섞이어 동시에 나타나는 것)

① 표한리열表寒裏熱

㉠ 리열裏熱이 있는 환자가 외감풍한사外感風寒邪에 침범을 받았을 때 나타난다.

㉡ 표한리열表寒裏熱의 주된 증상은 으슬으슬 떨리고, 열이 나고, 땀이 나오지 않고, 머리 · 목 · 어깨가 아프고, 전신이 쑤시고 아프고, 가슴이 답답하면서 두근두근 뛰고, 갈증이 있는 것들이다.

② 표열리한表熱裏寒

㉠ 리한裏寒이 있는 환자가 외감풍열사外感風熱邪에 침범을 받았을 때 나타난다.

㉡ 표열리한表熱裏寒의 주된 증상은 으슬으슬 춥고 열이 나고, 인후가 아프고, 갈증이 나고, 두통이 있고, 맥이 살짝 떠 있고 빠르고(맥부삭脈浮數), 변이 무르고, 냉감이 있고, 소변이 맑고 길게 나오는 것들이다.

③ 상열하한上熱下寒

㉠ 신체 상부에는 열熱이 있고, 하부에는 한寒이 있는 것을 말한다.

㉡ 상열하한上熱下寒의 주된 증상은 갈증이 나고, 몸과 마음이 답답하고 열이 나서 손과 발을 가만히 두지 못하고, 쓴물이 올라오고, 입이 쓰고, 입과 혀가 패이거나 혓바늘이 돋는 것들은 상열上熱의 증상들이다. 변이 무르고, 배에서 소리가 나고, 소변량이 많고 색깔이 맑게 나오고, 복통이 있고 따뜻하게 해 주면 좋아하는 것들은 하한下寒의 증상들이다.

(7) 한열진가寒熱眞假

- 상반된 증상인 열증熱症과 한증寒症이 동시에 나타난다.
- 한열의 결합 형태인 한열착잡寒熱錯雜, 허열虛熱, 허한증虛寒症과 구별해야 한다.
- 가열假熱과 가한假寒의 구별은 혀로 진단하는 것이 유용하다. 열熱이 있으면 혀가 붉고, 한寒이 있으면 혀가 담백하다.

① 진한가열眞寒假熱(근본적인 것은 한寒 때문이며, 열熱 증상이 나타나는 것을 말함)

- ㉠ 음한陰寒이 내부에 왕성하여 양기陽氣가 밖으로 드러나는 것이다.
- ㉡ 얼굴색은 관자놀이 부위가 광택이 없이 붉고 그 이외에는 백색이다.
- ㉢ 주된 증상은 몸과 마음이 답답하고, 열이 나서 손과 발을 가만히 두지 못하고, 기력이 없고, 자꾸 눕고 싶고, 혀의 색은 담백하고 젖어 있고, 말소리에 힘이 없고 작은 소리로 말하고, 갈증은 나지만 물을 마시지 않거나, 따뜻한 물을 조금 마시고, 소변의 색깔은 담백하고, 인후통이 있지만 붉거나 붓지는 않고, 몸은 더우나 옷을 입으려고 하는 것들이다.
- ㉣ 맥은 빠르고 살짝 떠 있으면서 맥의 폭이 넓거나(맥삭부홍脈數浮洪), 살짝 떠 있으면서 힘이 없다(맥부허脈浮虛).

② 진열가한眞熱假寒

- ㉠ 내열內熱이 너무 왕성해서 양기陽氣가 고갈되어 외부로 나오지 못하는 것이다.
- ㉡ 얼굴색이 검고, 눈에서 광채가 난다.
- ㉢ 진열가한眞熱假寒의 주된 증상은 입술이 건조하고 몸과 마음이 답답하고, 열이 나서 손과 발을 가만히 두지 못하고, 혀가 뻣뻣하게 굳고, 붉으면서 건조하고, 숨소리가 거칠고, 목소리가 크고, 갈증이 나면서 찬물을 마시는 것을 좋아하고, 소변량이 적으며 색깔이 짙고, 변비가 있고, 항문에 타는 듯한 열감이 있고, 사지가 차고, 가슴과 배에 열감이 있고, 몸은 추우나 옷은 벗으려고 하는 것들이다.
- ㉣ 맥은 깊고 힘이 있다(맥침실脈沈實).

(8) 한열전화寒熱轉化(한열이 바뀜)

① 한증寒症에서 열증熱症으로 바뀌는 것은 신체에 정기精氣가 충실하거나 양기陽氣가 왕성할 때이다.

② 열증熱症에서 한증寒症으로 바뀌는 것은 양기陽氣가 허虛하거나 투병 중에 양기陽氣가 많이 상하거나, 정기正氣가 사기邪氣를 이기지 못한 것이다.

3. 허虛와 실實

(1) 허실虛實의 개념

① 실증實證은 병사病邪가 존재하나 정기精氣에는 손상이 없는 것을 말한다.

② 허증虛證은 병사病邪가 존재하고 정기精氣가 약한 것을 말한다.

(2) 허증虛證

허증虛證의 증상은 주로 만성병이고, 기력이 없고, 감각이 무디고, 자꾸 눕고 싶고, 말소리에 기운이 없고 낮으며, 호흡이 약하고, 건망증이 있고, 만지면 좋아지는 통증이 있고, 낮은 음音으로 귀에서 소리가 나고, 땀이 미미하게 나오고, 소변을 자주 보고, 변이 묽고, 맥이 허虛한 (허맥虛脈)것들이다.

(3) 실증實證

실증實證의 증상은 주로 급성병이고, 안절부절못하고, 몸과 마음이 답답하고, 열이 나서 손과 발을 가만히 두지 못하고, 얼굴이 붉고, 목소리가 강하고, 호흡이 거칠고, 손을 때면 좋아지는 통증이 있고, 높은 음音으로 귀에서 소리가 나고, 땀이 많이 나고, 소변량이 적으며 색이 짙고, 변비가 있고, 맥이 실實하다(실맥實脈).

(4) 허실착잡虛實錯雜(허실虛實이 섞여 있음)

허실착잡虛實錯雜에는 신음허腎陰虛로 인해 심장의 허열虛熱이 위로 떠서 염증 반응을 일으킨 것, 비기허脾氣虛로 인한 습담濕痰이 조체된 것, 혈허血虛나 기허氣虛로 인한 혈어血瘀 등이 있다.

4. 음陰과 양陽

① 음양의 의미는 일반적으로 다른 육강六綱을 종합해서 말할 수 있다. 예를 들어 리허한裏虛寒은 음陰이고, 표실열表實熱은 양陽이다.

② 세부적으로는 음허陰虛, 양허陽虛, 망음亡陰, 망양亡陽으로 나눌 수 있다.

③ 망음亡陰(음陰이 완전히 소진되어 양陽의 증상이 나타남)

망음亡陰의 증상은 끈적거리는 땀이 나고, 피부에 열감이 있고, 사지가 따뜻하고, 입이 마르고, 갈증이 있고, 찬물을 마시는 것을 좋아하고, 변비가 있고, 맥이 살짝 떠 있고 허하고 빠르고(맥부허삭脈浮虛數), 혀가 건조하고 짧고, 붉고 벗겨진 태가 나타나는 것들이다.

④ 망양亡陽(양陽이 완전히 소진되어 음陰의 증상이 나타남)

망양亡陽의 증상은 냉감이 있고, 사지가 차고, 호흡이 미세하고, 땀이 많이 나오고, 갈증이 없고, 소변을 자주 보고, 소변을 찔끔찔끔 흘리고, 변이 무르고, 맥이 깊고 미약하고, 혀가 짧고 담백淡白하고 젖고 부어 있는 것들이다.

기혈진액변증 氣血津液辨證

3

1. 기병증 氣病證

(1) 기허 氣虛

① 임상 시 나타나는 표현

말소리가 낮고, 저절로 땀이 나오고, 식욕이 없고, 변이 무르고, 피곤하고, 맥이 허虛하다(허맥虛脈).

② 폐는 기氣를 주관하고, 비장은 기혈氣血이 생성되는 원천이기 때문에 폐기허肺氣虛와 비기허脾氣虛의 표현이 중심이 된다.

(2) 기함 氣陷(기력이 없어서 가라앉음)

① 임상 시 나타나는 표현

아래로 잡아당기는 느낌이 들고, 피곤하고, 기력이 없고, 정신과 감정이 억제를 당해 답답하고, 자궁 · 위 · 장 · 항문 · 음부 · 방광 등이 밑으로 빠지고, 말소리가 낮고, 저절로 땀이 나오고, 식욕이 없고, 변이 무르고, 피곤하고, 맥이 허虛하다(허맥虛脈).

② 기함氣陷은 기허氣虛의 일종인데, 기허氣虛보다 더 심한 경우를 말한다.

③ 치료는 기氣를 보하고 기氣를 올려 주어야 한다.

(3) 기체氣滯(기氣가 정체됨)

① 임상 시 나타나는 표현

팽팽하게 당기는 느낌이 들고, 당기면서 아프고, 아픈 부위가 고정되어 있지 않고 있다가 없다가 하며, 복부에 덩어리가 잡히고, 정신과 감정이 억제를 당해 답답하고, 몸과 마음이 답답하고, 열이 나서 손과 발을 가만히 두지 못하고, 우울하고, 기분 변화가 잦고, 잦은 한숨을 쉬고, 맥이 긴장되어 있어 팽팽하거나(긴맥緊脈), 거문고줄을 누르는 듯하고(현맥弦脈), 혀의 색이 옅은 보라색이다.

② 정신과 감정의 표현이 잦은 변화를 나타내는 것은 간기체肝氣滯 때문이다.

③ 간은 기체氣滯로 가장 영향을 많이 받은 장기이다. 기타 표현들은 해당 장부에 따라 추가될 수 있다.

(4) 기역氣逆(기氣가 거꾸로 치밀어 오르는 증상)

① 임상 시 나타나는 표현

관련 장부마다 기氣의 방향이 다르기 때문에 장부에 따라 다르다.

㉠ 위장은 기氣가 내려가는 것이 정상이다. 기氣가 올라갈 경우 헛구역질, 트림, 딸꾹질, 구토 등이 유발될 수 있다.

㉡ 비장은 기氣가 올라가는 것이 정상이다. 기氣가 내려갈 경우 설사를 하거나 자궁이 밑으로 빠지거나 장이 빠지거나 하는 하수下垂 증상이 나타날 수 있다.

㉢ 간은 기氣가 올라가는 것이 정상이나 너무 많이 올라갈 경우 두통, 어지러움, 기절, 피를 토하는 것 등의 증상이 일어날 수 있고, 간기肝氣가 옆으로 넘쳐서 위장을 범하면 메슥거림, 트림, 구토를 일으키고, 비장을 범하면 설사를, 장腸을 범하면 소변을 볼 때 타는 듯한 열감과 변이 건조해지는 증상을 발생시킬 수 있다.

㉣ 폐는 기氣가 내려가는 것이 정상이다. 기氣가 올라갈 경우 기침이 발생한다.

ⓜ 신장은 기氣가 내려간다. 기氣가 올라갈 경우 천식이 발생할 수 있다.

ⓗ 심장은 기氣가 내려간다. 기氣가 올라갈 경우 가슴이 두근두근 뛰는 것과, 불면증이 생길 수 있다.

2. 혈병증血病症

(1) 혈허血虛

① 임상 시 나타나는 표현

얼굴색이 담백淡白하고 화색이 없고, 입과 입술이 담백淡白하고, 어지럽고, 잘 잊어버리고, 몸이 뻣뻣하게 굳고, 사물이 모호하게 보이고, 잠을 잘 못 이루고, 혀가 담백淡白하면서 약간 건조하고, 맥이 껄끄럽고 가늘다(맥삽세脈澁細).

② 비장의 기氣가 부족하여 기혈氣血을 원활하게 만들지 못하므로 간과 심장의 혈血이 부족하게 된다.

③ 기타 증상으로는 여성의 생리량이 적어지고, 우울증이 오고, 근심, 불안, 초조해지고, 의욕을 상실하게 되는 것들이다.

④ 혈血은 음진액陰津液의 일부이기 때문에 부족하게 되면 건조증이 오게 되어, 혀, 피부, 모발, 손·발톱 등이 건조해진다.

⑤ 혈허血虛가 심하거나 오래되면 간풍肝風이 발생하여 피부가 가렵고 건조해질 수 있다.

(2) 혈어血瘀

① 임상 시 나타나는 표현

얼굴색이 어둡고, 입술이 보라색을 띠고, 아픈 부위가 고정되어 있는 통증이 있고, 복부에 덩어리가 만져지고, 손톱이 보라색을 띠고, 생리 시 덩어리가 섞여 나오고, 맥이 껄끄럽고, 맥은 거문고줄을 누르듯이 팽팽하다(맥삽현脈澁弦).

② 혈어血瘀로 가장 영향을 많이 받는 장기는 간, 심장, 폐, 위, 장, 자궁 순이다.

③ 혈어血瘀의 원인

    ㉠ **기체**氣滯 : 가장 보편적인 원인이다. 기氣는 혈血을 돌게 하는데, 기氣가 멈추면 혈血도 굳게 된다.

    ㉡ **기허**氣虛 : 기氣가 약해서 혈血을 돌리지 못하면 혈어血瘀를 초래한다.

    ㉢ **혈열**血熱 : 열熱은 혈血을 굳게 만든다.

    ㉣ **혈허**血虛 : 혈허血虛가 오래되면 기허氣虛을 일으키고, 기허氣虛는 혈어血瘀를 유발한다.

    ㉤ **리한**裏寒 : 찬 기운은 혈血의 순행을 더디게 해서 혈어血瘀를 유발할 수 있다.

④ 혈어血瘀의 각 장부 표현

    ㉠ **간** : 손톱이 자색紫色으로 보이고, 면색이 어둡고, 여성의 생리 시 통증이 심하고 덩어리가 섞여 나오고, 생리 전에 통증이 있고, 혀의 가장자리가 보랏빛이고, 맥이 거문고줄을 누르듯이 팽팽하다(현맥弦脈).

    ㉡ **심장** : 입술이 보랏빛이고, 가슴 가운데에 찌르는 듯한 통증이 있고, 혀의 가장자리에서 혀끝으로 보랏빛이 나타나고, 혀 밑에 보라색의 정맥이 팽창되어 있고, 맥이 껄끄럽고(삽맥澁脈) 부정기적이다(결맥結脈).

    ㉢ **폐** : 가슴이 경직되는 느낌이 있고, 기침할 때 피가 섞여 나오고, 혀의 앞쪽이 보랏빛을 띠고, 혀 밑에 정맥이 보라색으로 팽창되어 있다.

    ㉣ **위** : 위 부위에 통증이 있고, 피를 토하고, 변에 피가 섞여 나오고, 혀의 중앙이 보라색이다.

    ㉤ **장** : 심한 복통이 있고, 변에 피가 섞여 나온다.

    ㉥ **자궁** : 여성의 생리가 불순하거나 생리를 하지 않고, 생리혈에 덩어리가 섞여 나오고, 생리 전에 통증이 있고, 복부에 덩어리가 만져지고, 혀가 보라색이다.

(3) 혈열

① 임상 시 나타나는 표현

열감이 있고, 붉은 돌기가 돋는 피부 질환이 있고, 입이 건조하고, 출혈이 있고, 혀가 붉고, 맥이 빠르다(삭맥數脈).

② 심혈心血에 열이 있으면 몸과 마음이 답답하고, 열이 나서 손과 발을 가만히 두지 못하고, 미친 증세가 나타나고, 입과 혀가 패이고 혓바늘이 돋는다.

③ 간혈肝血에 열이 있으면 피부가 붉고 열감이 있고 가렵다.

④ 자궁이나 충맥衝脈에 열이 있으면 생리 중에 과다 출혈이 일어난다.

(4) 실혈失血

① 임상 시 나타나는 표현

코피가 나고, 피를 토하고, 기침할 때 피가 나오고, 변에 피가 섞여 나오고, 생리량이 많고, 하혈下血을 하고, 소변에 피가 섞여 나오는 것들이다.

② 원인

㉠ 기허氣虛로 혈血을 통솔하지 못해서 나타난다.

㉡ 혈열血熱로 혈血이 들끓고 날뛰어서 발생한다.

㉢ 혈어血瘀나 음허陰虛로도 발생할 수 있다.

③ 출혈出血의 원인별 비교

㉠ 기허氣虛는 색이 엷고 양이 많고, 오래 지속된다.

㉡ 혈열血熱은 색이 짙붉거나 어둡고 양이 많다.

㉢ 혈어血瘀는 색이 어둡고 덩어리가 져 있고 양이 적다.

㉣ 음허陰虛는 색이 선홍색이고 양이 적다.

3. 진액병증津液病症

(1) 진액허津液虛

① 임상 시 나타나는 증상

피부, 입, 입술, 코, 혀가 건조하고, 마른기침을 한다.

② 음허陰虛와 꼭 같지는 않다. 음허陰虛가 진액허津液虛보다 먼저 나타난다. 오랜 음허陰虛는

진액허津液虛를 유발한다.

③ 진액허津液虛는 음허陰虛 이외에도 과도하게 땀을 흘리거나, 구토나 설사가 심하거나 피를 많이 흘리거나, 만성 빈혈 등에서도 기인된다.

④ 진액허津液虛는 폐, 위, 신장, 대장에 영향을 끼친다.

　㉠ 폐에 진액津液이 허虛하면 마른기침을 하고 피부가 건조해진다.

　㉡ 위胃는 진액津液의 원천이다. 위기胃氣의 부족이나 위음허胃陰虛가 위胃의 진액부족津液不足을 초래하면 입과 혀가 건조하고 열문裂紋이 나타나고, 물을 잘 마시지 않고, 마시더라도 입만 살짝 적신다.

　㉢ 신장은 수水를 주관한다. 신음허腎陰虛는 건조함과 진액부족津液不足을 초래할 수 있다. 신장의 진액津液이 부족하면 소변을 적게 보고, 입과 인후咽喉가 야간에 마르고 건조하다.

　㉣ 대장은 위장과 같은 양명경陽明經과 밀접한 관계가 있다. 위장의 진액津液이 부족해지면 대장도 영향을 받아 변이 건조해진다.

(2) 부종

① 원인

　㉠ 수액대사水液代謝의 장부인 비장, 폐, 신장의 허증虛證에서 기인한다.

　㉡ 폐기허肺氣虛로 인한 부종은 주로 상초上焦인 얼굴과 손에서 나타난다.

　㉢ 비기허脾氣虛로 인한 부종은 주로 중초中焦인 복부에서 나타난다.

　㉣ 신양허腎陽虛로 인한 부종은 주로 하초下焦인 다리와 발목에서 나타난다.

② 양수부종陽水浮腫과 음수부종陰水浮腫

　㉠ 양수부종陽水浮腫은 표表, 열熱, 실증實證으로 풍사風邪나 수습사水濕邪로 생기고 주로 머리와 얼굴에 생긴다.

　㉡ 음수부종陰水浮腫은 리裏, 한寒, 허증虛證으로 한습寒濕이 비장을 침범했거나, 신허腎虛로 수水가 범람하게 되어서 생기고 주로 허리 이하에서 심甚하다.

(3) 담痰

① 주된 원인은 비허脾虛로 수액운화水液運化가 실조된 것이다.

② 폐와 신장도 담痰 형성에 관여한다. 폐는 선발숙강宣發肅降 공능이 실조되면 담痰이 생성되고, 신장은 기화공능氣化功能과 배뇨 기능이 실조되면 담痰이 형성된다.

③ 임상 시 나타나는 표현

설태가 미끄럽고 끈적거리고(설태활니舌苔滑膩), 맥은 거문고줄을 누르듯이 팽팽하고, 미끄럽다(맥현활脈弦滑).

④ 유형有形의 담痰

뱉어진 폐의 담痰

⑤ 무형無形의 담痰

심규心竅를 막거나 담석膽石이나 신장결석, 관절 변형을 초래한다.

ⓐ **피부밑의 담痰** : 신경절 부종, 피부종, 임파절 부종, 갑상선종 등으로 나타난다.

ⓑ **경락에 조체된 담痰** : 마비 증상을 일으킨다. 중풍에 상견된다.

ⓒ 담痰이 심규心竅를 폐색하면 정신분열증, 광증狂症, 간질이 나타난다.

ⓓ 담膽과 신장에 담痰이 발생하면 담석膽石과 신장결석을 일으킨다.

ⓔ 관절에 담痰이 형성되면 만성적인 류머티스성 관절염과 뼈 변형이 초래된다.

⑥ 결합된 병사에 따라 나타나는 증상

ⓐ **풍담風痰** : 어지럽고, 속이 메슥거리고 구토가 일어나고, 사지가 뻣뻣하게 굳고, 기침이 나고, 목소리에 이상이 생기고, 실어증이 생긴다.

ⓑ **열담熱痰** : 황색의 끈적한 담痰을 뱉고, 얼굴이 붉고, 입과 입술이 건조하고, 몸과 마음이 답답하고 열이 나서 손과 발을 가만히 두지 못하고, 혀가 붉고 태苔가 노랗고 끈적이고(태황니苔黃膩), 맥脈이 미끄럽고 빠르다(맥활삭脈滑數).

ⓒ **한담寒痰** : 백색의 묽은 담痰을 뱉고, 사지와 허리가 차고, 속이 메슥거리고, 혀가 담백淡白하고 흰색의 윤기 있는 태(백윤태白潤苔)가 나타나고, 맥이 깊고 느리고 미끄럽다(맥침지활脈沈遲滑).

ⓓ **습담濕痰** : 희고 끈적한 많은 양의 담痰을 뱉고, 식욕이 없고, 갈증이 없고, 가슴과

위 부위가 그득하고 답답하고, 태가 끈적이고(니태膩苔), 맥이 미끄럽다(활맥滑脈).

ⓜ **기담**氣痰 : 실제 부은 것은 아닌데 느낌상으로 인후咽喉가 부어 오른 것 같고, 목에 실제가 아닌 뱉어지지 않는 이물감이 있고, 침을 삼키기가 곤란하고, 흉격이 그득하고 답답하다.

⑦ 담음痰飮의 4가지 형태

ⓐ **장위**腸胃**의 담음**痰飮 : 배가 팽팽하고, 물을 토하고, 입이 건조한데 물을 마시고 싶지는 않고, 배에서 꾸르륵 소리가 나고, 가슴이 그득하고 답답하고, 변이 묽고, 체중이 감소되고, 맥이 깊고 미끄럽고(맥침활脈沈滑), 혀가 부어 있으면서 끈적이는 태(니태膩苔)가 나타난다.

ⓑ **옆구리와 늑골 주변의 담음**痰飮 : 옆구리와 늑골 주변이 팽팽하게 당기고, 통증이 있고, 통증이 기침이나 호흡할 때 더 심해지고, 호흡이 짧고, 끈적이는 태(니태膩苔)가 나타나고, 맥이 깊고 거문고줄을 누르듯이 팽팽하다(맥침현脈沈弦).

ⓒ **사지와 피부의 담음**痰飮 : 몸이 무겁고, 근육통이 있고, 땀이 안 나고, 물을 마시고 싶지 않고, 흰색의 많은 양의 가래를 뱉고, 기침을 하고, 흰색의 끈적이는 태(백니태白膩苔)가 나타나고, 맥이 거문고줄을 누르듯이 팽팽하고 긴장되어 있다(맥현긴脈弦緊).

ⓓ **흉격의 담음**痰飮 : 기침을 하고, 천식이 있고, 부종이 나타나고, 어지럽고, 많은 양의 흰색 가래를 뱉고, 차가운 기운에 노출이 되면 더 심해지고, 흰색의 두껍고 끈적이는 태가 나타나고(백후니태白厚膩苔), 맥이 거문고줄을 누르듯이 팽팽하다(현맥弦脈).

육경변증 六經辨證

4

1. 육경변증六經辨證의 정의

① 외감병이 발생하여 발전되는 6가지 단계를 표현한 변증이다.

② 태양병, 양명병, 소양병, 태음병, 소음병, 궐음병 순서대로 발전된다.

2. 병증의 성질과 치료법

① 삼양변증三陽辨證

　ㄱ 정기正氣가 왕성하고 사기邪氣도 실實하다.

　ㄴ 열증熱症과 실증實證위주이다.

② 삼음변증三陰辨證

　ㄱ 정기正氣가 약하고 사기邪氣가 왕성하다

　ㄴ 한증寒症과 허증虛證이 위주이다.

3. 육경병六經病의 주요증상

(1) 태양병太陽病

태양太陽은 주일신지표主一身之表(몸의 표를 주관한다)이다.

태양병의 주요증상은 추운것을 싫어하고 열이나고, 머리와 목이 뻣뻣하게 굳고 아프고, 맥이 살짝뜨는(부맥浮脈)것이다.

① 태양경증太陽經證(태양본증太陽本證)

ㄱ 중풍증中風證(표허증表虛證) : 땀이 나고, 바람을 싫어하고, 맥이 살짝뜨면서 느리다.(맥부완脈浮緩)

ㄴ 상한증傷寒證(표실증表實證) : 땀이 나지않고, 맥이 살짝 뜨면서 긴장되어 있다.(맥부긴脈浮緊)

② 태양부증太陽腑證(태양겸증太陽兼證)

ㄱ 태양축수증太陽蓄水證 : 추운것을 싫어하고 열이나고, 가슴이 두근두근 뛰면서 갈증이 나고, 물을 마시면 즉시 토하고, 소변을 잘 보지 못하고, 혀의 뿌리에 황색태가 나타나고, 혀의 태가 희면서 미끄럽거나 끈적이고(태백활苔白滑/니膩), 맥이 살짝뜨거나 빠르다(맥부脈浮/삭數)

ㄴ 태양축혈증太陽蓄血證 : 어혈瘀血과 열사熱邪가 하복부에 울결되어 아랫배가 그득하면서 땡기고, 급한 통증이 있고, 갈증이 있으면서 안절부절 못하고, 심하면 헛소리를 하면서 발광發狂을 하고, 혀에 붉은 반점이 나타나고, 혀의 뿌리에 노란태가 있고, 맥이 깊으면서 껄끄럽다.(맥침삽脈沈澀)

(2) 양명병陽明病

사기와의 투쟁이 극심한 단계이다.

① 양명경증陽明經證 : 고열이 나고, 땀이 많이나고, 갈증이 심하고, 물을 많이 마시고, 얼굴이 붉고 가슴이 두근두근 뛰고, 혀가 붉고, 혀에 노란색의 건조한 태가 나타나고, 맥이 크게 뛰고 힘이 있다.(맥홍유력脈洪有力)

② 양명부증陽明腑證 : 몸에 열이나고, 해질무렵 더 심해지고, 변비가 있고, 변이 건조하고, 배가 그득하고 통증이 있고, 배에 손을 때는것을 좋아지고, 가슴이 뛰고 답답하고, 헛소리를 하고, 혀의 태苔가 노랗고 건조하거나, 혓바늘이 돋아있고, 맥이 깊고 실하고 힘이있다.(맥침실유력脈沈實有力)

(3) 소양병少陽病

① 태양경太陽經의 사기邪氣가 아직 양명경陽明經의 속으로 들어가지 않은 반표반리半表半裏증이다.

② 주요증상은 한열이 번갈아서 오가고, 가슴과 옆구리가 그득하면서 답답하고, 음식을 먹고싶어하지 않고, 가슴이 답답하고 심하면 구역질이 나고, 입이 쓰고, 인후가 건조하고, 어지럽고, 맥이 거문고 줄을 누르듯이 팽팽하고(맥현脈弦), 혀의 태가 희거나, 희고 엷다.(설태백舌苔白/박백薄白)

(4) 태음병太陰病

① 비장의 기운이 허약하고, 한습寒濕이 내부에 조체된 장위腸胃의 허한증虛寒證이다.

② 주요증상은 배가 그득하면서 잘 토하고, 식욕이 없고, 설사를 하고, 배가 아픈데 따뜻하게 해주거나 손으로 만져주면 좋아지고, 갈증이 없고, 혀가 담백하고, 설태가 희고, 맥은 느리다.

(5) 소음병少陰病

정기正氣가 극도로 쇠약해진, 전신허약증으로 심장과 신장이 다 허虛한 소음한화증少陰寒化證과 심장과 신장의 음허陰虛로 나타나는 소음열화증少陰熱化證으로 나뉘어 진다.

① 소음한화증少陰寒化證 : 추운것을 싫어하고 자꾸 눕고 싶고, 정신이 피곤하고 눈에 졸음기가 가득하고, 손과 발이 차고, 설사를 하는데 소화되지 않은 음식물이 섞여있고, 물을 마시고 싶어하지 않거나 따뜻한 물을 마시는걸 좋아하고, 소변의 색이 맑고 길게 많이 나오고, 혀의 색이 담백淡白하고, 혀의 태苔가 희고, 맥이 깊으면서 미세하다(맥침

미세l脈沈微細).

② 소음열화증少陰熱化證 : 가슴이 두근두근 뛰면서 답답하고 잠을 잘 못자고, 입과 인후가 마르고 건조하고, 소변의 색이 노랗고 붉은색을 띨 정도로 짙고, 혀가 붉고, 맥이 가늘고 빠르다.(맥세삭脈細數)

(6) 궐음병厥陰病

① 궐음厥陰은 음陰의 최후단계이다. 양陽의 시초인 음陰가운데 양陽이 있는 것으로 정기正氣가 약하고 고갈되어 있고, 음양陰陽의 조절이 문란한 한열寒熱이 뒤섞여있는 단계이다.

② 주요증상은 갈증으로 물을 많이 마시고 음식을 많이 먹으나 몸은 여위고 오줌의 양이 많아지고, 기운이 가슴 또는 흉부로 치밀어 오르고, 가슴속에 열이 심하고, 배는 고픈데 음식을 먹고 싶지는 않고, 사지가 차고, 설사를 하고, 구토를 하거나 회충을 토하는 것들이다.

위기영혈변증 衛氣營血辨證 5

1. 위기영혈변증 衛氣營血辨證의 개요

① 위기영혈변증 衛氣營血辨證은 육경변증 六經辨證의 기초 위에 발전한 것으로 주로 외감 外感 온열병 溫熱病에 사용하는 변증 방법이다.

② 온열병 溫熱病은 발병이 급하고, 변화가 많고, 음진 陰津을 쉽게 손상한다.

③ 위기영혈 衛氣營血에는 얕고, 깊고, 경 輕하고, 중중하고의 4가지 병변 단계가 있다. 위기 衛氣는 경 輕하고 얕고, 영혈 營血은 깊고 중중하다.

2. 위기영혈 衛氣營血의 병증별 특징

(1) 위분증 衛分證

① 온열사 溫熱邪가 피부 표면을 침범하여 위기 衛氣의 공능이 실조되는 병변을 말한다. 즉, 폐위 肺衛의 병변을 말하며, 온병 溫病 초기에 나타난다.

② 주된 증상은 열이 나고, 풍한風寒을 약간 싫어하고, 두통과 기침이 있고, 땀이 나지 않거나 약간 나고, 누런 콧물이 나고, 약간 갈증이 있고, 인후가 붓고 아프고, 혀의 가장자리와 끝이 붉고 엷은 흰색의 태가 있고(박백태薄白苔), 맥은 살짝 떠 있고 빠른 것들이다(맥부삭脈浮數).

(2) 기분증氣分證

① 온열사溫熱邪가 장부 안으로 들어가 정기正氣가 힘이 있고, 사기邪氣가 실할 때, 정기正氣와 사기邪氣의 극렬한 투쟁으로 양열陽熱이 항성된 리열증裏熱證이다.

② 주된 증상은 열이 나고, 한寒을 싫어하는 것보다 오히려 열熱을 싫어하고, 가슴이 두근두근 뛰고, 갈증이 있고, 소변 색깔이 짙고, 혀가 붉고 태苔가 노랗고(설홍태황舌紅苔黃), 맥이 미끄러우면서 빠른 것들이다(맥활삭脈滑數).

　㉠ 열이 뭉쳐서 폐를 막으면 기침이 나오고, 가슴이 아프고, 잘 뱉어지지 않는 노란 가래가 나온다.

　㉡ 열이 흉격에 울결되면 가슴이 두근두근 뛰고 답답하고, 앉거나 누워 있을 때 불안하다.

　㉢ 열이 위장에 울결되면 위에 열이 차고, 가슴이 답답하고 갈증이 있으면서 찬물을 마시는 것을 좋아하고, 땀이 많이 나고, 마르고 노란태가 나타나고, 맥이 미끄러우면서 빠르거나, 맥이 떠 있으면서 크게 잡히고 힘이 있다.

　㉣ 열이 장도腸道에 울결되면 열이 났다 안 났다 반복하고, 변비가 있고, 장腸에 수분이 부족하여 변을 잘 내보내지 못하고, 배가 그득하게 차 있으면서 굳어서 아프고, 마르고 노란태가 나타나고, 심하면 탄 듯이 검은 태와 혓바늘이 돋아 있고, 맥은 깊고 힘이 있다(맥침실脈沈實).

　㉤ 습열濕熱이 비장을 치면 오전에 열이 심하고, 사지가 권태롭고, 갈증은 나는데 물을 마시지는 않고, 소화되지 않은 음식이 변에 섞여 나오고, 변이 묽고 악취가 나고, 노랗고 끈적이는 태(황니태黃膩苔)가 나타나고, 맥이 부드러우면서 빠르다(맥유삭脈濡數).

(3) 영분증營分證

① 온열사溫熱邪가 내부로 깊이 들어가서 심중深重한 단계이다.

② 영營은 혈중지기血中之氣이며 심心으로 통하므로 영음營陰이 손상되어 심신心神이 교란되는 병증이 특징이다.

③ 주된 병증은 열이 야간에 심하고, 입이 건조하고 갈증이 있지만 물을 잘 마시지는 않고, 가슴이 두근거리고 불안하고, 심하면 정신을 잃고 헛소리를 하고, 은은한 반진이 피부에 나타나고, 혀가 짙은 붉은색이고, 맥이 가늘면서 빠른 것들이다(맥세삭脈細數).

(4) 혈분증血分證

① 영분증營分證에서 더 발전하여 열이 성해서 혈血이 들끓어서 심신心神이 교란된 상태이다.

② 주된 증상은 타는 듯한 열감이 있고, 미쳐서 날뛰고, 헛소리를 하고, 반진이 피부에 보이고, 피를 토하거나 코피가 나거나 소변과 대변에 피가 섞여 나오고, 혀가 심하게 붉고 태苔가 없고, 맥이 거문고줄을 누른 것같이 팽팽하고 빠르다(맥현삭脈弦數).

삼초변증 三焦辨證

온열류溫熱類 병변의 변증이다. 온열溫熱은 위기영혈변증衛氣營血辨證에서, 습열濕熱은 삼초변증三焦辨證에서 변증辨證한다.

1. 상초上焦의 습열濕熱(초기 단계)

(1) 병변病辨

주로 폐肺와 피모皮毛의 병변이다. 비위脾胃의 병변을 겸할 때도 자주 있다.

(2) 임상 시 나타나는 표현

　① 풍열범폐風熱犯肺 : 위기영혈변증衛氣營血辨證의 기분증氣分證과 유사하다.

　　열이 나고, 땀이 나고, 기침과 천식이 있고, 갈증이 나고, 가슴이 답답하면서 아프고,

　　혀가 붉고 태가 노랗고(설홍황태舌紅黃苔), 맥이 빠르다(맥삭脈數).

　② 심포心包의 열熱 : 위기영혈변증衛氣營血辨證의 영분증營分證과 유사하다.

열이 나고, 위장 부위에 타는 듯한 열감이 있고, 사지가 차고, 실어증이 나타나고, 혀가 뻣뻣하고 심하게 붉고 태가 없고, 맥이 가늘고 빠르다.

③ 상초습열上焦濕熱의 주요 증상 : 오한惡寒이 중중하고 발열發熱이 경輕하거나 열이 나지 않고, 머리가 무겁고, 몸이 무겁고 피곤하고, 가슴이 답답하고 갈증은 없고, 배에서 꾸르륵 소리가 나고 변이 묽고, 설태가 희고 끈적이고(설태백니舌苔白膩), 맥이 부드럽고 느리다(맥유완脈濡緩).

2. 중초中焦의 습열濕熱(중기 단계)

(1) 병변病辨

비위脾胃의 병변이 위주이고 상초上焦와 하초下焦에도 영향을 끼친다.

(2) 임상 시 나타나는 표현

① 양명陽明의 열熱 : 육경변증六經辨證의 양명부증陽明腑證과 유사하다.

② 중초습열中焦濕熱의 주요 증상 : 땀을 흘려도 열이 떨이지지 않고, 오후에 열이 심해지고, 몸과 사지가 무겁고 피곤하고, 가슴과 위장 부위가 그득하고 답답하고, 식욕이 없고, 갈증이 있지만 물을 많이 마시지는 않고, 소변이 짙고 적게 나오고, 변이 묽고, 정신이 맑지 않고, 말을 적게 하고, 희고 끈적이는 태가 나타나고, 여성의 경우 황색의 대하帶下가 나오고, 맥이 부드러우면서 빠르거나 부드러우면서 느리다.

3. 하초下焦의 습열濕熱(후기 단계)

(1) 병변病辨

대장과 방광의 병변이 위주이다.

(2) 임상 시 나타나는 표현

하초습열下焦濕熱의 주요 증상은 소변이 잘 안 나오고, 갈증은 있는데 물을 많이 마시지는 않고, 대변이 잘 나오지 않고, 아랫배가 굳으면서 그득하고, 희거나 노란색의 끈적이는 태苔가 나타나고, 맥이 부드럽고 빠르다.

오행변증 五行辨證

7

오행에 의한 변증으로 상생相生, 상승相乘, 상모相侮 관계의 역기능에서 발생하는 병리 변화에 근거를 두고 있다.

임상상 장부변증만큼 크게 활용되지는 않지만 보완변증으로 활용된다. 예를 들어 목기木氣의 허증虛證으로 나타나는 겁 많고 우유부단함의 표현은 장부변증臟腑辨證에서는 설명이 안 된다.

1. 상생相生관계 변증

(1) 목불생화木不生火

① 임상 시 나타나는 표현 : 겁이 많고, 용기가 부족하고, 우유부단하고, 가슴이 두근두근 뛰고, 불면증으로 아침에 일찍 일어나고, 맥이 가늘거나(맥세脈細), 껄끄럽다(맥삽脈澁).

② 장부변증에서는 이례적인 것으로, 일반적으로 간기肝氣나 담기膽氣는 부족하기가 힘들다. 변증이라기보다는 성격을 반영하는 것이다. 장부변증의 담허膽虛와 유사하다.

(2) 화불생토火不生土

① 임상 시 나타나는 표현 : 변이 무르고, 추운 것을 싫어하고, 사지에 힘이 없고, 배가 팽
팽하고, 설사를 하고 부종이 있다.

② 기본적으로 비장의 운화공능을 돕는 화火가 부족한 비양허脾陽虛 상태이다.

(3) 토불생금土不生金

① 임상 시 나타나는 표현 : 가슴 부위에 담痰이 있고, 기침을 하고, 피곤하고, 맥이 허하다
(허맥虛脈).

② 비허脾虛로 피곤하며 담痰이 생성되어 폐에 조체된 것이다.

(4) 금불생수金不生水

① 임상 시 나타나는 표현 : 호흡이 곤란하고, 기침을 하고, 말을 못 하고, 천식이 있다.

② 장부변증의 신불납기腎不納氣에 해당한다.

(5) 수불생목水不生木

① 임상 시 나타나는 표현 : 어지럽고, 사물이 모호하게 보이고, 두통이 있고, 귀에서 소리
가 나고, 허리와 무릎이 시리고 아프다.

② 장부변증의 간신음허肝腎陰虛에 해당된다.

2. 상승相乘관계 변증

(1) 목승토木乘土

① 임상 시 나타나는 표현 : 옆구리와 갈비뼈 부위에 통증이 있고, 위장 부위가 아프고, 팽
팽하게 당기면서 그득한 느낌이 들고, 몸과 마음이 답답하고, 열이 나서 손과 발을 가
만히 두지 못하고, 소화 안 된 음식이 변에 섞여 나오고, 변이 묽고, 얼굴색이 푸르다.

② 얼굴색은 부조화의 근원을 보여 주는 것이다. 비허脾虛에 얼굴색이 푸른 것은 병의 근원이 목木인 간肝을 뜻하는 것이다.

③ 아주 보편적인 유형으로 장부변증의 간기범위肝氣犯胃에 해당한다.

(2) 토승수土乘水

① 임상 시 나타나는 표현 : 소변을 보는 것이 힘들고, 얼굴색이 노랗고, 부종이 있다.

② 비허脾虛로 수습水濕이 정체되어 신장의 기화공능氣化功能과 수액배설水液排泄에 장애가 있는 것이다.

(3) 수승화水乘火

신腎은 넘칠 수 없기 때문에 이러한 병증은 없다.

(4) 화승금火乘金

① 임상 시 나타나는 표현 : 많은 양의 노란색 담痰을 뱉는 기침을 하고, 열감이 있고, 얼굴이 붉다.

② 화열사火熱邪로 폐열肺熱이 왕성한 것이다. 오래되면 폐음허肺陰虛를 유발할 수 있다.

(5) 금승목金乘木

① 임상 시 나타나는 표현 : 피곤하고, 팽팽하고 그득한 느낌이 있고, 몸과 마음이 답답하고, 열이 나서 손과 발을 가만히 두지 못하고, 얼굴색이 희다.

② 폐가 퍼트리고 내리는 기능을 잃어버려서 간기울결肝氣鬱結을 유발하는 것이다.

3. 상모相侮관계 변증

(1) 목모금木侮金

① 임상 시 나타나는 표현 : 천식이 있고, 기침을 하고, 가슴과 옆구리가 팽팽하면서 그득하고, 통증이 있고, 입이 쓰고, 몸과 마음이 답답하고, 열이 나서 손과 발을 가만히 두지 못하면서 불안하고, 맥이 거문고줄을 누르듯이 팽팽하다(현맥弦脈).

② 간기울결肝氣鬱結이나 간화肝火가 흉부를 막아서 폐기肺氣의 정숙하게 하고 내리는 기능을 방해하는 것이다.

③ 간기울결肝氣鬱結로 가슴과 옆구리가 아프고, 호흡 장애가 나타난다.

④ 간화肝火가 폐를 침범하여 폐의 진액津液이 손상을 받아서 기침을 하고 기침 시 피가 섞여 나온다.

(2) 금모화金侮火

① 임상 시 나타나는 표현 : 가슴이 두근두근 뛰고, 불면증이 있고, 호흡이 짧다.

② 장부변증의 심폐기허心肺氣虛에 해당한다.

③ 담습痰濕이 폐를 막아서 심기心氣의 운행에 장애를 끼치는 것이다.

(3) 화모수火侮水

① 임상 시 나타나는 표현 : 얼굴의 관자놀이 부위가 붉은 빛을 띠고, 야간에 입이 건조하고, 가슴이 두근거리고, 답답하면서 불안하고, 잠을 잘 못 자고, 어지럽고, 허리가 아프고, 밤에 잘 때 땀이 나고, 혀가 붉고, 맥이 가늘면서 빠르다(맥세삭脈細數).

② 장부변증의 심신불교心腎不交에 해당된다. 심음허心陰虛가 심허화心虛火를 유발한 것이다.

(4) 수모토水侮土

① 임상 시 나타나는 표현 : 변이 묽고, 부종이 있고, 피곤하고, 사지에 힘이 없다.

② 장부변증의 비신양허脾腎陽虛에 해당된다. 신장의 수액대사 이상으로 비장의 습濕이 가

중된 것이다.

(5) 토모목土侮木

① 임상 시 나타나는 표현 : 옆구리와 갈비뼈 부위가 팽팽하면서 아프고, 황달이 나타난다.

② 비장의 수액대사공능의 실조로 습濕이 형성되고 정체되어 간기肝氣의 소통시키고 풀어 주는 기능과 담즙의 흐름을 방해한 것이다.

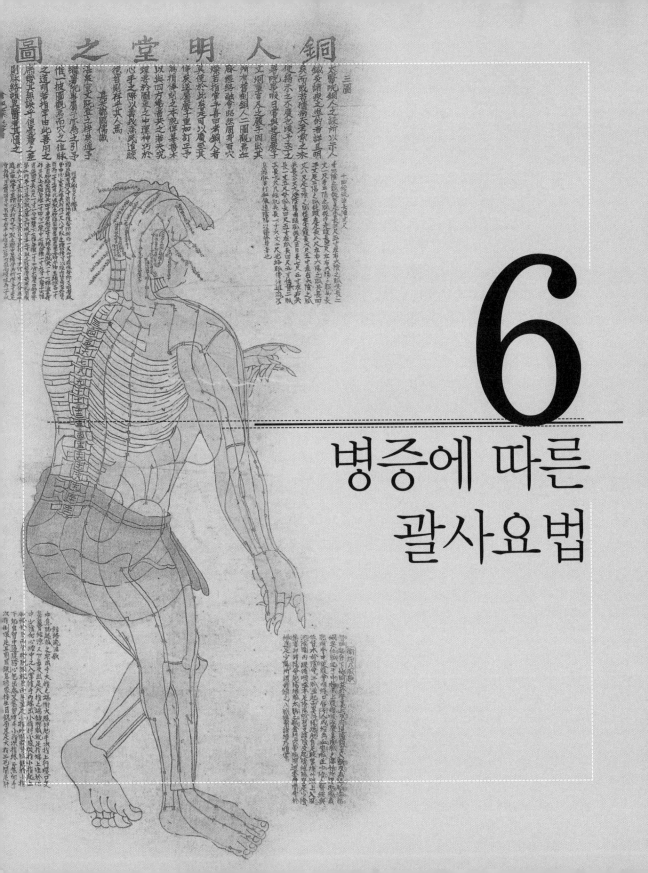

6

병증에 따른
괄사요법

급체

1

개요 음식물을 섭취하고 체해서 가슴이 답답하고 두통이 있는 경우

처방 ① 합곡과 족삼리혈을 무통괄사요법으로 긁어 준다.

② 검상돌기에서 배꼽까지 임맥任脈을 검상돌기에서 배꼽 방향으로 30회씩 긁어 준다.

요즘 의외로 잘 체하고 소화가 안 된다는 사람이 많다.

음식을 한 번에 30번 이상 씹어 먹으면 어떤 위장병도 낫는다는 말이 있다. 현대인들은 뭐가 그렇게 급한지 음식을 입에 넣자마자 삼키는 경우가 많다. 짧은 점심시간에 빨리 먹고 다시 업무에 복귀해야 되니 그럴 수도 있겠지만, 그것이 만성 위장장애와 소화불량을 일으키는 원인임도 명심해야 할 것이다.

또 먹자마자 업무를 보거나 책이나 신문 등을 보면 비장이 상한다. 한방에서 비장은 '생각하는 장기'라고 한다. 위장은 음식을 부술 뿐이고, 위장에서 소화된 영양분을 신체 각 부위에 맞게 보내는 것이 비장이 하는 일이다. 비장이 생각을 하고 일해야 할 때, 머릿속으로 다른 생각을 하거나 책을 읽으면 비장에 부담이 많이 간다.

급할수록 돌아가라는 말이 있다. 아무리 바쁘고 급해도 식사 시간이 1시간이면 30분 정도는 천천히 식사를 하고, 나머지 30분은 가벼운 산책이나 명상을 하는 것이 좋다.

한방에서는 위장과 비장을 오행 중 토土에 해당한다고 하고, 비장은 또한 사지四肢를 주관한다고 한다. 비장이 나빠지면 사지가 무력하고 조혈 기능이 떨어짐을 잊어서는 안 된다. 따라서 위장과 비장에게 부담을 주지 않는 식습관의 중요성을 꼭 새겨야 할 것이다.

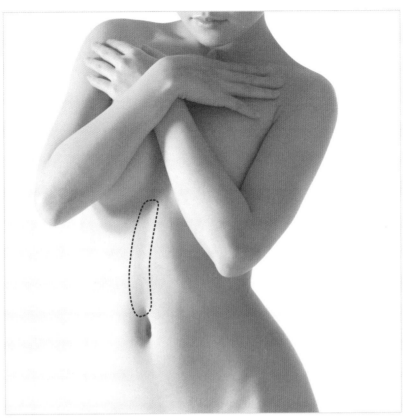

▶ 합곡과 족삼리혈을 무통괄사 요법의 뒤로 긁기로 경락유주의 방향으로 30회씩 긁어 주고, 검상돌기에서 배꼽까지 임맥을 검상돌기에서 배꼽방향으로 30회씩 긁어 준다.

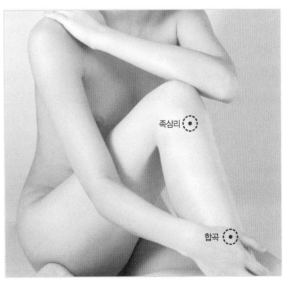

족삼리

합곡

두통

개요 머리가 아프고 무거울 때

처방 ① 앞목과 뒷목을 무통괄사요법으로 시술해 준다.

　　　　② 방광경을 사진과 같이 위에서 아래로 긁어 준다.

두통은 위치에 따라 전두통, 후두통, 측두통, 전정두통으로 나눌 수 있다. 병인에 따라서는 습두통, 담두통, 어혈성두통, 신허두통, 간화두통, 간양상항두통 등으로도 나눈다.

전두통은 대개 위장경락에 문제가 있을 때, 후두통은 방광경락일 때, 측두통은 담경일 때, 전정두통은 간에 문제가 있을 때 발생한다. 습두통은 몸에 습이 많아서 몸이 무겁고 머리에 안개가 낀 것 같으며, 머리 전체가 무겁고 불쾌하다. 담두통은 보통 습과 결합해서 오는 경우가 많으며, 어지럽고, 누워도 어지러움이 가라앉지 않으며, 머리 전체가 둔하고 아프다. 어혈성두통은 통증이 날카롭고 머리가 깨질 것 같다. 신허두통은 머리가 텅 빈 것 같으며 머리 전체가 멍하고 기억력이 떨어진다. 간화두통은 가장 통증이 심하며 머리가 조여들고, 깨지는 것 같다. 간양상항두통은 양방에서 말하는 고혈압성 두통이다.

침을 놓을 때는 위의 모든 것을 반영해서 자침해야 하나 무통괄사요법에서는 목과 등쪽의 방광경만을 괄사해 주어도 탁월한 효과가 있다.

현대인들이 가장 많이 앓고 있는 질환 중 하나가 두통이 아닐까 한다. 특히 두통은 양방에서는 신경성 진단을 받을 때가 많아 환자들이 답답해하는 경우가 많다. 그런데 대부분의 경우 병의 원인을 찾지 않고 진통제에 의지하는 경우가 많아 안타깝다. 두통은 스트레스성이 많으니 마음을 차분히 가라앉히고 잠깐이라도 눈을 감고 자신을 돌아보며 명상을 하고, 숨을 깊이 쉬는 복식호흡을 하면 의외로 좋아지는 경우가 많다. 무통괄사요법과 명상을 병행하기 바란다.

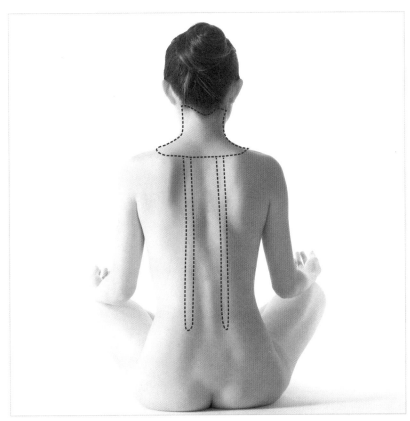

▶앞목과 뒷목을 무통괄사요법
으로 시술해 준다. 방광경을 사
진과 같이 위에서 아래로 긁어
준다.

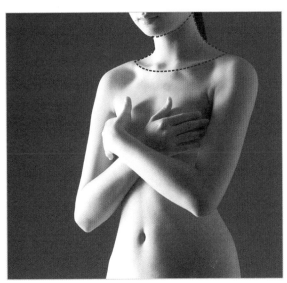

낙침

개요 잠잘 때 불편한 자세로 인해 아침에 일어나서 목이 돌아가지 않을 때

처방 ① 뒷목과 어깨를 무통괄사요법으로 시술해 준다.

② 후계혈을 무통괄사요법의 뒤로 긁기법으로 경락유주의 방향으로 30회 긁어 준다.

자고 일어나서 목이 뻣뻣하고 잘 돌아가지 않으며, 돌리려고 하면 아픈 것을 낙침이라 한다. 떨어질 낙落, 베개 침枕인데, 베개를 베고 자다가 베개를 안 베고 목이 옆으로 많이 꺾이면서 오는 것이라 생각해서 지은 단어일 것이다.

낙침은 누구나 한 번쯤은 겪어 본 증상일 것이다. 어떨 때는 일주일 이상 가기도 하고 심하면 근육주사까지 맞는 경우도 있다. 다행히 무통괄사요법으로 치료가 잘 된다. 방금 전까지 목이 뻣뻣해서 옆으로 돌리기도 힘들어하던 환자가 무통괄사 시술 후 바로 고개를 돌리는 것을 보면 뿌듯하고 신기할 때가 많다.

여담으로 베개는 높게 베지 않는 것이 건강에 좋다. 심장에서 펌프질을 해서 머리까지 피를 보내야 하는데, 심장보다 머리가 높으면 심장이 부담을 받기 때문이다.

또 너무 높은 베개를 베서 목이 앞으로 많이 꺾이면 목, 어깨 근육에도 부담이 많이 가서 근육이 굳을 수 있다. 실제로 목이나 어깨가 안 좋은 환자에게 베개 높이를 낮춰 보라고 한 후 좋아지는 경우가 많이 있었다. 베개 높이를 낮추는 것 또한 숙면의 비밀 중 하나인 것이다.

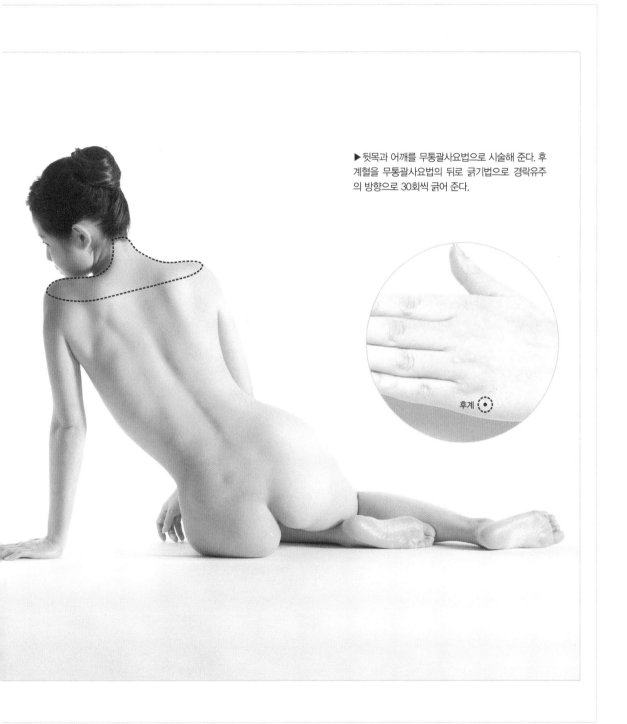

▶ 뒷목과 어깨를 무통괄사요법으로 시술해 준다. 후
계혈을 무통괄사요법의 뒤로 긁기법으로 경락유주
의 방향으로 30회씩 긁어 준다.

후계

견비통

개요	어깨와 목 부분이 아프고 결릴 때
처방	① 뒷목과 어깨를 무통괄사요법으로 시술해 준다.
	② 후계혈과 곡지혈을 무통괄사요법의 뒤로 긁기로 경락유주의 방향으로 30회씩 긁어 준다.

무통괄사요법으로 쉽게 치료가 되는 것이 바로 견비통이다.

무거운 것을 많이 들거나 책상에 오래 앉아서 업무를 하거나 공부를 하는 경우 견비통이 올 확률이 높다. 특히 요즘은 컴퓨터를 많이 사용하다 보니 견비통 환자가 더욱 급증하고 있다. 심한 경우 통증이 너무 심해 잠을 이루지 못하는 경우도 있다. 딱히 통증까지는 아니더라도 목이나 어깨가 결리고 뻐근한 사람이 2명 중 1명꼴은 될 것이다.

견비통을 예방하는 가장 좋은 방법은 틈틈이 스트레칭을 해 주는 것이다. 잠깐의 시간만 투자하면 쉽고 간단하게 할 수 있는 방법인데, 의외로 실행하는 사람은 무척 적다. 모든 것이 습관이다. 관심이 없고 귀찮다 보니 그냥 간과하다가 나중에 더 고생하는 경우가 많다. 업무를 보거나 장시간 책상에 앉아 있을 때 스트레칭하는 습관을 들여라. 학생들이라면 쉬는 시간 종이 울리면 바로 기지개를 켜 보라.

작은 습관이 쌓여서 버릇이 된다는 것을 잊지 말자.

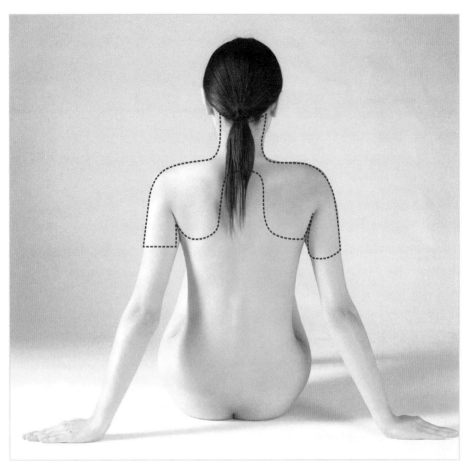

▶뒷목과 어깨를 무통괄사요법
으로 시술해 준다. 후계혈과 곡
지혈을 무통괄사요법의 뒤로 긁
기로 경락유주의 방향으로 30회
씩 긁어 준다.

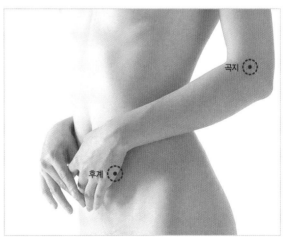

곡지

후계

요통

개요 허리가 아프고 뻐근할 때

처방 ① 무통괄사요법으로 허리와 엉덩이 부위를 시술해 준다.

② 위중과 곤륜혈을 무통괄사요법의 뒤로 긁기로 경락유주의 방향으로 30회씩 긁어 준다.

미국이나 호주, 유럽 쪽은 카이로프락터라고 해서 척추전문의가 있다.

카이로프락틱은 인간의 척추를 손으로 교정하여 질병을 치료하는 방법으로, 100여 년 전 미국의 데이비드 파머 박사D. Paimer에 의해 처음 의학적 체계를 갖추었다. 척추에서 나오는 수많은 신경들은 인체 각 부위에 연결되어 있으며, 척추가 휘거나 삐뚤어지면 이러한 신경이 영향을 받아 해당 신경이 영향을 미치는 부위에 병이 온다는 것이다.

카이로프락틱은 척추를 바로잡아 이러한 질병들을 치료하는 학문이다. 미국에는 5년제 전문대학이 있으며, 이 학교를 졸업한 학생들은 졸업 후 척추신경전문의로 활동하고 있다. 한국에 카이로프락틱이 전래된지는 꽤 되었지만 민간단체에서 교육을 하다 보니 무면허 의료인이 되는 안타까운 실정이다.

사실 한국에도 수천년 전부터 전승되어 오는 수기술手技術이라는 뛰어난 치료술이 있다. 수기술은 카이로프락틱 기술을 포함하고 있으며, 중국의 추나나 일본의 시아추보다 더 발전된 개념인 경락·경혈 이론을 포함한 종합 의료술이지만, 이 또한 뛰어난 이는 무면허 의료인이라는 멍애를 안고 있다. 필자는 다행히 미국에서 수기술로 한의원을 운영하는 최고수를 만나 배울 수 있는 행운이 있었다.

골반이 틀어지거나 척추가 휘어져서 교정을 필요로 하는 요통은 무통괄사로 치료하는 것이 쉽지 않다. 하지만 이러한 증상은 근육의 문제일 때가 많다. 따라서 교정을 하고도 차도가 없거나 수술 후에도 계속 아픈 경우에는 무통괄사로 치료가 되는 경우가 무척 많다.

특히 한방에서 말하는 어혈성요통, 신허성요통, 장무력으로 오는 요통, 독맥과 방광경의 기운이 약해서 오는 요통, 근육통 등에는 무통괄사요법이 무척 효과적이다.

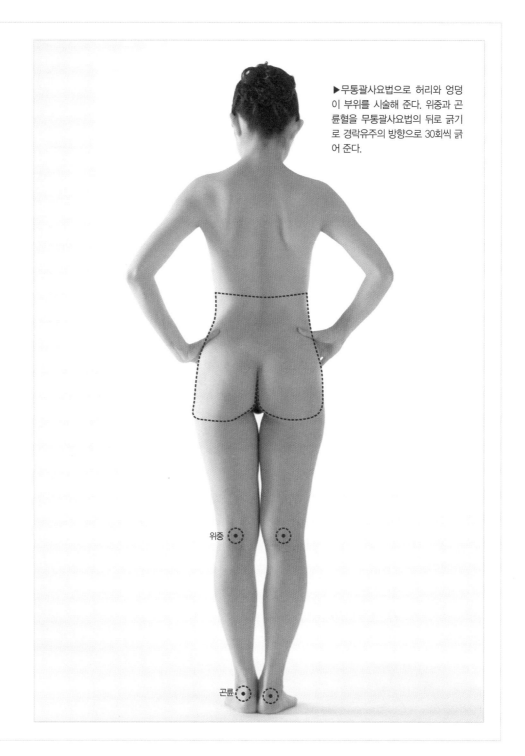

▶무통괄사요법으로 허리와 엉덩이 부위를 시술해 준다. 위중과 곤륜혈을 무통괄사요법의 뒤로 긁기로 경락유주의 방향으로 30회씩 긁어 준다.

위중

곤륜

무릎 통증

6

개요	무릎이 아프고 걷기가 불편할 때
처방	① 무릎과 오금 부위를 무통괄사요법으로 시술해 준다.
	② 소부혈을 무통괄사요법의 뒤로 긁기로 경락유주의 반대 방향으로 30회씩 긁어 준다.

무릎 통증은 보통 풍습風濕으로 오는 경우가 많다. 그래서 비가 오려고 할 때나 저기압일 때 먼저 무릎이 아파 온다. 그 외에 한寒증이나 풍열風熱, 간과 신장의 음허陰虛로 오는 경우와 어혈瘀血성 질환과 위장경락, 방경경락, 담경락의 기운이 약해서 오는 경우가 있다. 한증일 경우 무릎이 차가운 데 노출이 되면 통증이 심해진다. 풍열일 경우는 무릎의 관절액이 마르고 열감이 있으며 아프다. 간신음허인 경우는 노인성 환자에게 많이 나타난다. 나이가 들면서 간과 신장이 약해지면서 허리와 무릎이 시리고 힘이 없는 경우이다. 어혈성은 교통사고나 타박상을 입은 후 적절한 치료를 하지 않아 나쁜 피가 빠지지 않아서 오고, 경락상의 문제로 오는 통증은 각 경락의 허실을 치료해야 한다. 침구학에서는 이 모든 것을 고려해서 침과 뜸을 적절히 병행해야 하나, 무통괄사요법에서는 무릎과 오금 부위와 소부혈만을 시술해 주어도 탁월한 효과가 있다.

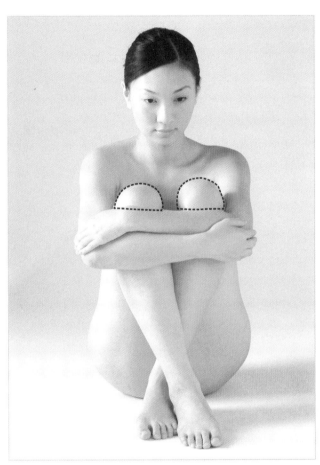

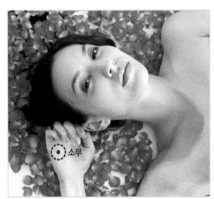

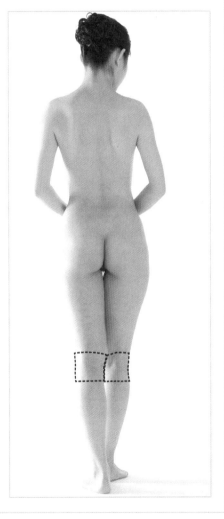

▶무릎과 오금 부위를 무통괄사요법으로 시술해 준다.
소부혈을 무통괄사요법의 뒤로 긁기로 경락유주의 반
대 방향으로 30회씩 긁어 준다.

늑간신경통

7

개요 가슴이 결리고 뻐근하고 아플 때
처방 천돌부터 거궐까지의 임맥任脈과 통증이 있는 늑간 부위를 괄사해 준다.

늑간신경통은 발작성 통증으로, 이 통증 이외에는 기질적器質的인 변화가 없는 것이 특징이다. 통증은 뒤에서 앞으로, 보통은 한쪽에서 일어나고, 우측보다 좌측에서 많이 일어난다. 12쌍의 늑골 중 제5에서 제9 사이에서 흔히 발생한다. 격심한 통증이 발작적으로 일어나며, 심호흡 또는 큰 소리로 말을 하면 더욱 심해진다. 늑골 사이를 누르면 압통을 느낀다.

늑간신경통의 원인은 여러 가지가 있을 수 있다. 먼저, 노인 환자의 경우 갑자기 돌아눕기도 힘들 정도로 등과 가슴이 아프다면, 먼저 척추의 압박골절을 의심하고 척추의 방사선 사진을 통해 골절이 있는지 여부를 확인해야 한다. 노인 환자는 골다공증이 심해서 본인이 느끼지 못하는 충격에도 골절을 입을 수 있기 때문에 특별한 원인이 될 만한 사건 없이도 압박골절이 올 수 있다. 다음으로 대상포진 후 신경통으로 가슴 부위 통증을 느끼는 경우도 드물지 않다. 그러나 겉으로는 이상 없이 대상포진 바이러스가 침범한 신경이 분포하는 쪽으로 통증만 계속되는 경우가 있다. 이렇게 피부 쪽으로 특정 병변 없이 가슴과 등 쪽으로 통증만 지속되는 경우, 옷깃이 스치는 것에도 불쾌한 찌릿함을 느끼고 바늘로 찌르는 듯 아팠다가 가슴이나 등 속 깊은 곳에서 묵직한 둔통이 지속되기도 하는 등의 대상포진 후 신경통의 통증 양상을 나타내면 바이러스 항체 검사를 통하여 확인을 해 봐야 한다.

그 외에도 당뇨병성 말초신경병증처럼 기존의 당뇨병이 수십 년이 지나면서 늑간 신경의 변성을 가져와 통증이 올 수도 있고, 다른 관절처럼 늑연골에도 염증 반응이 일어나 이로 인해 통증이 올 수도 있다. 또한 흉추의 추간판탈출증은 목이나 허리의 경우보다는 드물지만, 보통은 자동차 사고나 강한 충격 후에 발생되며, 이로 인해 등과 가슴 쪽으로 통증이 오게 된다. 혹은 목의 추간판탈출증에서 가슴이나 등 쪽으로만 주로 통증을 나타내는 경우도 있다.

이외에도 늑막염, 폐결핵, 가슴타박, 갈비뼈골절, 척추결핵, 종양 등에 의하여 오는 경우가 많은데, 기침, 재채기, 힘쓰기, 심호흡 등을 할 때 통증이 심해지곤 한다. 통증이 있는 곳을 중심으로 지각이 예민해지는 것도 이 병의 특징 중 하나이다. 이토록 병의 원인이 다양하다 보니 무통괄사 요법으로 일단 시술해 보고 차도가 없으면 가까운 병원이나 한의원을 찾아보는 것이 좋다.

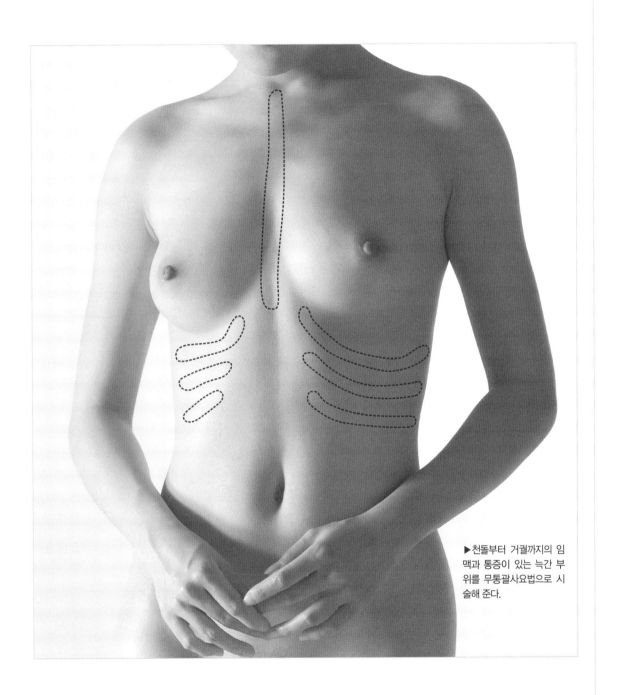

▶천돌부터 거궐까지의 임
맥과 통증이 있는 늑간 부
위를 무통괄사요법으로 시
술해 준다.

좌골신경통

개요　　좌골신경이 지나는 부분으로 허리부터 발끝까지 저리고 아플 때

처방　　요추 4, 5번 부위의 허리와 엉덩이부터 다리가 저리는 부분으로 무통괄사요법을 시술해 준다.

요추 4, 5번과 선골열공 1, 2, 3에서 나오는 신경이 합쳐져서 다리 뒤쪽으로 흐르는 신경을 좌골신경이라고 하는데, 좌골신경통은 이 신경이 압박을 받아서 다리 뒤쪽이 저리고 엉덩이 부위가 아픈 증상을 말한다. 일반적으로 한방에서는 간신음허肝腎陰虛로 진단을 많이 하고 침구 치료나 독활기생탕의 가감방을 많이 사용한다. 그런데 실제로 요추추간판탈출에 의한 신경압박과 엉덩이 근육이 뭉쳐서 좌골신경을 압박하는 경우도 많이 있다. 예전에는 주로 50대 이후의 노인층에서 많이 볼 수 있었는데 요즘은 청장년층에도 많이 나타난다.

너무 오래 같은 자세로 앉아서 업무를 보거나 공부 또는 운전을 할 경우에 엉덩이 근육이 뭉쳐서 신경을 누를 수 있다. 또 다리를 꼬거나 바지 뒷주머니에 두툼한 지갑을 넣은 상태에서 오래 앉아 있을 경우, 골반이 틀어져 신경을 압박하는 경우도 많이 있다. 일단 좌골신경의 치료에 있어서 가장 중요한 것은 바른 생활 자세를 갖는 것이다.

그 다음에는 요추 4, 5번 부위의 허리와 엉덩이부터 다리가 저리는 부분으로 무통괄사요법을 시술해 준다. 추간판탈출증이나 허리측만증일 경우는 척추 교정을 받는 것이 좋다.

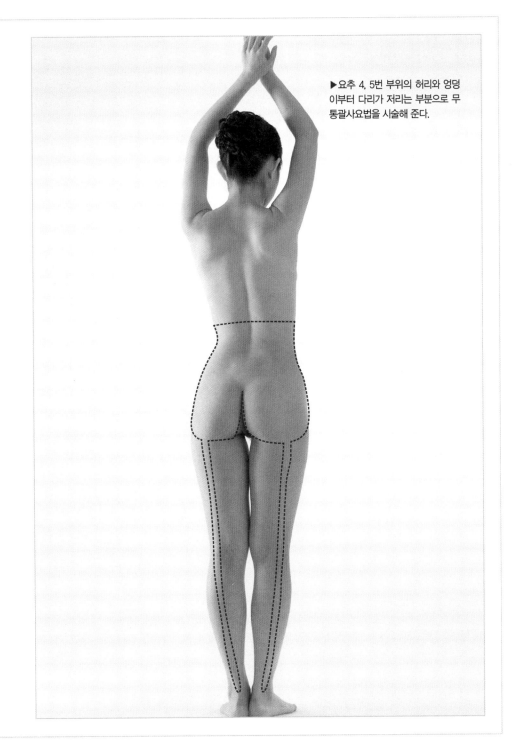

▶요추 4, 5번 부위의 허리와 엉덩이부터 다리가 저리는 부분으로 무통괄사요법을 시술해 준다.

다리 바깥쪽 저림

9

개요	다리 바깥쪽으로 찌릿찌릿하게 전기가 통하는 것 같고, 저리고 아플 때
처방	다리가 저린 부위를 따라 무통괄사요법을 시술해 준다.

다리 바깥쪽이 저리는 것은 무통괄사요법으로 치료가 잘 되는 질환 중 하나이다. 일반적으로는 어혈이 환부에 뭉쳐 있어 기혈순환을 방해하여 발생하는 경우가 많지만, 척추신경의 압박에 의해서 올 수도 있고 위경이나 담경의 이상으로 올 수도 있다. 일단 양쪽 다리 길이를 재어 두 다리의 길이 차이가 없는지를 확인해 봐야 한다. 길이의 차이가 있다면 대체로 골반이 틀어져서 신경을 압박하는 경우가 많기 때문에 골반 교정이 선행되어야 한다. 길이가 같다면 족양명위경이나 족소양담경의 기운이 허한 경우이거나 근육이 굳어서 신경을 압박하는 경우가 많다. 이럴 때 무통괄사요법을 시술해 주면 혈액순환이 원활해지고, 신경에 자극을 주어 좋아지는 경우가 많다. 가끔 혈허血虛로 인한 경우도 있으니 피를 보충해 주는 음식들을 섭취하는 것도 중요하다.

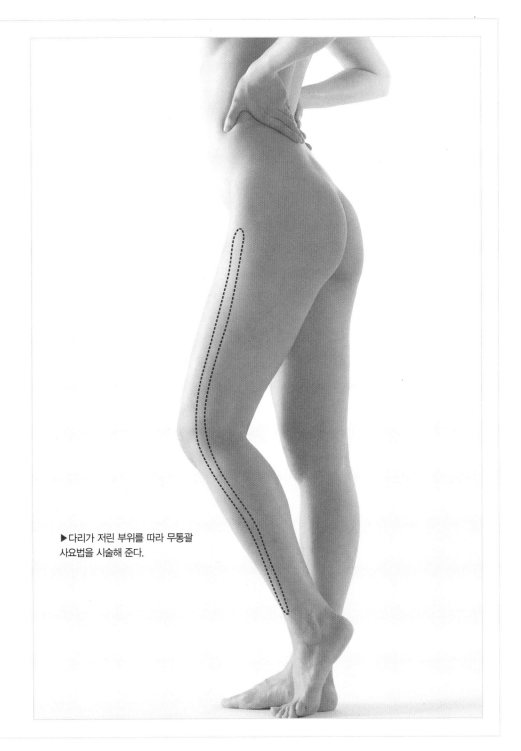

▶다리가 저린 부위를 따라 무통괄
사요법을 시술해 준다.

다리 안쪽 저림

10

개요	다리 안쪽으로 찌릿찌릿하게 전기가 통하는 것 같고, 저리고 아플 때
처방	① 다리가 저린 부위를 따라 무통괄사요법을 시술해 준다.
	② 간유와 신유를 무통괄사요법의 뒤로 긁기로 경락유주의 방향으로 30회씩 긁어 준다.

대체로 간경肝經이나 신경腎經에 문제가 있을 때 안쪽 다리가 많이 저리다.

무통괄사요법은 어혈을 제거하는 국소통락을 우선 처방하는데, 저린 부위를 위주로 시술해 주면 효과가 있다. 효과가 더딜 경우 간유과 신유에 무통괄사를 병행해 주면 더욱 효과가 좋다. 발이 냉하고 찬 경우는 혈액순환에 문제가 있을 수 있으니, 잠자기 전에 따뜻한 물로 족탕足湯을 해 주면 밤에 잠도 잘 오고 전신순환도 잘 되어 건강에 좋다.

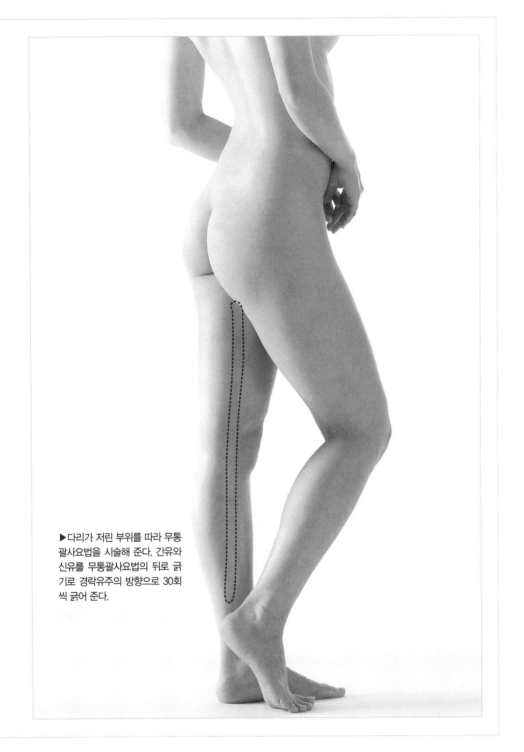

▶다리가 저린 부위를 따라 무통 괄사요법을 시술해 준다. 간유와 신유를 무통괄사요법의 뒤로 긁 기로 경락유주의 방향으로 30회 씩 긁어 준다.

발이 냉할 때

11

개요	평상시에도 유독 발이 차고 시릴 때
처방	① 천돌에서 거궐까지 임맥을 위에서 아래로 무통괄사해 준다.
	② 무릎 아래를 무통괄사요법으로 시술해 준다.
	③ 명문, 신유를 무통괄사요법의 뒤로 긁기로 경락유주의 방향으로 긁어 준다.

대체로 한방적으로는 신양허腎陽虛로 인한 경우가 많다. 가끔 사역산四逆散증으로 가슴 부위에 양기가 뭉쳐서 사지로 뻗치지 못해 손발이 찬 경우도 있다.

양방적으로 봤을 때는 단지 발이 찬 것은 큰 문제가 아닌 것 같지만, 한방적으로 봤을 때는 여자가 손이나 발이 차면 대체로 자궁이 냉冷한 경우가 많아 임신이 잘 안 될 수도 있다. 남자의 경우는 정력에 문제가 있을 수 있다. 신장의 양기가 부족하여 오는 병증을 적으라면 몇 장으로도 모자랄 것이다. 발이 차다는 것은 혈액순환 장애와 신장의 기운이 약하다는 첫 신호와 같은 것이므로 가볍게 여기지 말고 치료에 신경을 써야 할 것이다.

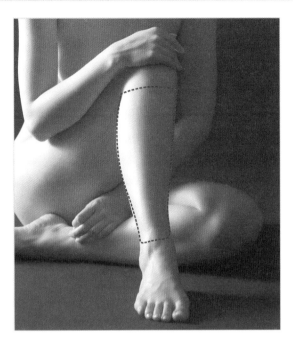

▶천돌에서 거궐까지 임맥을 위에서 아래로 무통괄사해 준다. 무릎 아래를 무통괄사요법으로 시술해 준다. 명문, 신유를 무통괄사요법의 뒤로 긁기로 경락유주의 방향으로 긁어 준다.

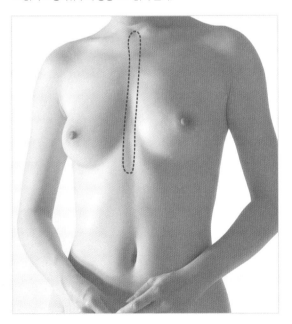

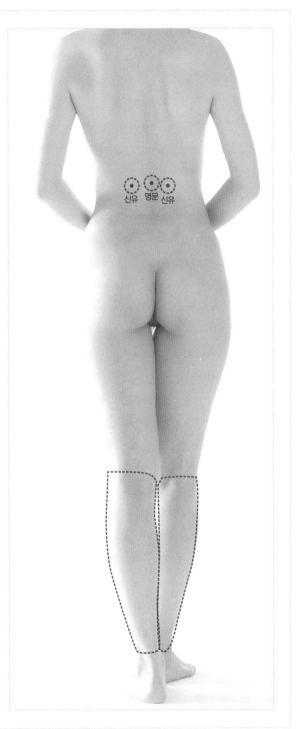

팔 바깥쪽 저림

12

개요	팔 바깥쪽이 어깨부터 저리고 찌릿찌릿하며, 심하면 아플 때
처방	아픈 쪽의 목, 어깨, 바깥쪽 팔을 무통괄사요법으로 시술해 준다.

양방에서는 손가락마다 신경을 나누어 놓고 몇 번째 손가락이 저리냐에 따라 그 신경에 문제가 있다고 보는 경우가 많다. 한방에서는 대장경이나 소장경에 기가 허할 경우 팔 바깥 쪽이 저리다고 본다. 혹은 실제 경추頸椎에 이상이 있어서 신경이 눌려 저린 경우도 있다. 경추에 이상이 있는 경우 경추 교정이 우선시되어야 하지만, 무통괄사요법으로 아픈 쪽의 목, 어깨, 바깥쪽 팔을 괄사하여도 무척 효과적이다.

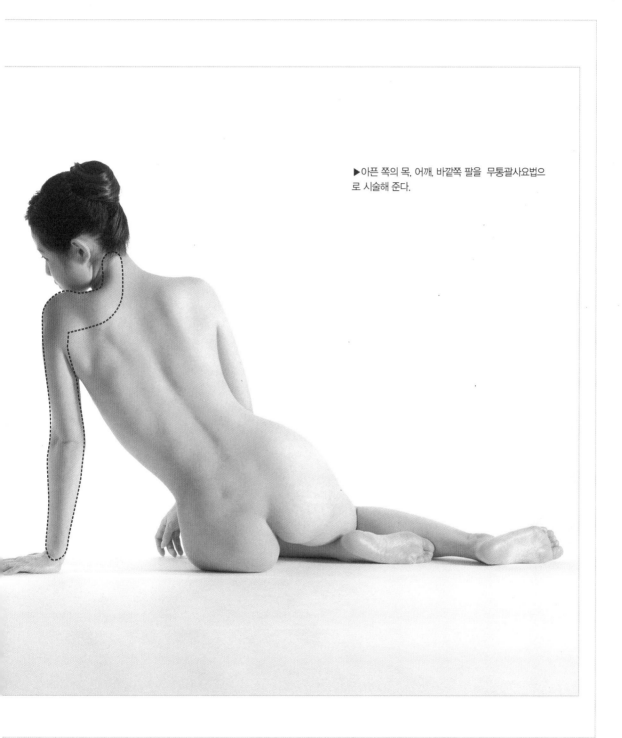

▶아픈 쪽의 목, 어깨, 바깥쪽 팔을 무통괄사요법으로 시술해 준다.

팔 안쪽 저림

개요	팔 안쪽이 어깨부터 저리고 찌릿찌릿하며, 심하면 아플 때
처방	① 팔의 안쪽 면을 무통괄사요법으로 시술해 준다.
	② 심유혈을 무통괄사요법의 뒤로 긁기로 경락유주의 방향으로 30회씩 긁어 준다.

양방적 기전은 팔 바깥 쪽 저림과 유사하며, 한방적으로는 대체로 심장경락의 기가 허할 경우가 많다. 혹은 무거운 짐을 많이 들거나 가위질을 많이 하는 일 등으로 인해 손과 팔의 근육에 무리가 가서 저린 경우가 꽤 있다.

먼저 위의 처방대로 괄사해 주고 심장상응점을 추가해 주면 더욱 효과가 좋다.

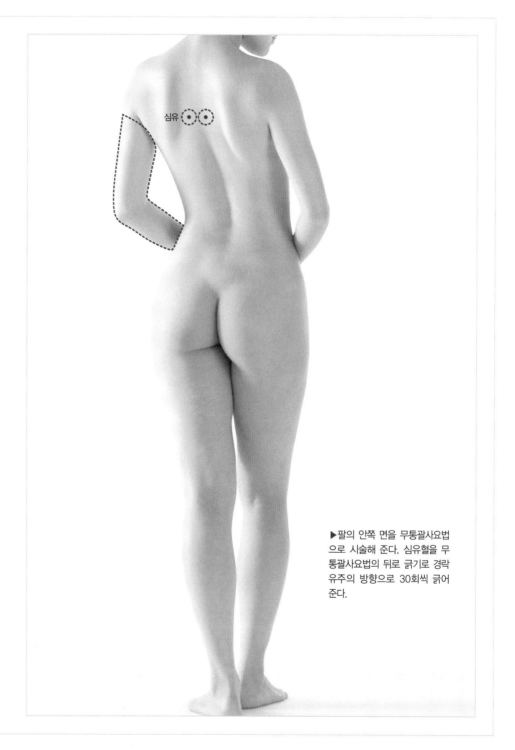

심유

▶팔의 안쪽 면을 무통괄사요법
으로 시술해 준다. 심유혈을 무
통괄사요법의 뒤로 긁기로 경락
유주의 방향으로 30회씩 긁어
준다.

뇌졸중

14

개요	뇌혈관이 압력을 받아 터지거나 혈정이 뇌혈관을 막은 상태
처방	① 무통괄사요법으로 앞목과 뒷목을 모두 괄사해 준다.
	② 두침괄사요법으로 운동구와 감각구를 무통괄사요법의 뒤로 눌러서 긁기로 100회 이상 씩 긁어 준다.

뇌졸중腦卒中(stroke)은 뇌혈류 이상으로 인해 갑작스레 유발된 국소적인 신경학적 결손 증상을 통칭하는 말이다. 뇌졸중은 증상에 대한 용어로서, 의학적인 질병으로 칭할 때에는 뇌혈관질환腦血管疾患(cerebro-vascular disease, 줄여서 CVD)이라고 한다. 흔히 중풍中風이라고 부르기도 하지만, 중풍이라는 말은 좀더 광의의 표현이다.

뇌의 무게는 체중의 2%만을 차지하지만, 뇌로 가는 혈류량은 심박출량의 15%나 되고, 산소 소모량은 몸 전체 산소 소모량의 20%나 된다. 게다가 뇌는 포도당만을 에너지원으로 사용하기 때문에 에너지 공급이 잠시만 중단되어도 쉽게 괴사가 일어난다. 따라서 뇌혈류의 이상은 뇌 손상과 밀접한 관련이 있다. 뇌졸중은 흔히 뇌의 모세혈관이 터져서 혈액이 흘러나와 뇌신경에 손상을 주는 병으로, 말 그대로 양방적으로도 확실한 어혈성 질환이라 볼 수 있다. 따라서 무통괄사로 목에 어혈을 제거하여 머리의 압력을 낮추어 주고, 두침괄사요법으로 운동구와 감각구를 무통괄사요법의 뒤로 눌러서 긁기로 100회 이상씩 자극을 주면 예후가 무척 좋다.

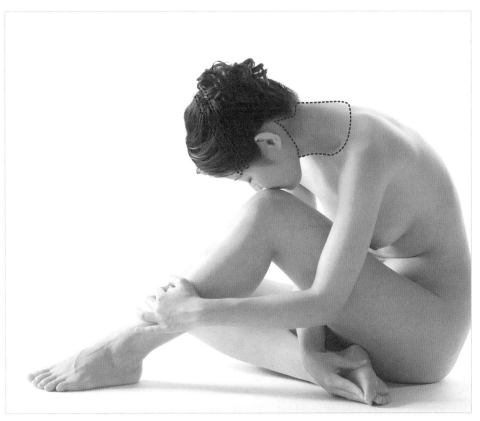

▶무통괄사요법으로 앞목과 뒷
목을 모두 괄사해 준다. 두침괄
사요법으로 운동구와 감각구를
무통괄사요법의 뒤로 눌러서 긁
기로 100회 이상씩 긁어 준다.

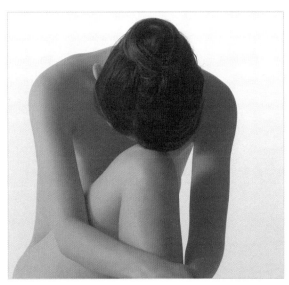

소아경기

개요   유아기의 어린 아이의 체열이 39도 이상이 되어 열이 나고 의식을 잃은 상태

처방   뒷목과 방광경을 목에서 허리 방향으로 무통괄사의 긁기법으로 긁어 내려 준다.

경기는 만 12개월에서 36개월 사이에 주로 일어나지만, 만 6개월에서 만 5년까지도 일어날 수 있다. 대체로 열성경련이 많이 있다. 일반적으로 열과 동반하여 나타나는 열성경련은 직접적인 뇌손상을 입히지는 않지만, 약 2~3%가 간질로 연결된다는 점에 유의해야 한다.

열성경련일 경우 뒷목과 방광경을 목에서 허리 방향으로 무통괄사의 긁기법으로 긁어 내려 주면 열이 금방 떨어진다.

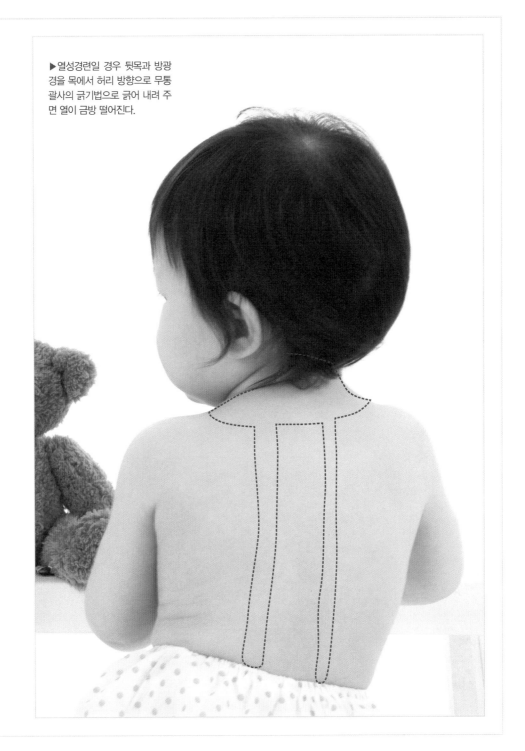

▶열성경련일 경우 뒷목과 방광경을 목에서 허리 방향으로 무통 괄사의 긁기법으로 긁어 내려 주면 열이 금방 떨어진다.

심인성心因性 정신 혼미 16

개요   어떤 일로 갑자기 쇼크를 받아 정신이 혼미할 때

처방   인중, 백회, 용천혈을 무통괄사요법의 뒤로 긁기로 30회씩 강하게 긁어 준다.

사람이 어떤 일로 강한 충격을 받으면 머리가 어지럽고 멍한 상태로 되거나 심한 경우 정신을 잃을 수도 있다. 흔히 우리가 말하는 기절氣絶이다. 기절은 한방으로 말하면 기가 끊기는 것이다. 우리 몸에서 끊임없이 순환되어야 할 기氣가 마음의 충격에 의해 끊어짐으로서 의식을 잃어버리는 것이다. 기절했을 때에는 호흡이 정상인지 아닌지를 꼭 살펴보아야 한다. 잘 살펴보고 호흡이 정상이면 응급처치를 한다. 가만히 눕혀 놓고 의복을 풀어 주며 머리는 수평으로, 다리는 약간 높인다. 그다음 인중, 백회, 용천혈을 무통괄사요법의 뒤로 긁기로 30회씩 강하게 긁어 준다. 2~3분 안에 정신이 들지만 의식의 회복이 늦을 때는 암모니아를 맡게 하거나 냉수로 얼굴을 닦아 준다. 정신이 들어도 20~30분간은 그대로 둔다. 호흡이 정상이 아닐 때는 중추신경의 중대한 이상이 있을 수 있으므로 급히 병원에 연락을 취하는 것이 좋다.

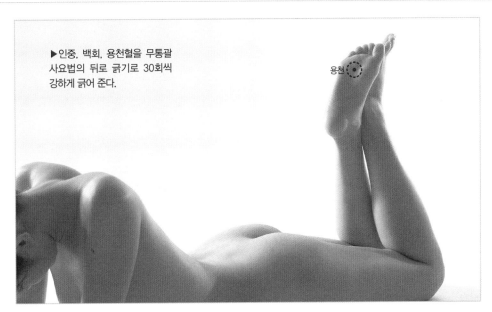

▶인중, 백회, 용천혈을 무통괄
사요법의 뒤로 긁기로 30회씩
강하게 긁어 준다.

용천

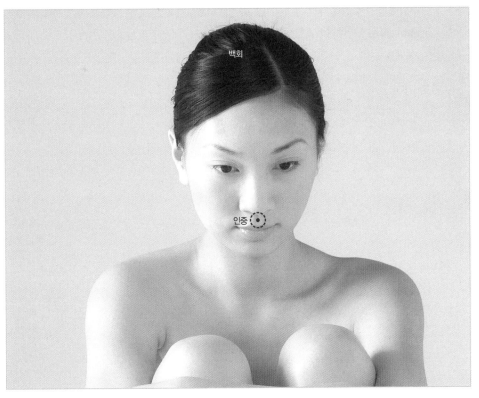

백회

인중

심계항진

17

개요   자주 정신이 불안하고 가슴이 뛰는 느낌이 자주 있고 놀랄 때

처방   심유, 신문, 내관, 신유, 태계, 삼음교, 소택을 무통괄사요법의 뒤로 굵기로 경락유주의 방
향으로 30회씩 긁어 준다.

심계항진은 심장이 불규칙하게 뛰거나 강하게 뛰어서 불쾌감을 느끼는 것이다. 양방에서 심계
항진은 심장의 질환이 없이도 발생할 수 있고, 비정상적인 심장박동인 부정맥으로도 나타날 수
있다. 심계항진의 진단은 혈액 검사, 심전도 검사, 심장 초음파 검사, 운동 유발성 검사, 지속
성 심장 모니터링 검사, 관상동맥 검사 등으로 할 수 있다. 그런데 이 모든 검사에서 정상으로
나오더라도 심계항진을 호소하는 경우가 많다. 이럴 경우가 한방에서 말하는 심기허心氣虛이거
나 심음허心陰虛 혹은 심혈허心血虛성 병증이다. 심장의 기가 약하면 심장의 힘이 모자라게 되어
서 심장이 헐떡이듯 빨리 뛰게 된다. 음허일 경우는 심장에 허열虛熱이 발생하므로 빨리 뛴다.
혈허일 때는 피가 부족하기 때문에 더 빨리 보충하고 몸으로 보내기 위해서 빨리 뛰게 되는 것
이다.

수승화강水升火降이 잘 되도록 하기 위해서 수기水氣를 다스리는 신장을 좋아지게 하는 혈들과
심장과 표리경인 소장의 원혈인 소택혈을 무통괄사해 주면 효과가 좋다.

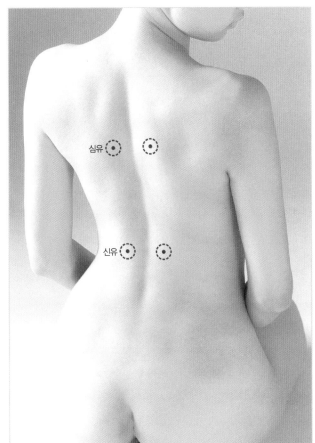

▶심유, 신문, 내관, 신유, 태계, 삼음교, 소택을 무통괄사요법의 뒤로 긁기로 경락유주의 방향으로 30회씩 긁어 준다.

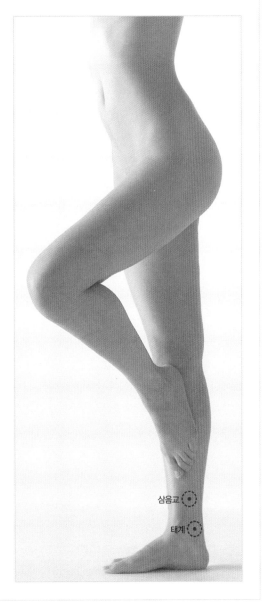

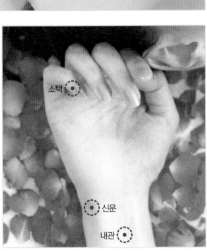

감기

18

개요　　환절기에 몸에 풍한風寒을 감수하여 생긴 병

처방　　① 풍지, 풍부, 대추, 외관, 태연, 천돌을 무통괄사요법의 뒤로 긁기로 경락유주의 방향으로 30회씩 긁어 준다.
　　　　② 앞목을 무통괄사요법으로 시술해 준다.

감기는 비강, 인두, 후두, 기관, 기관지, 폐와 같은 호흡기에 급성 카타르성 염증(일과성으로 낫기 쉬운 염증)이 일어나는 병이다. 누구에게나 잘 걸리는 흔한 병으로, 간단하고 가벼운 병이라고 생각하기 쉬운데, 그 원인은 다양하다. 증세는 대체로 재채기, 콧물, 목 아픔, 목쉼, 기침, 발열, 두통, 전신 권태 등 모두 비슷하므로 일관하여 감기라고 부른다. 감기의 원인은 인플루엔자나 바이러스로, 감기를 일으키는 바이러스는 100여 종이 넘는다고 한다. 양방에서는 아직 감기 치료제가 없으며, 우리가 먹는 약들은 대증치료를 하는 약들뿐이다. 대증치료란 콧물이 나면 콧물이 안 나게 하는 약을 먹고, 기침을 하면 기침이 멎게 하는 약을 먹는 것을 말한다. 감기 바이스러스에 감염됐다고 모두가 감기에 걸리는 것은 아니다. 중요한 것은 각자의 면역력이라 할 수 있다. 한방에서는 감기를 크게 풍한風寒이나 풍열風熱로 나눈다. 하나를 더 추가하자면 자가면역 방어기제이다. 대체로 감기에 걸리는 시기는 환절기이다.

환절기에 발병을 많이 하는 이유는 다음 계절을 잘 지내기 위해서 몸에서 자가 점검을 하는 것이다. 각 장기마다 열도 한번 올려 보고 몸이 얼마 정도의 체력을 지니고 있는지 테스트해 보는 것이다. 이럴 때 무통괄사요법과 뜸을 병행하면 큰 효과가 있다.

외부에서 열이 공급되니 스스로 발열을 할 필요가 없어지고, 따라서 금방 열이 내리면서 몸의 점검을 마치게 된다.

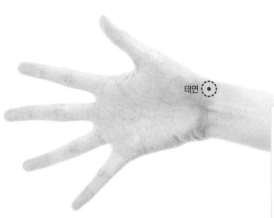

▶풍지, 풍부, 대추, 외관, 태연, 천돌을 무통괄사요법의 뒤로 긁기로 경락유주의 방향으로 30회씩 긁어 준다. 앞목을 무통괄사요법으로 시술해 준다.

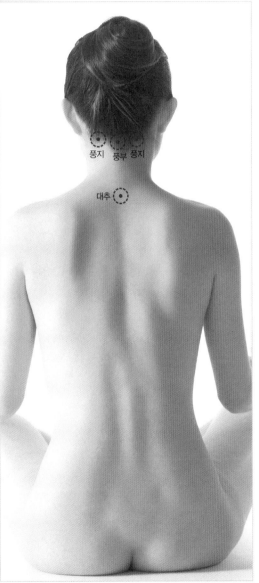

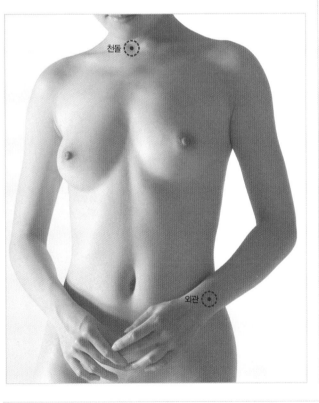

탈모증

개요	머리가 빠질 때
처방	① 앞목과 뒷목을 무통괄사요법으로 시술해 준다.
	② 탈모가 일어나는 부위에 직접 무통괄사요법의 뒤로 긁기법을 시술해 준다.

모발은 일반적으로 수명(남 3~5년, 여 4~6년)이 있기 때문에, 끊임없이 빠지고 새로 난다. 하루에 70~80개 전후의 탈모는 정상적인 것이다. 비정상적으로 많이 빠져 털이 성기게 되거나, 부분적으로 많은 털이 빠지는 것을 탈모증이라고 한다. 탈모의 원인에는 여러 가지가 있겠지만 가장 큰 원인으로는 과도한 스트레스, 유전, 청결하지 못한 두피 상태, 피지로 인한 모공의 막힘 등이 있다. 탈모는 새로운 머리가 채 자리를 잡기도 전에 여러 요인들로 인해 머리카락이 빠져버리는 것이다. 한방에서는 폐기허肺氣虛, 혈허血虛, 신정부족腎情不足, 상열上熱 등으로 보고 있다.

폐기허일 경우는 머리끝이 갈라지며 모발이 잘 자라지 않고 잘 빠지며, 혈허일 때는 머리숱이 적고 머릿결이 푸석푸석하고 잘 빠지며, 신정부족일 때는 빗질을 하거나 머리를 감을 때 뭉텅이로 빠지는 경우가 많다. 머리 쪽에 열이 많이 있을 때도 탈모가 진행된다. 탈모 예방법으로는 가급적 스트레스를 받지 않도록 노력해야 하고, 숙면을 취하고 청결한 머리 상태를 유지하도록 해야 한다. 탈모가 일어나는 부위에 직접 무통괄사요법의 뒤로 긁기를 시행해 주면 두피가 청결해지고, 막힌 모공이 열리고 모세혈관에 쌓인 어혈이 해소되어 무척 양호한 결과를 얻을 수 있다.

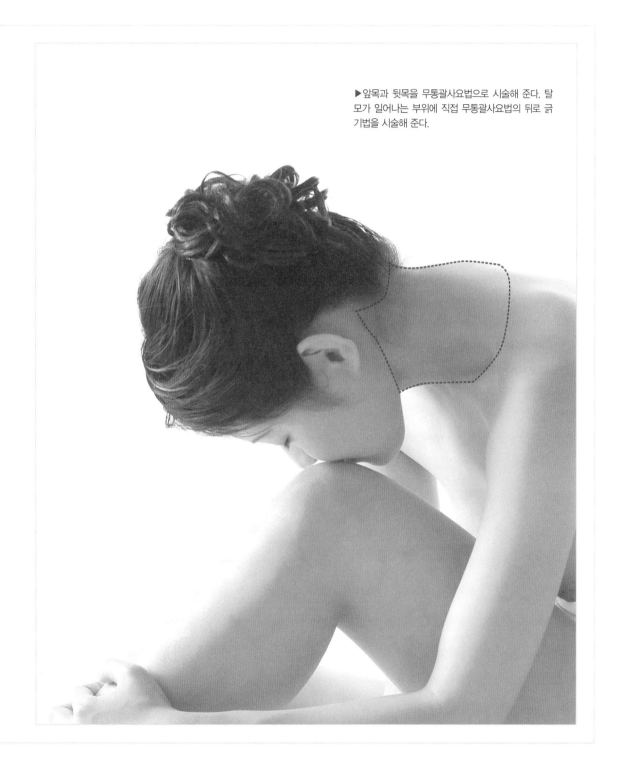

▶앞목과 뒷목을 무통괄사요법으로 시술해 준다. 탈
모가 일어나는 부위에 직접 무통괄사요법의 뒤로 긁
기법을 시술해 준다.

편도선염

개요	편도선에 염증이 생겨서 붓고 아플 때
처방	무통괄사요법으로 앞목과 풍지, 대추, 신유, 심유, 단중혈을 시술해 준다.

편도선은 목젖 양쪽으로 혹처럼 튀어나온 부위를 말한다. 편도선은 임파선 조직으로 염증이 발생하면 빨갛게 색깔이 변하면서 크기가 커져서 붓게 된다. 편도선염은 목의 통증 · 가래 · 기침 등의 증상이 발생하고, 심하면 고열 · 오한 · 근육통 · 몸살 등의 증상이 동반된다. 합병증으로는 만성 편도염 · 편도 주위 농양 · 중이염 · 축농증 등이 있으며, 가장 큰 문제점으로는 급성 사구체신염 또는 급성 류마티즘열을 일으킬 수 있다는 것이다.

편도선염은 바이러스에 의한 감기(상기도 감염), 세균에 의한 2차 감염, 세균에 의한 직접 감염 등의 원인이 있다. 연쇄상구균, 포도상구균, 폐렴구균 등의 균이 주요 원인으로 꼽힌다. 이 밖에도 과로 · 과음 · 과식 등이 원인이 되기도 하고, 코 및 부비동 수술 후 나타나는 경우도 있다 한방에서는 풍열사風熱邪를 감수하였을 때와, 신허腎虛로 허열이 있을 때를 말한다. 무통괄사요법으로 앞목과 풍지, 대추, 신유, 심유, 단중혈을 시술해 주면 효과가 좋다.

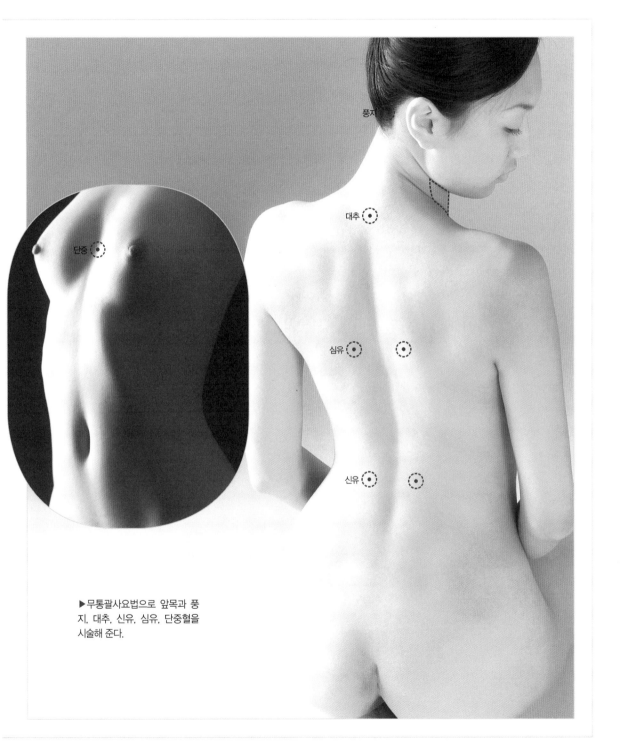

풍지

대추

단중

심유

신유

▶무통괄사요법으로 앞목과 풍
지, 대추, 신유, 심유, 단중혈을
시술해 준다.

갑상선염

21

개요   갑상선에 염증이 생겼을 때

처방   무통괄사요법으로 앞목과 심유, 신문, 태계, 소충을 뒤로 긁기법으로 시술해 준다.

갑상선에 염증이 생긴 질환을 갑상선염이라 한다. 갑상선염은 바이러스 감염 후에 발생한다고
생각되는 아급성갑상선염과 자가 면역성에 의한 만성임파구갑상선염이 있다.

아급성갑상선염은 육아종성, 거대세포, 혹은 드퀘방(d quervain's)갑상선염이라고도 불린다.
아급성갑상선염의 경우는 바이러스 감염의 후유증인 경우가 많다.

만성갑상선염의 경우는 자가 면역 반응에 의해 갑상선 세포 주위에 임파구 등의 염증 세포들이
모여들고, 이로 인해 갑상선 세포들이 서서히 파괴되는 만성염증 질환으로, 일본의 하시모토
라는 사람이 처음 발견했기 때문에 그의 이름을 따 하시모토갑상선염이라고 부른다.

만성갑상선염의 경우는 갑상선 세포에 대해 면역 반응이 일어나면서 자가 항체가 만들어지고,
이것이 염증 반응을 일으키면서 갑상선이 파괴되는 질환이다. 중년 여성에게 흔히 나타나며,
상당수의 환자에게서 가족력이 발견된다.

한방에서 갑상선은 심장의 부속기관으로 본다. 보통 갑상선이 붓고 아픈 것은 심음허心陰虛로
허열虛熱이 발생하여, 그 열이 염증을 일으키거나 심장의 화火가 강해서 갑상선에 영향을 주는
것으로 본다. 때로는 신음허腎陰虛로 보기도 한다. 무통괄사요법으로 앞목과 심유, 신문, 태계,
소충少衝을 시술하여 심장에 기운을 북돋워 주면 효과가 있다.

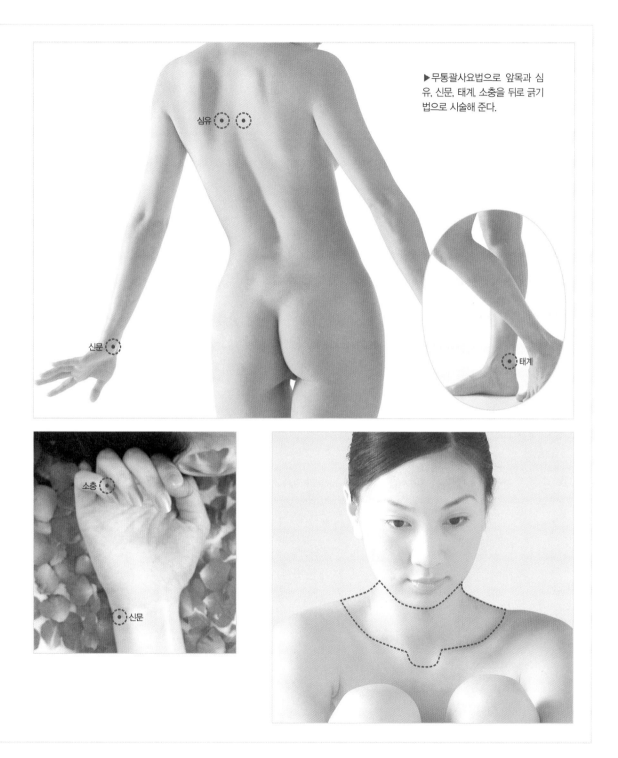

심유

▶무통괄사요법으로 앞목과 심유, 신문, 태계, 소충을 뒤로 긁기 법으로 시술해 준다.

신문

태계

소충

신문

목적안통

개요	피곤하면 눈이 충혈되고 건조하며, 심하면 아플 때
처방	정명, 동자료, 태양, 간유혈을 무통괄사요법의 뒤로 긁기로 30회씩 긁어 준다.

흔히 눈이 붓고 충혈되며 아픈 것을 말한다. 한방에서 눈은 간과 연관이 있다고 본다. 그래서 스트레스를 받거나 과도한 음주나 노동으로 간을 혹사하면 간에 열이 차게 되고, 그 열이 눈으로 올라와서 눈이 붓고 아프다.

열이 차다 보니 눈이 건조해지고 까끌까끌해져서 인공눈물을 넣는 사람들도 많이 볼 수 있다. 간의 열을 내리지 않고 식염수 등을 넣는 것은 당시를 모면할 뿐이다. 치료에 앞서 TV나 컴퓨터 모니터를 응시하는 시간을 가급적 줄이고 과음을 삼가해야 한다. 특히 술만큼 간에 해로운 것도 없다는 것을 명심해야 한다. 양손바닥을 마주 비벼서 열이 날 때 그 손바닥을 눈에 대면 눈이 시원하면서 밝아지는 느낌이 든다. 이 방법은 눈이 피로할 때를 비롯하여 모든 안과 질환에 효과가 있다. 시간날 때마다 해 주면 좋다.

결명자차를 끓여서 꾸준히 장복하면 좋다. 결명자는 간과 신으로 들어가며 간의 열을 내리고 눈을 밝게 한다. 변비에도 효과적이며 혈중 콜레스테롤을 감소시켜서 술을 자주 마시는 사람에게 특히 좋다.

그 다음에 무통괄사요법을 시행해 주면 더할 나위 없이 효과적이다.

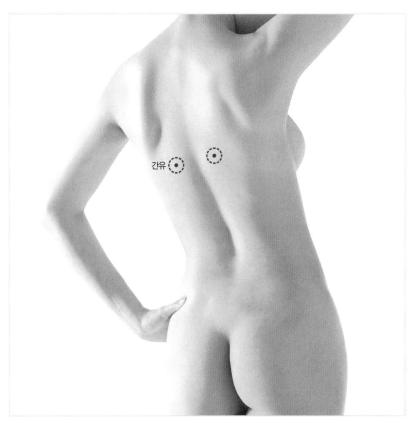

간유

▶정명, 동자료, 태양, 간유혈을
무통괄사요법의 뒤로 굵기로 30
회씩 긁어 준다.

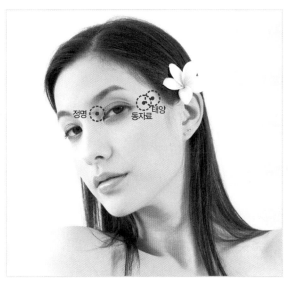

정명 동자료 태양

결막염

개요	눈꺼풀 안쪽 결막에 염증이 생겨 눈이 빨갛게 되고, 붓고 아플 때
처방	정명, 사죽공, 동자료, 대추, 상양, 지음혈을 무통괄사요법의 뒤로 긁기로 30회씩 긁어 준다.

결막염은 결막이 충혈되어 눈곱이 끼고, 가려움과 이물감을 느끼는 눈병을 말한다. 원인은 내적인 것과 외적인 것으로 나눌 수 있다. 내적인 요인으로는 여러 가지 열성熱性 질환, 특히 홍역, 바일병, 유행성 감기와 알레르기성 체질, 점막진粘膜疹을 수반하는 피부질환 등이 있다. 외적인 요인으로는 세균 또는 바이러스 등이 있다. 자외선, 장파장長波長, 적외선, 티끌먼지, 마찰 등의 물리적 요인으로도 발생하고, 산이나 알칼리, 그 밖의 자극성 약품에 의한 화학적 원인도 있을 수 있다. 한방으로는 풍열사風熱邪 감수와 간신음허肝腎陰虛로 인한 허열이 눈으로 상기하여 생긴다고 본다.

목적안통과 마찬가지로 결명자차를 마시면 좋다. 정명, 사죽공, 동자료, 대추, 상양, 지음혈을 무통괄사요법의 뒤로 긁기로 30회씩 긁어 준다.

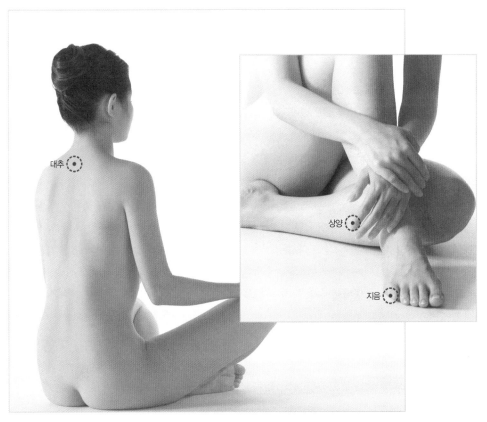

▶정명, 사죽공, 동자료, 대추, 상
양, 지음혈을 무통괄사요법의 뒤
로 긁기로 30회씩 긁어 준다.

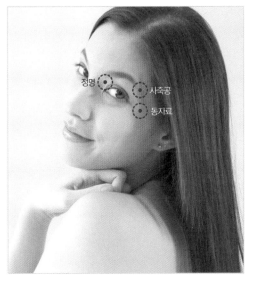

백내장

개요	눈의 동공 주위가 뿌옇게 흐려질 때
처방	① 무통괄사요법의 얼굴괄사에서 눈 주위의 안륜근을 시술해 준다.
	② 태양, 간유혈을 무통괄사요법의 뒤로 긁기로 경락유주의 방향으로 30회씩 긁어 준다.

눈 안쪽에는 카메라의 렌즈 역할을 하는 수정체가 있다. 이 수정체는 사물의 초점이 잘 맞도록 하는 역할을 하는데, 정상적인 기능을 수행하려면 맑고 투명해야 한다. 이 수정체가 어떤 원인에 의해 투명하지 않고 뿌옇게 흐려지는 것을 백내장이라고 한다. 원인은 아직 분명히 밝혀지지 않았지만, 수정체의 물질대사 장애로 추정하고 있다. 물질대사 장애란 비타민 C의 결핍, 아미노산의 대사 이상에 의하여 수정체낭水晶體囊의 투과성이 변하는 것이다.

초기에는 눈이 침침한 정도이지만, 중기와 말기를 지나면서 시력을 거의 잃게 되기도 한다. 백내장 역시 한방에서는 간의 문제로 보고 있다.

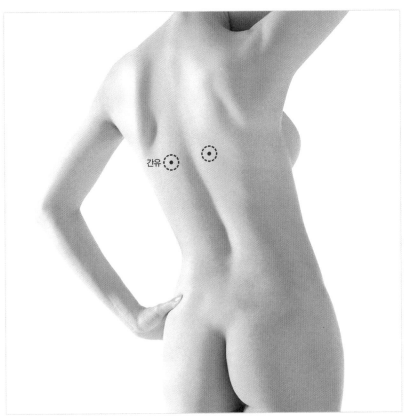

간유

▶무통괄사요법의 얼굴괄사에서 눈 주위의 안륜근을 시술해 준다. 태양, 간유혈을 무통괄사요법의 뒤로 긁기로 경락유주의 방향으로 30회씩 긁어 준다.

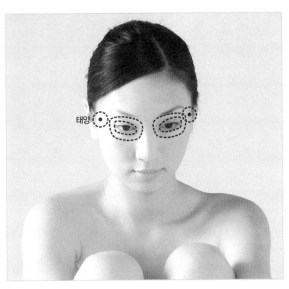

태양

혓바늘

25

개요   심장의 열로 인해 혀에 혓바늘이 돋아날 때

처방   ① 입술 주변과 턱 밑을 무통괄사요법의 얼굴괄사로 시술해 준다.

② 소부혈을 무통괄사요법의 뒤로 긁기로 경락유주의 반대 방향으로 30회씩 긁어 준다.

혓바늘은 구내염의 대표적 증상이다. 식사 시에도 불편하고 심한 경우 혀나 입술을 움직이기가 힘들며 말하기도 곤란하다. 지름이 1cm 이상 커지는 경우도 있고 1, 2주 이상 지속되기도 한다. 뼈가 없는 혀는 근육을 사용해 자유롭게 운동하고 맛을 느낄 수 있는 설유두라는 특수한 조직을 갖고 있다.

혓바늘은 혀 표면의 설유두에 염증이 생긴 것으로, 통증을 유발하기도 하고 점막의 작은 상처로 시작해서 세균이나 이물질의 영향으로 점점 커지는 경우도 있다. 잇몸이나 입술 안쪽에 생기기도 한다. 전염성은 없으며 대부분 특별한 치료법이 필요한 것은 아니다. 대개 1~3주면 자연히 낫는다. 간혹 생겼다 없어졌다를 반복하면서 꽤 오래 지속되는 경우도 있다.

양방적으로는 정확하게 원인이 밝혀지지는 않았으나 스트레스나 세균성 감염을 가장 큰 원인으로 꼽는다. 딱딱하거나 거친 음식을 씹다가 생기거나, 밥을 먹다 치아로 입 주위 점막을 잘못 씹어 생기기도 한다. 또는 혀에 난 작은 상처가 감염되거나 당뇨와 같은 소모성 질환이나, 스트레스, 영양 장애, 위궤양 등으로도 생길 수 있다. 여성의 경우 면역 기능이 떨어지거나 음식 알레르기 혹은 생리주기 때문에 입 안에 혓바늘이 생기기도 한다.

한방에서는 심장의 열로 진단을 한다. 심장은 혀에서 개규開竅한다는 말이 있다. 즉, 심장의 병변은 혀에 반영이 된다는 뜻인데, 심열의 대표적인 증상이 혓바늘이 돋는 것이다. 열증에는 실열實熱과 허열虛熱이 있는데, 실열일 경우는 심장의 열이 혀로 빠져나가면서 혓바늘이 돋는 것이고, 허열일 경우는 심장의 기운이 모자라 심장에 기운을 북돋기 위해서 인체가 스스로 혀에서 뜸을 뜨고 있는 것이라 생각하면 된다.

심한 경우는 생감자를 얇게 썰어 혀에 대고 있으면 효과가 좋고, 무통괄사로도 금방 큰 효과를 볼 수 있다.

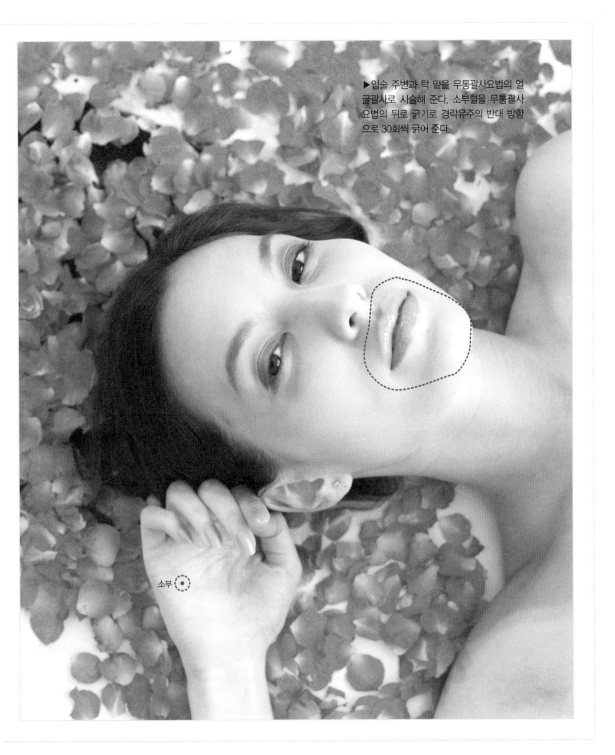

▶입술 주변과 턱 밑을 무통괄사요법의 얼굴괄사로 시술해 준다. 소부혈을 무통괄사요법의 뒤로 긁기로 경락유주의 반대 방향으로 30회씩 긁어 준다.

소부

치통

26

개요   이가 아플 때

처방   ① 코 밑에서 하관과 턱까지 무통괄사요법의 얼굴괄사로 시술해 준다.

　　　 ② 위유, 대장유, 합곡을 무통괄사요법의 뒤로 긁기로 경락유주의 반대 방향으로 30회씩

　　　　 긁어 준다.

치통은 충치가 있거나 잇몸이나 치주 질환으로 세균들이 치아의 가운데 있는 신경관을 오염시켜 발생한다. 일반적으로 우리가 말하는 이가 썩는 경우는 당연히 치과 치료가 선행되어야 한다.

무통괄사요법에서의 치통 치료는 한방에서 말하는 풍치風齒일 경우에 해당한다. 즉, 잇몸이 시리고 이가 흔들리고 입술에서 피가 나면서 통증이 있는 경우를 말한다. 한방에서는 윗잇몸은 위장과 관련이 있고 아랫잇몸은 대장과 관련이 있다고 본다. 잇몸 전체를 봤을 때는 비장과 연관이 있다. 일반적으로 잇몸에 피가 나고 염증이 생기는 것은 위장이나 대장에 열이 있는 경우가 많다. 또는 비장의 기운이 약해져서 중앙토±의 기운이 무너진 경우도 있다. 우리 몸은 한마디로 오행에 귀속시켜 말하면 흙으로 만들어졌는데, 이 흙의 기운을 다스리는 비장의 기운이 약하면 몸에 염증이 생기는 것이다. 무통괄사요법으로 상응하는 장기들을 자극하고 열을 빼 주면 효과가 좋다.

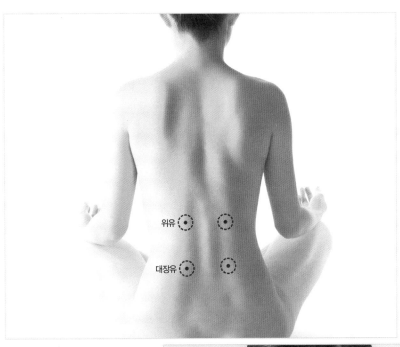

위유

대장유

▶코 밑에서 하관과 턱까지 무통 괄사요법의 얼굴괄사로 시술해 준다. 위유, 대장유, 합곡을 무통 괄사요법의 뒤로 긁기로 경락유주의 반대 방향으로 30회씩 긁어 준다.

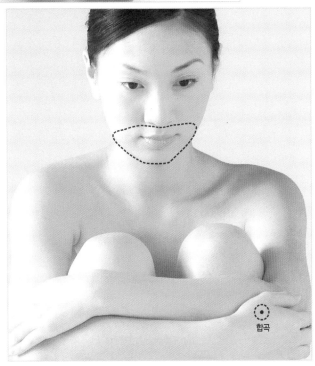

합곡

입이 부르틀 때

27

개요	입술에 물집이 생겼을 때
처방	① 입술 주변을 둥글게 무통괄사요법의 얼굴괄사로 시술해 준다.
	② 위유, 비유, 합곡을 무통괄사요법의 뒤로 긁기로 경락유주의 반대 방향으로 30회씩 긁어 준다.

입술에 조그마한 물집이 생겼다가 터지는 증상을 말한다. 의학적으로는 헤르페스라는 바이러스가 일으키는 단순 포진을 말한다. 헤르페스 바이러스는 눈이나 뇌에 침범하여 심각한 결과를 일으킬 수도 있지만, 대부분은 가벼운 피부 증상만 일으킨다. 단순 포진은 두 가지 바이러스가 원인이다. 1형은 피부, 점막 병변을 주로 일으키고, 2형은 대부분 생식 기관에 증상을 일으킨다. 바이러스에 처음 감염된 사람의 85% 정도는 증상 없이 이겨낸다. 하지만 일부는 2~12일 후 피부나 점막에 물집이 생기거나 열과 피로감을 가볍게 느낄 수 있다. 신생아나 심각한 영양 결핍 아동에게는 심한 전신 증상이 나타날 수도 있다. 일단 우리 몸에 들어온 바이러스는 숨어 있다가 자주 재발하게 되는데, 대부분 성인에서는 열이나 피로감 없이 입술이 부르트는 증상으로 나타난다. 외부 또는 내부의 자극, 즉 추위나 자외선에 노출되었을 때, 열이 나거나 스트레스가 있을 때 잘 재발되며, 여자의 경우는 생리할 때 재발되는 경우가 많다. 일반적으로 아무 증상이 없는 성인 100명 중 5명의 입 속에서 균을 검출할 수 있다.

한방에서 입술은 비장脾臟에 속한다. 비장은 임파선을 관리하며 면역 기능에도 중요한 영향을 미친다. 보통 비장에 열이 있을 때 입술이 잘 부르튼다.

현대인은 생각을 많이 하고 스트레스도 많이 받는다. 한방에서는 생각 또한 비장이 주관한다고 보는데, 과도한 정신 노동이나 스트레스를 받을 때 비장의 기운이 모자라게 되면 열이 발생하고, 그 열이 입술로 빠져나가면서 입술이 부르트게 된다. 또한 비장이 과로하여 면역 기능을 잘 수행하지 못할 때에도 생긴다.

무통괄사요법으로 입술 주위와 위유, 비유, 합곡을 괄사하면 쉽게 좋아진다. 간단하게 약국에서 연고제를 구해 이를 사용해도 2~3일 이내에 효과를 볼 수 있다.

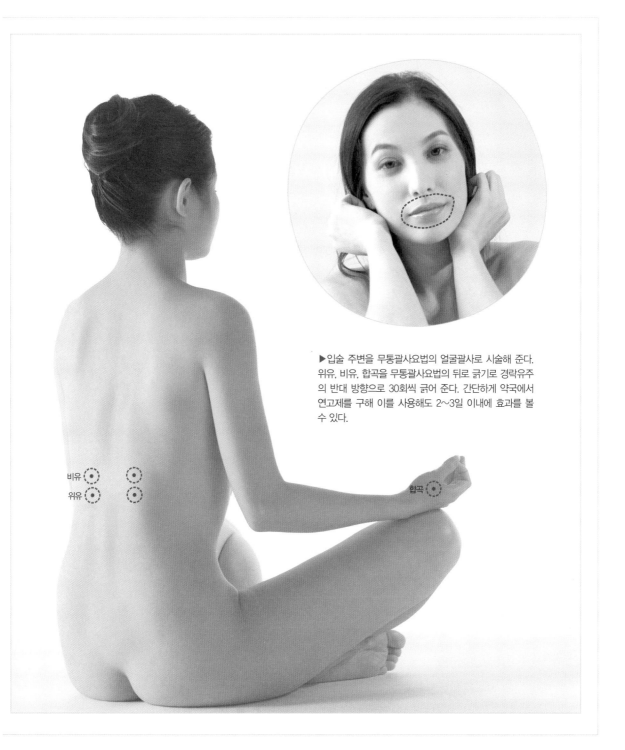

▶입술 주변을 무통괄사요법의 얼굴괄사로 시술해 준다. 위유, 비유, 합곡을 무통괄사요법의 뒤로 긁기로 경락유주 의 반대 방향으로 30회씩 긁어 준다. 간단하게 약국에서 연고제를 구해 이를 사용해도 2~3일 이내에 효과를 볼 수 있다.

비유

위유

합곡

축농증, 비염

개요	코에 염증이 생겨서 누런 콧물이 나고 코가 막히고 꽃가루 알레르기가 있을 때
처방	① 코 전체를 무통괄사요법의 얼굴괄사로 시술해 준다.
	② 비통, 곡지, 족삼리, 폐유를 무통괄사요법의 뒤로 긁기로 경락유주의 방향으로 30회씩 긁어 준다.

양방에서는 축농증과 비염을 전혀 다른 질병으로 본다. 축농증의 정확한 의학 용어는 부비동염이다. 코를 중심으로 양쪽 뺨 안쪽에는 상악동이 있고, 양쪽 눈과 코 사이에는 사골동이 있고, 코 위쪽과 이마 안쪽에는 전두동이 있으며, 마지막으로 머리 아래 코 깊숙이에는 접협동이 있다. 이것들을 모두 부비동이라 한다. 축농증은 바로 이 부비동에 염증이 생긴 것을 말한다. 축농증은 코감기, 콧속의 염증, 비염의 악화 등에 의해 콧물 배출 구멍 주위가 부어 올라 구멍 자체가 작아지거나 혹은 막히면서 시작된다. 이런 현상이 심해지고 오래 가게 되면 얼굴 안쪽 부비동 안에서 자연적으로 분비되던 점액들이 코로 배출되지 못하고 정체되어 고인 물이 썩듯이 점점 고름(농)으로 변하게 된다. 그리고 부비동의 고름들이 배출구를 비집고 나와 콧속에 농이 흐르기 시작하고 코막힘, 목으로 고름이 넘어가는 후비루 증상 등을 유발하는 것이다. 또 축농증이 생긴 부비동은 고름으로 가득 차면서 안쪽에 세균에 의한 감염까지 겹치게 되고 점점 농이 짙어져 더욱 점도가 진해진다.

알레르기성 비염은 집먼지, 진드기, 꽃가루, 바퀴벌레, 동물의 털, 특정 식물 등의 항원에 노출되어 발생한다. 몸안에서 그 항원에 꼭 맞는 항체를 만들어 내서 항원-항체 반응이 일어나고, 이 반응은 여러 염증 반응을 유발하게 되어 알레르기의 특징적인 증상이 발현되는 것이다.

비염이나 축농증은 코가 막히고 숨쉬기가 어렵고 콧물이 계속 흐르는 등의 증상은 비슷하나, 축농증이 더 심한 단계라고 생각하면 된다.

한방에서는 폐에 열이 있거나 폐가 차서 온다고 본다. 코는 폐와 연관이 있어서 폐에 열이 있으면 그 열이 콧물을 말려서 진득해지고 그 농이 차면서 염증 반응을 일으키거나, 폐가 차서 폐에서 습기를 전신에 잘 분포시키지 못해 그 습기가 코로 나와서 콧물이 계속 흐른다고 본다. 또한 폐는 몸의 방어막인 위기衛氣를 주관하는데, 위기는 인체 면역 기능과 관련이 있다. 즉, 폐의 기운이 약하면 면역력이 떨어져서 비염이 생길 수 있다고 보는 것이다.

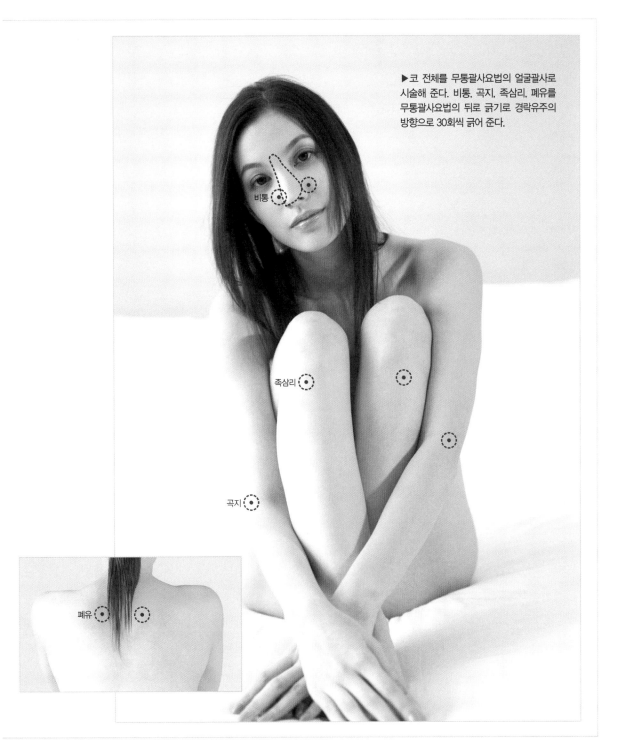

▶코 전체를 무통괄사요법의 얼굴괄사로 시술해 준다. 비통, 곡지, 족삼리, 폐유를 무통괄사요법의 뒤로 긁기로 경락유주의 방향으로 30회씩 긁어 준다.

비통

족삼리

곡지

폐유

이명, 중이염

개요	귀에서 소리가 나고 귀에 염증이 있을 때
처방	① 귀 뒷쪽과 귀 전체를 이침괄사로 시술해 준다.
	② 격유, 신유, 지실혈을 무통괄사요법의 뒤로 굵기로 경락유주의 방향으로 30회씩 긁어 준다.

사람의 귀는 해부학적으로 크게 3가지 부위로 나뉘는데, 그중 가운데 부위를 '중이'라고 한다. 이 '중이'에 염증이 생긴 것을 중이염이라 한다. 대체로 감기가 원인이 되어 많이 발생한다. 아이들에게 주로 발생하지만 성인에게도 종종 생기며, 겨울과 초봄에 많이 생긴다. 중이염은 급성 중이염, 만성 중이염, 삼출성 중이염, 유착성 중이염으로 나눌 수 있다.

이명은 밖에서 나는 소리가 아닌 귀 안이나 머리에서 소리가 나는 것을 말한다. 벌레 우는 소리, 바람 소리, 기계 소리, 휘파람 소리, 맥박 소리 등 여러 가지의 소리로 나타나며, 다른 높이를 가진 음들이 섞여서 들리는 경우도 있다.

양방에서는 속귀, 청신경, 뇌 등의 소리를 감지하는 신경 경로와 이와 연결된 신경 계통이 비정상적으로 과민해져서 생긴다고 보고 있다.

한방에서는 둘 다 신장의 문제로 보고 치료를 한다. 신음허腎陰虛나 신기허腎氣虛 또는 몸 전체의 전반적인 혈허血虛로 본다.

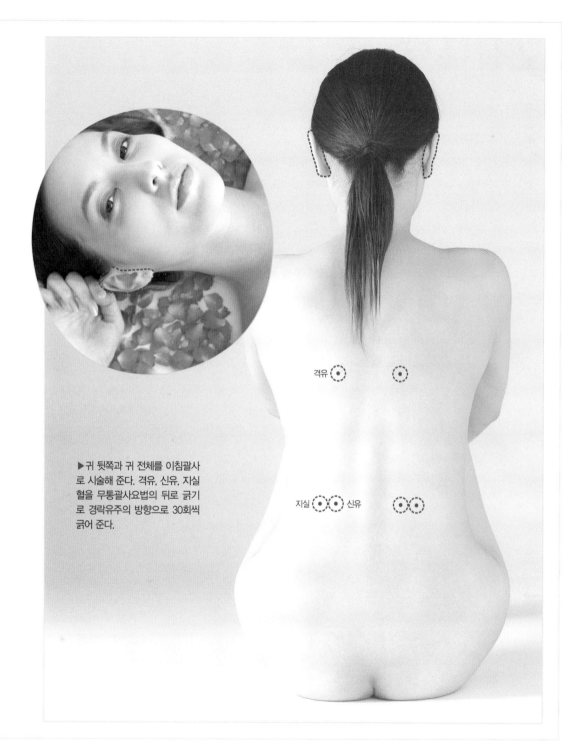

▶ 귀 뒷쪽과 귀 전체를 이침괄사로 시술해 준다. 격유, 신유, 지실혈을 무통괄사요법의 뒤로 긁기로 경락유주의 방향으로 30회씩 긁어 준다.

격유

지실 신유

오심구토

30

개요	속이 메스껍고 헛구역질을 할 때
처방	① 천골에서 거궐까지 무통괄사요법의 붙여 긁기를 시행해 준다.
	② 합곡, 위유, 간유를 무통괄사요법의 뒤로 긁기로 경락유주의 방향으로 30회씩 긁어 준다.

오심구토는 병명이 아니라 증상을 얘기하는 것이다. 그렇기 때문에 양방적 병명에 대한 고찰은 없다. 양방적으로 보면 위염이 있거나 항암 치료를 받거나 할 때를 비롯하여 수많은 병증이 있을 수 있기 때문이다. 오심惡心은 속이 메스꺼운 것을 말하고 구토는 위장의 음식물을 토해 내는 것을 말한다.

한방에서는 위기상역胃氣上逆, 간기범위肝氣犯胃, 위열胃熱, 담음痰飮 등으로 진단한다.

무통괄사에서는 위와 간의 문제로 보고 치료를 한다. 합곡혈은 기를 아래로 내리는 역할을 하고 위와 대장은 같은 양명경이기 때문에 합곡을 괄사함으로써 위기胃氣를 내릴 수 있다.

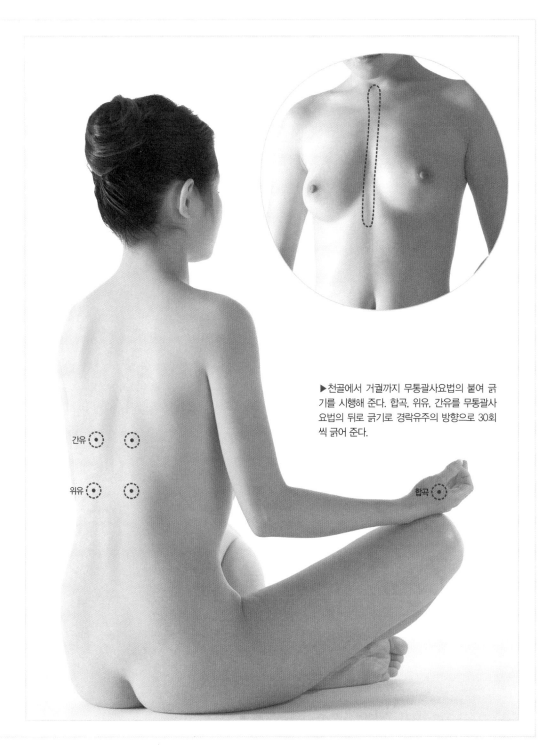

간유

위유

합곡

▶천골에서 거궐까지 무통괄사요법의 붙여 긁기를 시행해 준다. 합곡, 위유, 간유를 무통괄사요법의 뒤로 긁기로 경락유주의 방향으로 30회씩 긁어 준다.

당뇨병

개요   췌장의 인슐린 분비에 문제가 생겨서 혈당이 오를 때
처방   소부, 대도, 태백, 신유, 위유, 비유혈을 무통괄사요법의 뒤로 긁기로 경락유주의 방향으로
       30회씩 긁어 준다.

당뇨병이란 체내에서 요구하는 양의 인슐린(insulin)을 생성해내지 못하거나 생성된 인슐린이 세포에 제대로 작용하지 못해, 체내로 들어온 당을 충분히 흡수하지 못하여 혈당치가 높아지는 질병을 말한다.

당뇨병은 인슐린 비의존성 당뇨와 인슐린 의존성 당뇨의 두 가지로 나뉜다. 비만 환자일 경우 혈액 속의 인슐린이 지방산의 방해 작용을 받아 그 역할을 잘 수행하지 못한다. 이와 같은 경우를 인슐린 비의존성 당뇨라고 하고 오래 지속되면 인슐린 의존성 당뇨로 전환이 된다. 이럴 때 인슐린 성분이 들어간 당뇨약을 먹게 되면 췌장에서 인슐린을 분비하는 기능이 저하되면서 인슐린 의존성 당뇨로 전환이 된다. 췌장은 위장의 아래쪽, 십이지장 옆에 위치하여 소화효소(췌장즙)와 인슐린, 글루카곤을 분비하는 장기이다. 인슐린 분비 기능은 랑겔한스섬에서 이루어지고 있는데, 단백질 호르몬인 인슐린을 분비하는 베타(β)세포와, 글루카곤(glucagon)이라는 호르몬을 분비하는 알파(α)세포 등으로 구성되어 있다.

혈당이 높을 때는 인슐린이 분비되어 혈당을 내리는 작용을 하고, 혈당이 떨어졌을 때는 글루카곤이 분비되어 간에서의 당 생산을 증가시켜 혈당을 올리는 작용을 하여 항상 일정한 혈중 포도당 농도를 유지시켜 주는 역할을 한다. 당뇨란 쉽게 얘기하면 이 인슐린 분비 기전에 문제가 생긴 것을 말한다.

한방에서는 소갈消渴이라 하여 상소上消, 중소中消, 하소下消로 나눈다. 원인은 상초, 중초, 하초의 열로 본다. 폐열을 상소라 하고, 위와 비장의 열을 중소라 하고, 신음허로 인한 신장의 허열을 하소라 한다.

일반적인 증상은 음식을 많이 먹고, 물을 많이 마시고, 오줌을 많이 누며 오줌이 달다.

따주기에서의 치료는 인슐린 비의존성 당뇨일 때를 말한다.

췌장 기능이 망가져서 인슐린 주사를 맞을 정도의 상태에서는 전문의와 상의하는 것이 좋다. 다만 당뇨 초기일 경우에는 위의 처방대로 무통괄사요법을 시술해 주면 효과를 볼 수 있다.

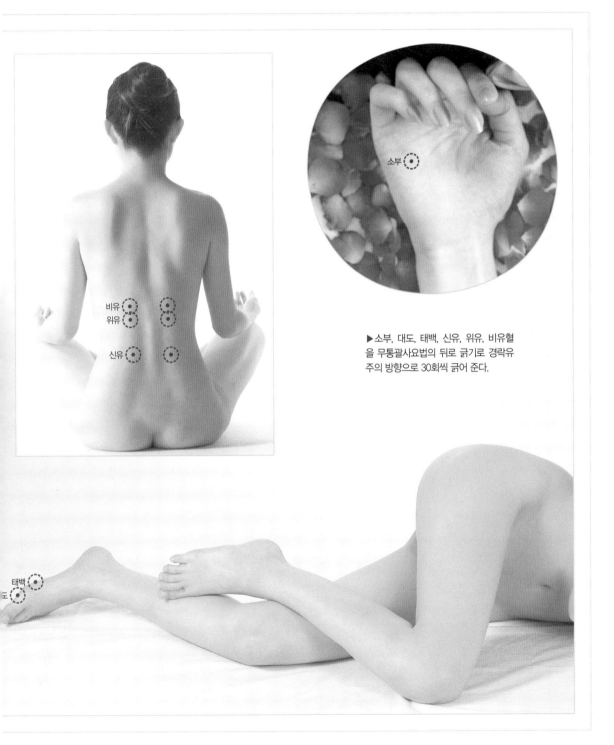

소부

비유
위유

신유

태백

▶소부, 대도, 태백, 신유, 위유, 비유혈
을 무통괄사요법의 뒤로 긁기로 경락유
주의 방향으로 30회씩 긁어 준다.

대장 질환과 치질

32

개요 전반적인 대장의 문제와 항문에 치질이 있을 때

처방 ① 무통괄사요법으로 아랫배와 엉덩이의 삼각골을 시술해 준다.

② 승산혈을 무통괄사요법의 뒤로 긁기로 경락유주의 반대 방향으로 30회씩 긁어 준다.

치질은 직장과 항문의 정맥총이 압력을 받아 혈관과 살이 필요 이상으로 늘어나는 것을 말한다. 항문과 대장의 경계부의 상부에 생기는 것은 내치질, 바깥쪽에 생기는 것을 외치질이라 한다.

(1) 내치질의 증상

1단계 – 치핵이 항문 밖으로 돌출되지는 않고 간혹 출혈만 있는 경우

2단계 – 배변 시에 항문 밖으로 돌출하였다가 배변 후에는 항문 내로 저절로 들어가는 경우

3단계 – 배변 시마다 돌출되었다가 손으로 밀어 넣어야 들어가는 경우

4단계 – 배변 시뿐만 아니라 무거운 것을 들거나 장시간의 보행에도 탈출되며 손으로 밀어 넣어도 들어가지 않거나 들어가더라도 금방 다시 나오는 경우

(2) 외치질의 종류

항문 밖에 생기는 것으로 수치질이라고 하며 항상 밖에 나와 있다. 혈전성 외치질, 부종성 외치질, 피부꼬리의 세 종류가 있다.

① 혈전성 외치질 : 항문 겉에 손가락 마디 만하게 불거져 나온 혹으로, 갑자기 발생하고, 작은 것은 별로 아프지 않으나 큰 것은 상당히 아프다.

② 부종성외치질 : 항문 겉이 전체적으로 부어서 탱탱하며, 만지면 약간 말랑하나 꽤 아프다. 걷거나 앉는 것도 힘이 든다.

③ 피부꼬리 : 아무런 증상 없이 항문 끝에 꼬리처럼 피부가 늘어난 상태로, 가려움증의 원인이 되기도 한다.

한방에서는 대장의 기운이 약해서 치질이 생긴다고 보고 있다.

〈영추수장편〉에서는 "차가운 기운이 장 주위에 머물러서 인체의 기를 주관하는 기운이 제 힘을 발휘하지 못하여 설사가 나고, 독소가 직장벽을 자극함으로 식육치가 생긴다."고 하였다.

임상적으로 치질 치료를 할 때 환자들에게 권해서 큰 효과를 본 방법이 있다.

치질은 위 양방편에서 언급했듯이 직장과 항문 주위의 정맥총에 압력이 걸려서 발생하는 경우가 대부분이다. 따라서 마사지로 압력을 낮추어 주고, 혈액순환을 좋게 하면 쉽게 치료할 수 있다. 대변을 본 후 화장지로 항문을 닦지 말고 따뜻한 물을 가지고 손으로 마사지하듯 닦아 주면 매우 효과적이다.

위의 방법대로 손으로 마사지하고 무통괄사요법을 실시해 주면 아마 그 효과에 놀랄 것이다.

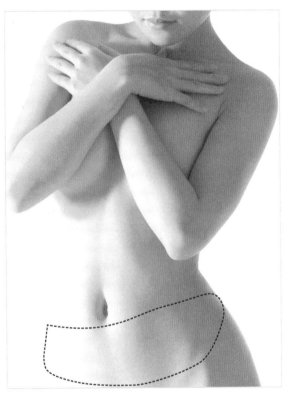

▶아랫배와 엉덩이의 삼각골을 시
술해 준다. 승산혈을 무통괄사요법
의 뒤로 긁기로 경락유주의 반대
방향으로 30회씩 긁어 준다.

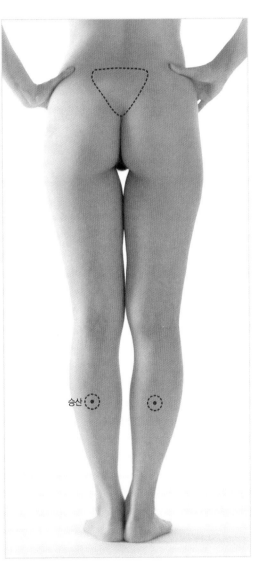

승산

변비

33

개요	3일 이상 변을 보지 못할 때
처방	① 아랫배를 무통괄사요법으로 시술해 준다.
	② 백회, 소상, 대장유, 합곡을 무통괄사요법의 뒤로 긁기로 경락유주의 방향으로 30회씩 긁어 준다.

변비는 정상일 때에 비해서 변이 딱딱하고 건조하며, 배변의 횟수와 변의 양이 감소되어 불쾌감을 느끼거나 생리적 장애를 수반하는 경우를 말한다.

원인은 잘못된 식사 습관, 운동 부족, 수분 부족, 스트레스, 환경적 요인, 장폐색 등의 기질적 질환, 약물 과용 등으로 무척 다양하다.

요즘은 특히 운동 부족과, 육류나 인스턴트 위주의 식사 습관이 많이 좌우한다. 적당히 운동하고 야채 위주의 식이섬유를 많이 섭취하는 것만큼 좋은 치료법은 없다. 단, 기질적 질환일 경우는 전문적인 치료가 필요하다.

한방에서는 변비를 대장의 기운이 약해서 운동력이 떨어질 때와, 열로 대장이 건조할 때, 피가 부족할 때, 담음痰飮이 장에 조체되어 있을 때, 장이 차가울 때 등으로 나눈다.

빨대 꼭지를 손으로 막고 있으면 물이 못 내려간다. 무통괄사요법에서 백회와 소상혈을 괄사해 주는 것은 빨대 꼭지를 열어 주는 것과 같다. 그다음에 대장이 있는 아랫배와 합곡혈을 괄사해 주면 변비에 무척 효과적이다.

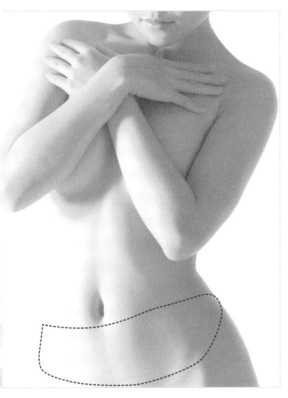

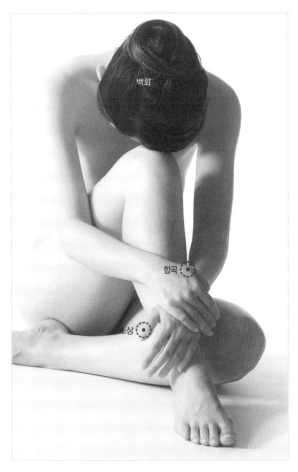

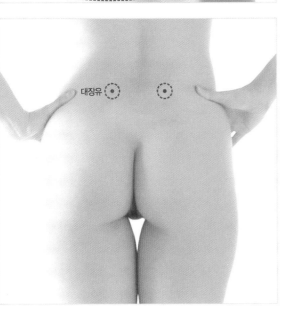

▶백회, 소상, 대장유, 합곡을 무통
괄사요법의 뒤로 긁기로 경락유주의
방향으로 30회씩 긁어 준다.

전립선염

34

개요	남성 생식기인 전립선에 염증이 생겨서 소변을 볼 때 아플 때
처방	엉덩이의 삼각골이 있는 부분과 사타구니를 무통괄사요법으로 시술해 준다.

전립선염은 방광염, 요도염, 편도선염 등 신체의 다른 부위에서 생긴 염증의 세균이 혈관을 타고 전립선에 들어와 염증이 생긴 것을 말한다. 급성인 경우 고열이 나고 배뇨가 끝날 때쯤에는 요도의 안쪽에 작열감이 있고, 오줌을 자주 누고, 배변 시에는 항문의 안쪽에 중압감을 느낀다. 만성인 경우 발열은 없지만 항문의 안쪽에 항상 불쾌감이 있으며, 요도구에서 고름이 나오고, 소변을 자주 보고, 대변을 볼 때 불쾌감을 느끼고, 성적性的 장애를 겪을 수 있다.

양방에서는 항생제 치료나 수술 요법을 많이 쓴다.

한방적 원인으로는 부적절한 생활 습관과 과도한 음주 및 식생활의 부절제로 비허생습脾虛生濕(비위 기능이 약화되어 습이 발생)한 경우와, 습열濕熱과 열독熱毒이 하초下焦로 하주下注하여 생기는 습열하주濕熱下注와, 정신적 스트레스나 한사寒邪가 간맥肝脈에 울체하여 기혈응체氣血凝滯를 일으키는 경우와, 선천적 허약과 후천적 방사과도房事過度로 신신腎 기능이 허虛하여 발생하는 경우가 있다.

한방적으로는 각 병증마다 다르게 처방하여 치료를 해야 하나 무통괄사요법에서는 위의 처방대로만 하여도 무척 효과가 있다.

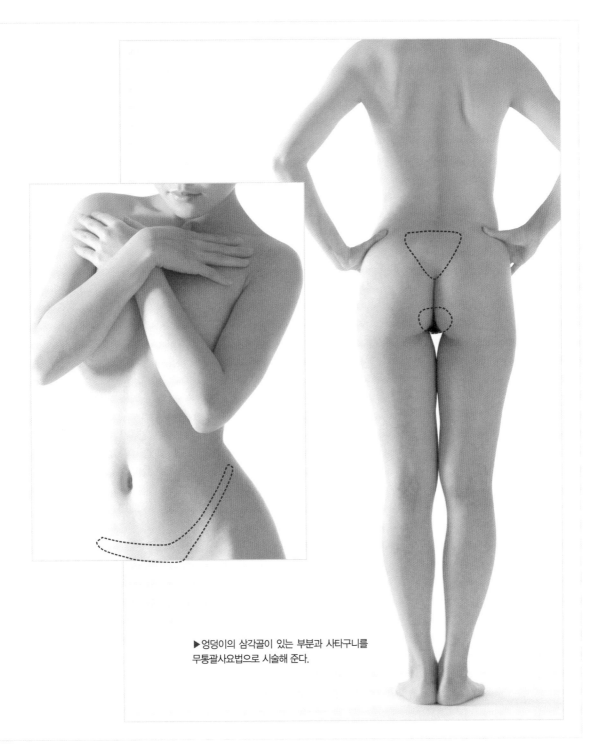

▶엉덩이의 삼각골이 있는 부분과 사타구니를
무통괄사요법으로 시술해 준다.

다이어트

35

개요   살이 많이 쪄서 살을 빼고 싶을 때

처방   머리부터 발까지 몸 전체를 무통괄사요법으로 2회 이상 시술해 준다.

현대인들의 가장 큰 고민 중 하나가 비만이 아닐까 싶다. 특히 여성들이 날씬해지기 위해서 지출하는 돈과 노력은 지대하다. 교통수단의 발달과 편리한 통신수단으로 인해 운동량이 부쩍 준 것이 가장 큰 원인이 될 것이다.

이외에도 고기 위주의 식사나 잦은 회식 자리와 과음은 현대인이라면 누구나 가지고 있는 비만의 원인이다.

비만이란 과다한 체지방을 가진 상태를 말하는 것으로, 남자는 체지방이 체중의 25%, 여자는 체중의 30% 이상일 때를 이야기한다.

양방에서는 지방흡입 등의 수술요법이 각광을 받고 있으나 무엇보다 중요한 것은 식사 조절과 운동 요법임을 명심해야 한다.

한방에서는 비습脾濕을 중요 원인으로 본다. 비장은 습한 것을 싫어하는데, 고기 등의 기름기가 많은 음식을 섭취하여 비장에 부담을 주어서 비장의 수습운화水濕運化 기능이 약해지면 비만을 초래한다. 실제로 지방분자 1개에 물분자 5개가 붙어 있다고 하니 몸의 습을 제거하는 것이 비만 치료에 매우 중요하다고 하겠다. 무통괄사요법으로 몸 전체를 실시해 주면 몸속에 정체되어 있던 어혈이 빠지고 기혈순환이 좋아지면서 신진대사가 왕성해지기 때문에 보통 4~10kg 이상 살이 빠진다. 그야말로 다이어트에 탁월한 효과를 보이는 것이 무통괄사요법이다. 허나, 비만에는 어떠한 치료보다 운동과 식이요법이 우선되어야 함을 명심해야 한다.

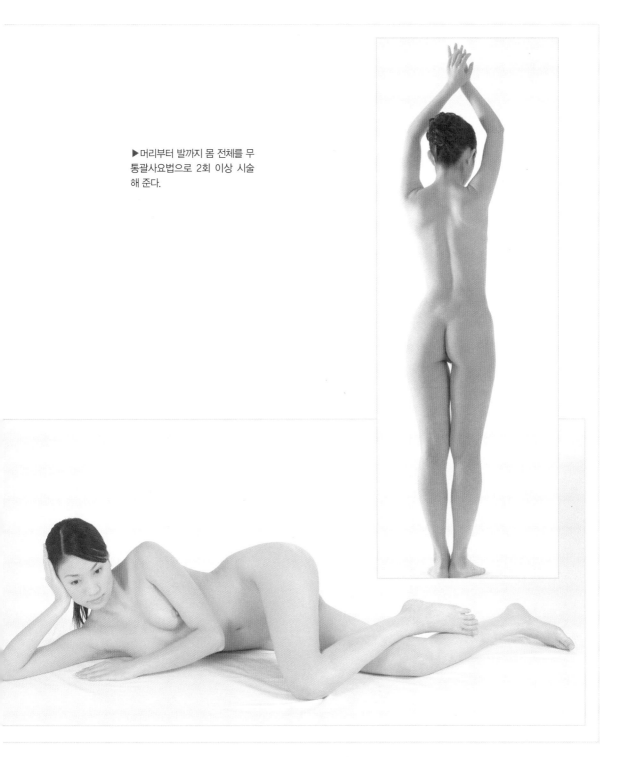

▶머리부터 발까지 몸 전체를 무
통괄사요법으로 2회 이상 시술
해 준다.

금연

개요	담배를 끊고 싶을 때
처방	① 이침괄사를 시행해 준다.
	② 폐유와 태연혈과 폐가 있는 앞가슴을 같이 시행해 주면 더욱 효과가 좋다.

우리나라에서의 폐암 사망률은 1990년대부터 급속히 증가해서 2000년에는 마침내 남성 암 사망률 1위까지 올랐다. 현재 한국 남성의 폐암 사망률은 10만 명당 28명 정도. 이는 1년에 1만2000명 정도가 폐암으로 사망한다는 말이다. 폐암의 가장 큰 원인은 흡연이다. 요즘은 여성 흡연자들도 늘어나면서 여성의 폐암 사망률 역시 높아지고 있다.

한방에서 담배는 습濕이 많은 사람에게 약으로 처방하던 약재이다. 어떤 약이든 장복하면 해롭듯이 한의학적으로 담배를 지속적으로 많이 피면 폐를 건조하게 해서 기침이나 가래를 일으키고, 심하면 폐에 염증을 생기게 할 수 있다. 그 염증이 계속 진행되면 폐암이 된다고 본다. 흡연자들은 거의 매일 담배를 끊는 다짐을 한다고 한다. 그러면서도 끊기가 힘든 것이 흡연이다. 이침耳鍼이 유행을 한 이유가 바로 이 금연침과 다이어트침 때문인데, 이침괄사 역시 마찬가지의 탁월한 효과가 있다. 물론 금연을 할 때 가장 중요한 것은 담배를 끊고자 하는 본인의 의지이지만 무통괄사요법으로도 일정 부분 도움을 줄 수 있다.

담배가 피고 싶을 때마다 이침괄사를 시행해 주면 담배를 피고 싶은 마음이 많이 가신다.

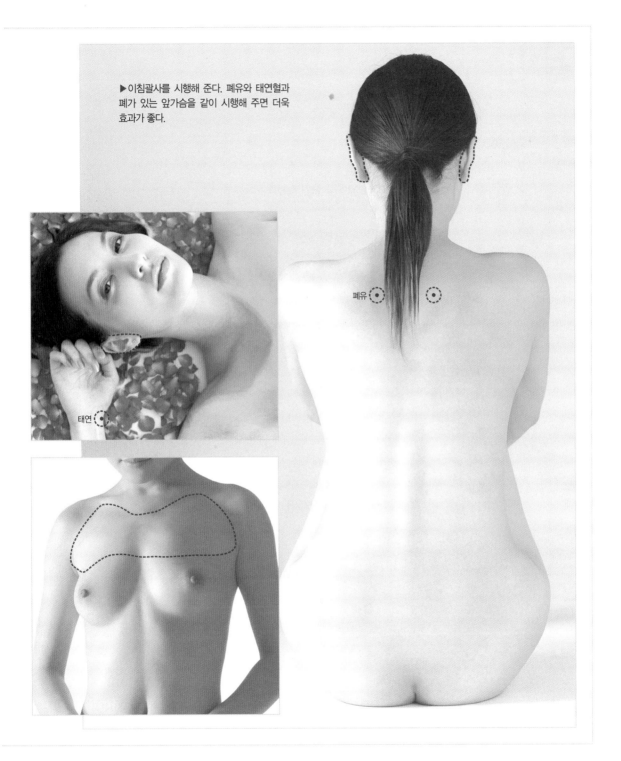

▶이침괄사를 시행해 준다. 폐유와 태연혈과
폐가 있는 앞가슴을 같이 시행해 주면 더욱
효과가 좋다.

폐유

태연

금주

개요	술을 끊고 싶을 때
처방	① 이침괄사를 시행해 준다.
	② 간유, 위유, 외관혈을 무통괄사요법의 뒤로 긁기로 30회씩 긁어 준다.

우리나라의 1인당 술 소비량이 세계 1, 2위를 다툰다고 한다. 우리나라 사람들은 대부분 전날 과음을 하고 아침에 심한 숙취로 후회를 해 본 경험이 있을 것이다. 사실 한국 사회처럼 술 문화에 관대한 나라도 없을 것이다. 그러나 이런 문화가 OECD 국가 중 간암 사망률 1위라는 불명예를 남겼다. 과도한 음주가 간경변, 간암, 위암, 기억력 장애 등을 일으킨다는 것은 누구나 아는 일이다.

한방에서는 치료를 위해 약주藥酒를 쓰기도 하지만, 그 양은 하루 소주잔 반 잔 정도의 소량이고 치료가 된 이후에는 금하고 있다.

혹시 술을 먹게 되더라도 다음의 것들을 유의해야 한다. 먼저 술을 마신 후 단 것을 먹지 말아야 하고, 음주 후에 국수나 라면 같은 면 종류를 먹거나 차를 마시지 말아야 한다. 술을 마시고 포장마차에 들러 우동이나 라면을 먹고 집에 들어가는 경우가 많은데, 면 종류를 먹게 되면 땀구멍이 막혀서 주독이 풀리는 것을 방해한다. 술이 깨고 나서 갈증이 난다고 해서 차가운 물이나 차茶를 마시게 되면 허리와 다리에 병이 생기기 쉽고, 부종이나 당뇨, 하체의 관절병이 생길 수 있다. 어쨌든 술을 먹어 이로울 것은 별로 없으니 금주를 결심하는 사람은 위의 처방대로 무통괄사요법을 시행해 주면 도움이 될 것이다.

물론 그 무엇보다 중요한 것은 본인의 의지이다.

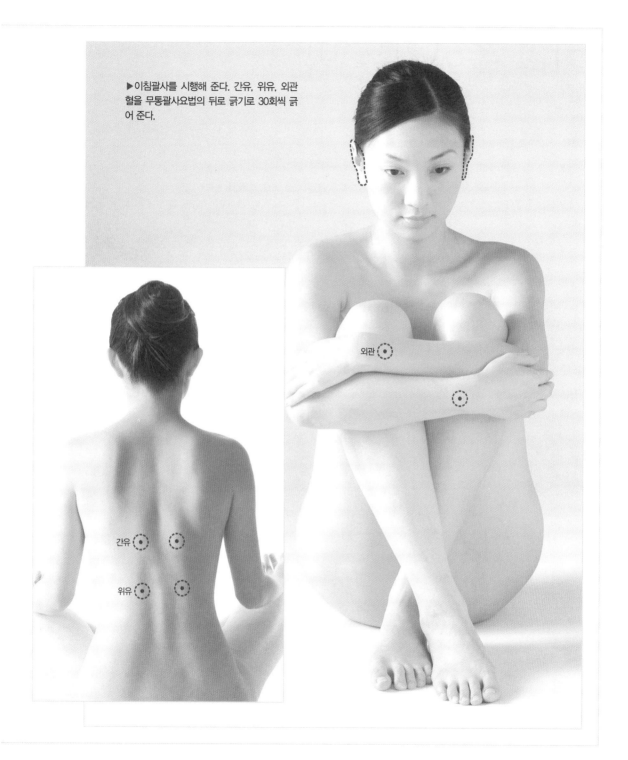

▶이침괄사를 시행해 준다. 간유, 위유, 외관
혈을 무통괄사요법의 뒤로 긁기로 30회씩 긁
어 준다.

외관

간유

위유

머리 좋아지는 법 38

개요	머리가 맑아지고 공부를 잘 하고 싶을 때
처방	① 앞목, 뒷목, 어깨 부위에 무통괄사요법을 시행해 준다.
	② 심유, 신유, 지실, 비유를 무통괄사요법의 뒤로 긁기로 30회씩 긁어 준다.
	③ 백회를 중심으로 사방으로 무통괄사요법의 뒤로 눌러 긁기로 20회씩 긁어 준다.

머리가 맑아지고 공부를 잘 하고 싶은 것은 수험생이라면 누구나 원할 것이다. 물론 성인들도 마찬가지이다. 한방에서는 육미지황환六味地黃丸을 가감한 총명탕이나 귀비탕歸脾湯을 많이 처방한다. 육미지황환은 신장의 정精을 보충하여 지력智力을 높인다. 실제 한방에서 지智, 즉 지혜를 담당하는 것은 신장이다. 귀비탕은 심장과 비장에 기혈氣血을 보충해 주고 신기神氣를 안정시켜 두뇌 회전에 도움을 준다.

무통괄사요법은 앞의 원리편에서 얘기했듯이 피를 맑게 하고 신경을 자극해서 머리를 맑게 해 주는 효능이 있다. 그리고 한방에서와 마찬가지로 심장, 신장, 머리와 목에 해당하는 부위를 괄사해 줌으로써 정신을 안정시키고 머리로 맑은 피가 공급되도록 도와주는 효과가 있다. 졸음이 오거나 두뇌 회전이 원활하지 않을 때 위의 처방대로 무통괄사요법을 실시하면 좋은 효과가 있다.

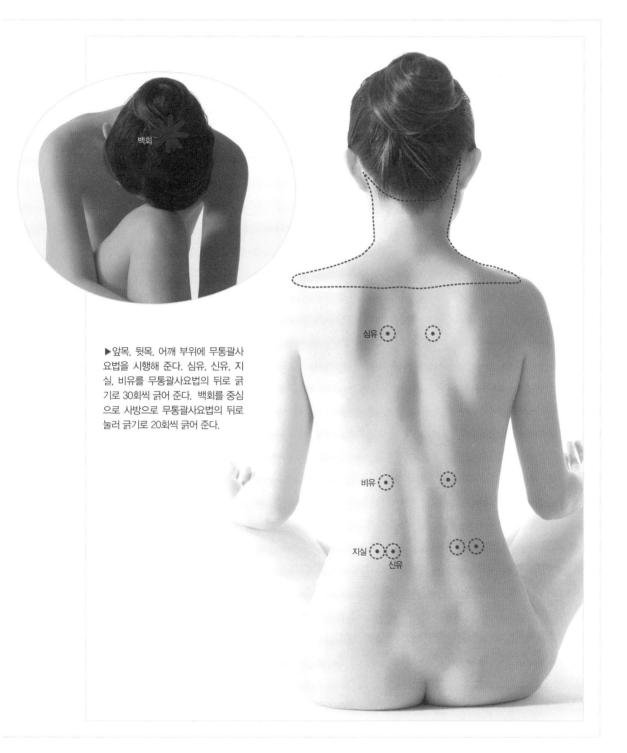

백회

심유

비유

지실 신유

▶앞목, 뒷목, 어깨 부위에 무통괄사
요법을 시행해 준다. 심유, 신유, 지
실, 비유를 무통괄사요법의 뒤로 긁
기로 30회씩 긁어 준다. 백회를 중심
으로 사방으로 무통괄사요법의 뒤로
눌러 긁기로 20회씩 긁어 준다.

키가 크고 싶을 때 39

개요   성장기의 어린이나 청소년의 키를 키우고자 할 때

처방   ① 뒷목, 어깨, 팔꿈치, 무릎에 무통괄사요법을 시행해 준다.

      ② 간유, 신유, 지실, 태계, 태충, 족삼리를 무통괄사요법의 뒤로 긁기로 30회씩 긁어 준다.

예전에는 키가 크면 사람이 싱겁다고 해서 큰 키를 부끄럽게 여기던 시대도 있었지만, 90년 대 초반부터 롱다리 열풍이 불더니, 이제는 키가 작으면 이성을 사귀기도 힘든 시대가 되었다. 키 크고 잘생긴 남자, 키 크고 잘 빠진 여자가 트렌드가 된 것이다.

키가 작은 원인에는 여러 가지가 있을 수 있다. 유전적인 요인 이외에도 선천적인 결함이나 외상, 스트레스, 만성적인 영양 불균형 등은 키를 작게 하는 원인이 될 수 있다. 성장호르몬이 부족하거나 작용을 잘 하지 못하는 경우에도 키가 잘 자라지 못한다. 성장호르몬은 뇌하수체 전엽에서 분비되는 호르몬 중의 하나로 체내에서 뼈, 연골 등의 성장뿐만 아니라 지방 분해와 단백질 합성을 촉진하는 작용을 하는 물질이다. 청소년기 및 성장기에는 뼈의 길이 성장과 근육의 증가 등 성장을 촉진하는 작용을 주로 한다.

양방에서는 대체로 이 성장호르몬의 불균형으로 키가 크지 않는다고 생각한다. 그래서 치료도 호르몬요법이 주를 이룬다.

한방에는 간과 신장의 문제로 본다. 간은 목木, 즉 나무의 성질을 가지고 있기 때문에 청소년들이 자라는 시기의 성질과 일치한다. 나무의 기운으로 쭉쭉 뻗어 자라나야 하는데, 간에 간열이 차거나 간기肝氣가 약하면 나무가 잘 자라지 못하듯이 사람도 잘 크지 못한다. 신장은 인간 원기元氣의 근원이다. 또한 뼈를 주관하며 골수와 호르몬 계통을 총괄한다. 그래서 성장탕의 기본 처방이 간신肝腎의 음陰을 보충해 주는 육미지황탕이 되는 것이다.

그리고 뼈의 길이 성장이 일어나는 곳은 골단연골이다. 그래서 무통괄사요법에서는 골단연골이 위치하는 각 관절과 신장 상응 부위, 그리고 온 몸의 기氣를 주관하는 폐 상응 부위와 머리의 열을 내리는 뒷목을 괄사해 준다. 무통괄사요법의 신경 자극 역시 성장에 큰 도움이 된다.

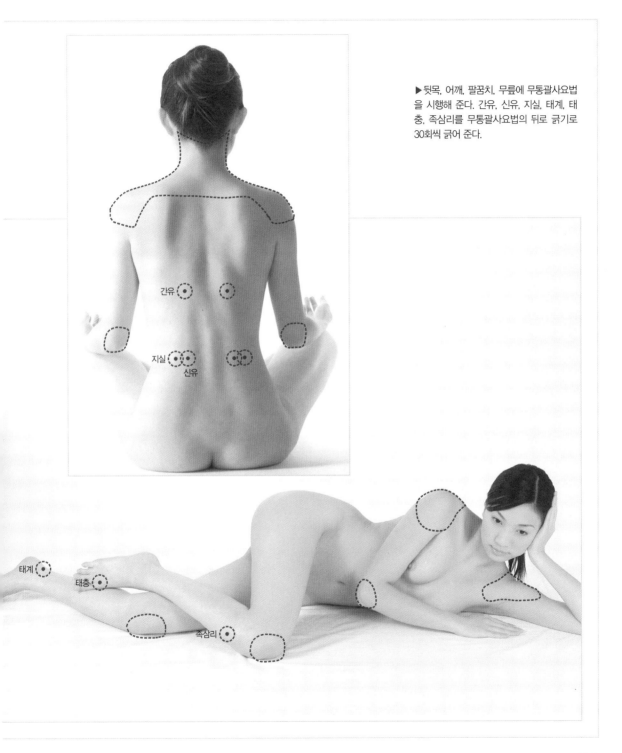

▶뒷목, 어깨, 팔꿈치, 무릎에 무통괄사요법을 시행해 준다. 간유, 신유, 지실, 태계, 태충, 족삼리를 무통괄사요법의 뒤로 긁기로 30회씩 긁어 준다.

간유

지실
신유

태계
태충
족삼리

여드름

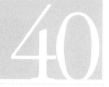

개요　　　사춘기 때 혹은 그 이후에도 얼굴에 여드름이 있을 때
처방　　　앞목과 뒷목, 위완부를 무통괄사요법으로 시술해 준다.

여드름은 주로 피지선이 몰려 있는 얼굴, 목, 가슴 등에 많이 생기는데, 털을 만드는 모낭에 붙어 있는 피지선에 염증이 생긴 것을 여드름이라고 한다.

여드름의 원인에는 여러 가지가 있다. 피지선의 생성을 왕성하게 하는 안드로겐이라는 호르몬이 있는데, 선천적으로 이 안드로겐에 민감하게 반응하는 피부가 있어서 여드름이 생긴다. 또, 사춘기가 되면 안드로겐 호르몬이 왕성하게 분비되면서 피지선이 생성되는데, 이때 만들어진 피지가 모공을 통해 모두 빠져나가지 못하고 모낭과 피지선에 축적되면서 염증을 일으킨다. 또, 스트레스를 많이 받으면 신체가 이 스트레스를 이겨내기 위해 여러 호르몬들을 분비하는데, 이 호르몬들 중 안드로겐도 들어 있어서 여드름을 일으킬 수 있으며, 생리 중에 분비되는 프로게스테론 역시 피지선을 생성하여 안드로겐과 마찬가지로 여드름이 생기게 한다. 마지막으로 'Propionibacterium Acnes'라는 여드름균이 있다. 피지를 먹고 사는 이 균은 피지를 먹고 지방산을 내놓는데, 이 지방산이 피부에 심한 자극을 주어 염증이 생기게 한다.

양방에서의 치료로는 막힌 모공을 뚫어 주는 것, 피지 분비를 줄여 주는 약물요법, 여드름균을 죽이는 레이저 치료 등이 있다.

한방에서 보는 여드름의 가장 중요한 원인은 열熱이다. 폐, 위, 대장, 간에 열이 차서 그 열이 얼굴에 올라온다고 보는 것이다. 그중에서 위열胃熱로 진단하는 경우가 가장 많다. 처방은 당연히 각 장부의 열을 내리는 방법을 가장 많이 쓴다.

여드름이 의외로 무통괄사요법으로 잘 듣는데, 위의 처방대로 목과 위완부를 괄사해 주면 열을 내려 주고 피를 맑게 해 주어 효과가 탁월하다. 단, 얼굴에 직접 괄사를 하면 안 된다.

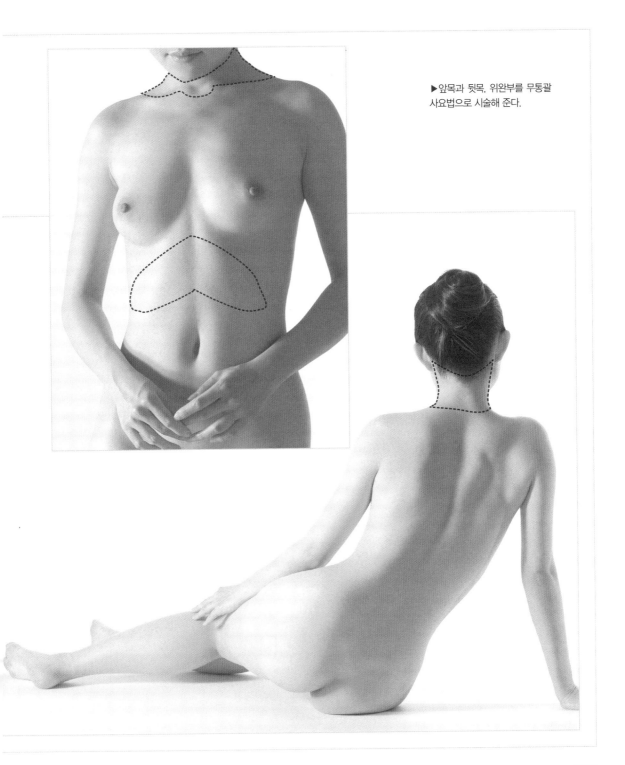

▶앞목과 뒷목, 위완부를 무통괄
사요법으로 시술해 준다.

아토피 피부염

41

개요	혈血에 열이 많아 피부가 건조하거나 짓무르고 가려울 때
처방	아토피가 있는 부위나, 심할 경우에는 몸 전체를 순서대로 2회 이상 실시해 준다.

아토피 피부염은 흔히 유아습진으로부터 시작된다. 일반적으로 젖먹이 때 시작되는 경우가 많다. 아토피 피부염에 걸리면 피부가 건조하고 예민해지며 거칠어지고 심하게 긁으면 홍반이나 진물이 많이 난다. 하지만 무엇보다 괴로운 것은 심한 가려움증이다. 아토피 피부염은 3기로 구분된다. 1기는 생후 2개월에서 2년에 이르는 시기로, 유아습진이라 하며 주로 뺨에 나타난다. 2기는 생후 2~10년 사이의 시기로, 소아습진이라 하며 무릎이나 팔꿈치 안쪽이나 이마, 목 등에 나타난다. 3기는 10세에서 20세의 사춘기와 성인기에 나타나는 아토피 피부염을 말한다. 아토피 피부염은 재발될 수 있고 호전 · 악화를 반복하며 나이가 들면서 차차 나아지는 경향이 있으나, 간혹 사춘기 이후까지 지속되는 경우도 있다.

치료는 약물 치료를 많이 쓴다. 흔히 사용하는 약물로는 스테로이드, 항히스타민제 등이 있고 2차적 세균감염에는 항생제를 쓰기도 한다.

한방에서는 태열胎熱로 진단한다. 일반적으로 임신 중에 산모가 스트레스를 많이 받거나 닭고기 등의 열이 많은 음식을 많이 먹어서 그 열이 태아에게 영향을 미쳐서 생긴다고 본다.

아토피는 사실 어떤 약물요법보다 중요한 것이 자연에서 아이들을 뛰어 놀게 하는 것이다. 옛날에 태열은 흙을 밟으면 낫는다고 했다. 자연이 주는 피톤치드를 듬뿍 받아들이면 가장 효과가 좋다.

무통괄사요법으로 가장 많은 환자를 치료하고 또 가장 확실하게 효과를 본 것이 아토피이다. 아토피가 있는 부위나, 심할 경우에는 몸 전체를 순서대로 2회 이상 실시해 주면 거의 완치가 된다. 무통괄사요법이 아토피 환자들에게 큰 희망이 되리라 확신한다.

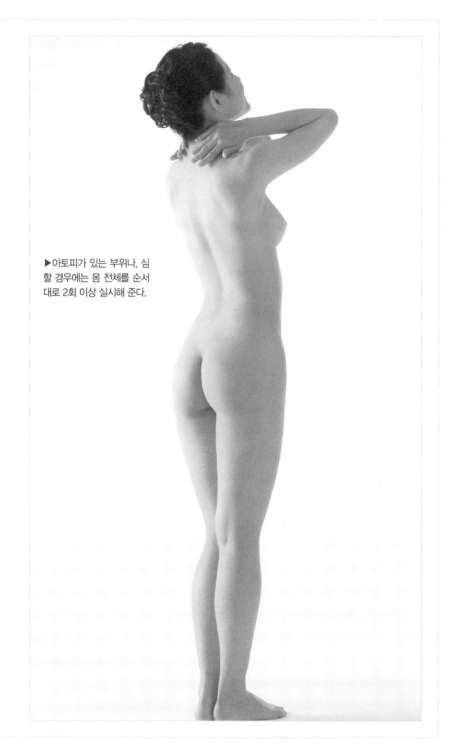

▶아토피가 있는 부위나. 심
할 경우에는 몸 전체를 순서
대로 2회 이상 실시해 준다.

멀미

42

개요	차를 타거나 배에 탔을 때 어지럽고 구역질이 날 때
처방	① 이침괄사를 실시해 준다.
	② 비유, 위유, 족삼리를 무통괄사요법의 뒤로 긁기로 30회씩 긁어 준다.

멀미는 자동차나 항공기, 배 등 움직이는 환경에 신체가 노출되어 평형감각에 이상이 생길 때 발생한다. 어지러움과 메스꺼움, 구토 등이 주 증상이다.

멀미는 질병이라기보다 변화된 환경에 대한 신체의 정상적인 적응 과정에서 생기는 증상이다. 눈으로 보는 주위 환경의 움직임과 귓속 평형계 등 평형 감각기관이 받아들이는 정보에 차이가 있을 때 생긴다.

멀미는 주변 환경만 바꾸면 증상을 쉽게 완화시킬 수 있다. 우선 각종 교통수단을 탑승할 때는 흔들림이 적은 좌석에 앉도록 한다. 배는 중앙 좌석을, 비행기는 주 날개의 앞쪽 좌석, 버스나 자동차는 앞좌석에 앉는 것이 좋다.

약물요법으로는 스코폴아민이라는 약이 상당히 효과가 좋은 것으로 알려져 있으나, 이는 예방을 위하여 사용해야 한다.

한방에서는 비위가 약해서 멀미를 한다고 본다.

멀미도 역시 무통괄사요법으로 효과를 많이 볼 수 있다. 이침괄사를 실시해 주면 좋다.

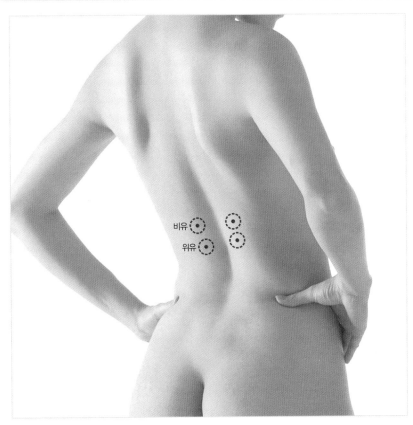

비유
위유

▶이침괄사를 실시해 준다. 비유,
위유, 족삼리를 무통괄사요법의
뒤로 긁기로 30회씩 긁어 준다.

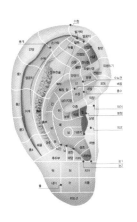

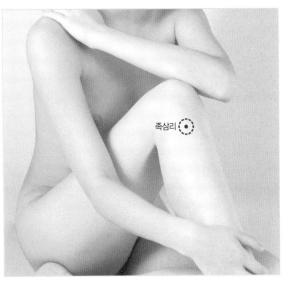

족삼리

VDT증후군

43

개요	컴퓨터를 많이 사용해서 뒷목과 어깨와 손목이 저리거나 통증이 있을 때
처방	① 눈 주위, 뒷목, 어깨, 손목에 무통괄사요법을 시행해 준다.
	② 간유와 행간혈을 무통괄사요법의 뒤로 긁기로 30회씩 긁어 준다.

컴퓨터 앞에서 장시간 일하는 직장인들과 컴퓨터 게임 등을 많이 하는 청소년들 중 눈이 침침하고 머리가 아프다고 호소하는 경우가 많다. 또한 뒷목과 어깨가 뻐근하고 손목이 저리다고 호소하는 이들도 많다. 이와 같이 컴퓨터를 장기간 사용하여 나타나는 질환을 통틀어 VDT증후군이라고 한다.

컴퓨터 사용 시 주로 나타나는 증상은 두통과 안구건조증이다. 통계에 의하면 하루에 5시간 이상 컴퓨터 작업을 하는 사람의 30%가 안구건조증을 호소한다고 한다. VDT증후군을 예방하기 위해서는 컴퓨터 사용 시간을 하루 총 4시간 이하로 하고 50분 작업 후에는 10분 정도 쉬어 주는 것이 좋다. 한방에서는 간이 피로해지고 간에 열이 차서 온다고 본다.

무통괄사요법에서는 위의 처방대로 하면 효과가 있다. 그러나 가장 좋은 치료법은 컴퓨터 사용 시간을 줄이는 것임을 명심해야 한다.

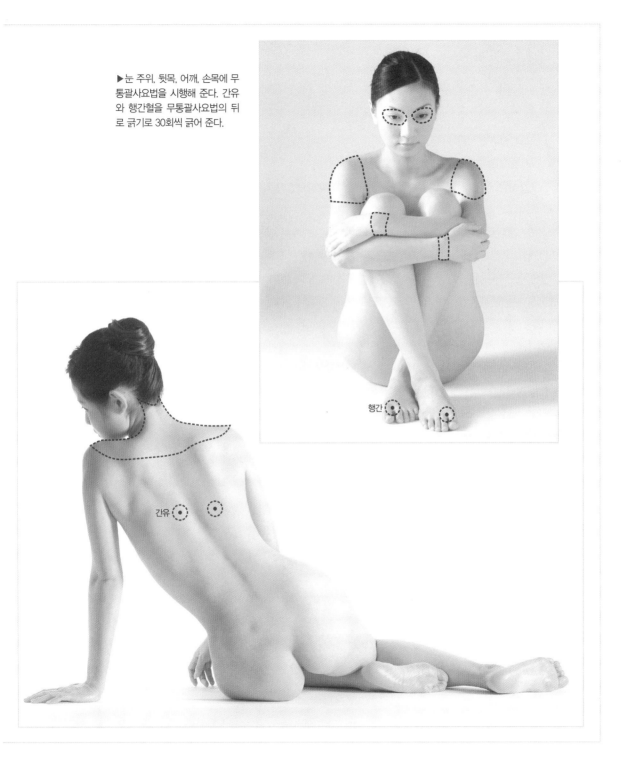

▶눈 주위, 뒷목, 어깨, 손목에 무
통괄사요법을 시행해 준다. 간유
와 행간혈을 무통괄사요법의 뒤
로 긁기로 30회씩 긁어 준다.

행간

간유

불면증

44

개요 　밤에 잠을 잘 이루지 못할 때

처방 　① 뒷목을 무통괄사요법으로 시행해 준다.

　　　② 심유, 신유, 지실, 격유, 혼문, 신문혈을 무통괄사요법의 뒤로 긁기로 30회씩 긁어 준다.

불면증은 말 그대로 잠을 잘 이루지 못하는 것이다. 양방에서 불면증은 어떤 질환이 아니라 주관적인 느낌과 사고의 문제로 보는 경우가 많다. 그 외에 멜라토닌 호르몬의 분비 교란이나 고혈압, 저혈압, 우울증, 노인성 질환 등의 기질적 문제 등도 있다. 불면증은 단기 불면증과 장기 불면증으로 나뉘는데 1개월 미만일 때를 단기 불면증이라 하고, 1개월 이상일 때를 장기 불면증이라 한다.

불면증의 증상은 잠을 조금밖에 자지 못하거나, 잠들기가 힘들거나, 자는 도중 자주 깨거나, 잠을 깊이 못 자고 얕게 자거나, 아침에 깨어나서도 상쾌하지 않고 잔 것 같지 않거나, 꿈을 많이 꾸어 잔 것 같지 않은 경우 등 매우 다양하다.

양방에서는 주로 항히스타민 성분의 수면제나 멜라토닌 제품을 처방한다.

한방에서 불면의 원인은 다양하다. 대표적으로는 혈허血虛와 음허陰虛가 있다. 혈허일 때는 잠을 들기가 힘들고 음허는 자다가 잘 깬다. 그 외에 간, 담과 심장이 허할 때 위기胃氣가 불화할 때 등이 있다. 한방에서 혼魂은 간에 머물고 신神은 심장에 머문다. 간과 심장이 약하면 혼과 신이 안정이 안 되어 잠을 잘 못 잔다고 보는 것이다.

무통괄사요법에서는 위의 처방대로 하면 아주 효과가 좋다.

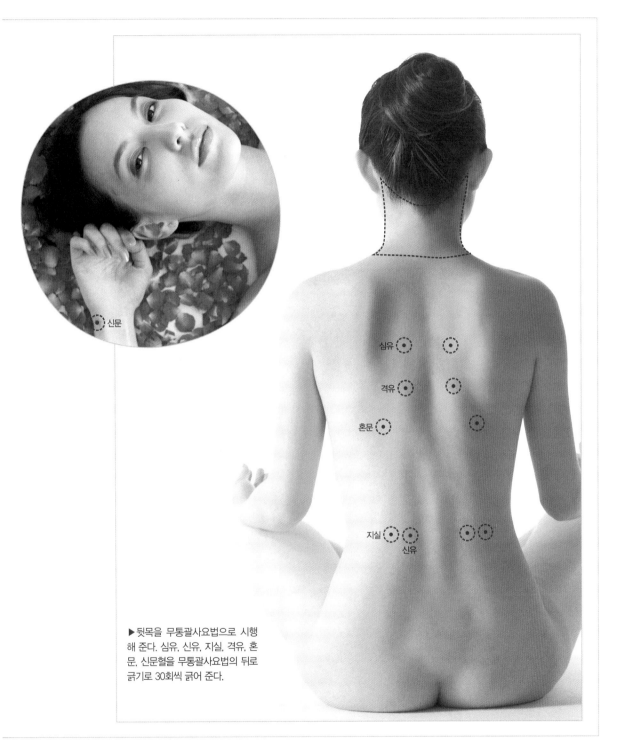

신문

심유

격유

혼문

지실
신유

▶뒷목을 무통괄사요법으로 시행 해 준다. 심유, 신유, 지실, 격유, 혼 문, 신문혈을 무통괄사요법의 뒤로 긁기로 30회씩 긁어 준다.

숙취

개요	전날 과음으로 술이 잘 깨지 않고 속이 안 좋을 때
처방	① 간 부위의 오른쪽 갈비뼈와 위완부를 무통괄사요법으로 시행해 준다.
	② 합곡, 족삼리를 무통괄사요법의 뒤로 긁기로 30회씩 긁어 준다.

숙취란 술을 많이 마시고 잠을 자고 난 뒤 특이한 불쾌감이나 두통, 또는 심신의 작업 능력 감퇴 등이 1~2일간 지속되는 것을 말한다.

술의 주성분인 에틸알코올은 인간의 체내에서 산화되면서 탄산가스와 수분으로 분해되어 체외로 배설된다. 알코올은 흡수되어 혈액을 통해 직접 뇌까지 이르러 기분을 즐겁게 하지만, 간에 들어가면 간세포에 의해 탄산가스와 수분으로 분해된다. 이러한 알코올 대사 과정에서 산소와 알코올 분해 효소가 부족하면 에틸알코올이 분해되지 않아 중간 생성물인 아세트알데하이드가 혈액 속에 머물게 되는데, 이것이 뇌의 중추신경을 자극해 숙취를 일으킨다.

한방에서는 숙취의 원인을 간열肝熱과 위열胃熱로 본다. 술은 한방에서 물의 형태를 띤 불이라고 본다. 그 불이 간과 위에 영향을 미쳐 간열이 상승하여 두통을 일으키고, 위열이 오심구토를 유발시키는 것이다.

숙취도 무통괄사요법으로 효과가 아주 좋은 병증 중 하나이다. 위의 처방대로 하면 금세 머리가 맑아지는 느낌이 들 것이다.

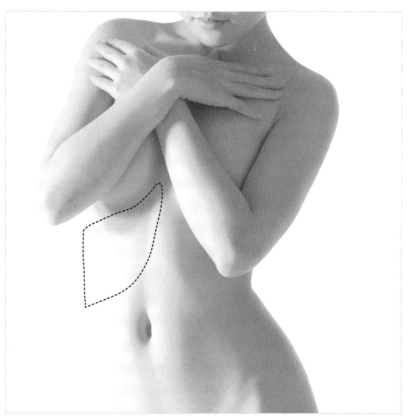

▶간 부위의 오른쪽 갈비뼈와 위
완부를 무통괄사요법으로 시행
해 준다. 합곡, 족삼리를 무통괄
사요법의 뒤로 긁기로 30회씩 긁
어 준다.

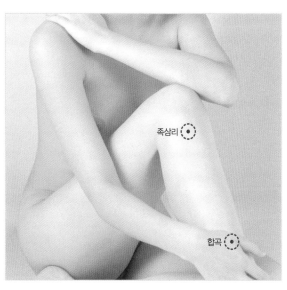

족삼리

합곡

몸살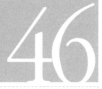

개요	과로로 몸살이 났을 때
처방	몸 전체를 가볍게 무통괄사요법의 붙여 긁기로 빠르게 긁어 준다.

인체의 미세한 균형이 깨지면 인체는 스스로 균형을 회복하려고 노력한다.

인체의 균형이 깨지는 이유는 충분히 잠을 못 자거나, 당분이나 기름진 음식을 많이 섭취하거나, 과로, 스트레스, 비타민이나 미네랄과 같은 필수영양소 결핍, 독소의 축적(공해 물질, 방부제, 화학 물질, 약품, 식품 첨가물), 소화 기능의 문제 등 여러 가지 복합적인 이유가 있다.

몸살은 이런 균형을 회복하려는 면역 반응이다. 온몸이 쑤시고 아플 때는 바이러스에 저항하는 물질인 인터페론을 만드는 작용이고, 열이 나는 것은 열에 약한 바이러스를 죽이기 위한 것이며, 콧물·가래·기침은 몸속의 독소와 노폐물, 바이러스를 내보내는 작용이다. 감기나 몸살에 걸리면 땀을 흘리는 것도 마찬가지 작용이다.

이때 약을 복용하면 신체 스스로의 복구 작용을 정지시켜버린다. 아스피린을 복용하면 통증은 멎는데 병이 더 오래가는 이유가 그것이다. 몸살은 몸이 주인에게 이제 좀 쉴 때가 됐다고 호소하는 것이다. 따라서 몸살의 가장 좋은 처방은 피로가 풀리도록 충분히 쉬어 주는 것이다. 물론 무통괄사요법을 위의 처방대로 먼저 해 주고 레몬이나 오렌지를 짠 쥬스에 꿀을 타서 마시면 더욱 좋다.

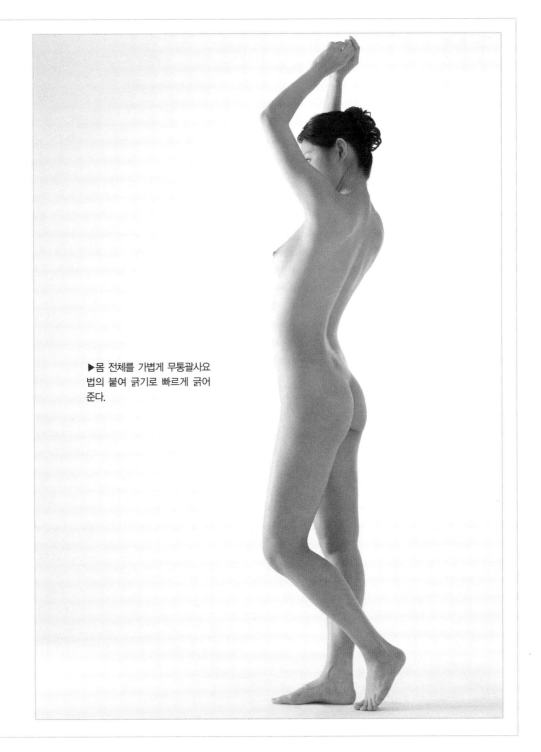

▶몸 전체를 가볍게 무통괄사요
법의 붙여 긁기로 빠르게 긁어
준다.

화병

47

개요   스트레스나 억울함으로 가슴이 답답하고 열이 오를 때

처방   ① 가슴 부위를 무통괄사요법으로 시술해 준다.

          ② 소부혈을 무통괄사요법의 뒤로 긁기로 경락유주의 반대 방향으로 30회씩 긁어 준다.

화병은 심한 스트레스를 적절하게 해소하지 못하고 참고 인내하는 데서 오는 가슴이 답답한 증세를 말한다. 사람이 어떤 일에 적개심을 느끼거나 화가 나거나 긴장감을 느낄 때 아드레날린이라는 호르몬이 다량 분비된다. 아드레날린은 척추 동물의 부신 수질에서 분비되는 호르몬인데, 이 호르몬은 교감 신경을 흥분시키고, 혈당량의 증가, 심장 기능 강화, 혈압 상승, 지혈 등의 작용을 한다. 옛날에 사냥을 하거나 맹수나 적을 만나 생존을 위해서 싸울 때 자신을 보호하기 위해서 분비되는 호르몬이 아드레날린이다.

상황은 다르지만 현대에서 직장 상사나 누군가가 자신을 욕하거나 공격하면 방어기제로 아드레날린이 분비되는데, 문제는 소리를 지르거나 힘껏 싸워서 이 호르몬을 없애 버리지 못하기 때문에 분비된 아드레날린이 되려 몸을 공격하면서 발생한다.

한방에서 화병은 울화가 치밀어 생기는 병이다. 오행(목, 화, 토, 금, 수) 중 하나인 화火, 즉 격렬한 감정이나 마음의 흥분이 장기에 쌓여 일어나는 병이다. 과거 명의들이 '화는 원기의 적'이라고 표현했듯 화의 성격은 모든 것을 태우고 소모시키는 것이 특징이다. 화는 간에 축적되면 간화가 되고 마음에 쌓이면 심화가 되어, 간암, 간경화 등 각종 심장병을 유발할 수 있다. 화병 환자는 위로 치솟는 화의 성질 때문에 일반적으로 두통, 얼굴 달아오름, 목에 이물질이 걸려 있는 듯한 증상, 가슴 답답함과 두근거림 등을 경험한다.

화병은 결국 열과 울체의 병이기 때문에 무통괄사요법으로 효과를 많이 볼 수 있는 질환이다. 위의 처방대로 하고 심장의 화혈火穴인 소부少府혈을 괄사해서 심장의 열을 내리면 금새 두통과 답답하고 두근거림이 잦아든다.

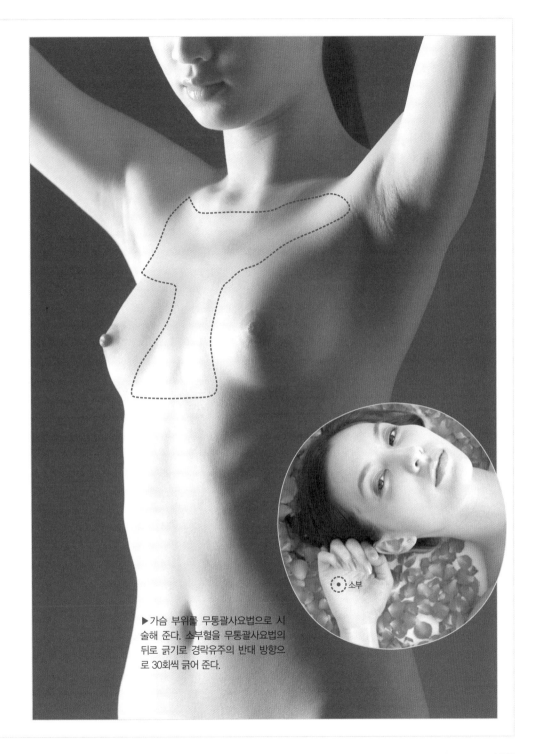

▶가슴 부위를 무통괄사요법으로 시
술해 준다. 소부혈을 무통괄사요법의
뒤로 긁기로 경락유주의 반대 방향으
로 30회씩 긁어 준다.

소부

정력 약화

48

개요 정력을 좋게 하고 싶을 때

처방 ① 허리, 엉덩이, 사타구니, 성기를 무통괄사요법으로 시행해 준다.

　　　 ② 후계, 족임읍, 구허, 신유, 지실을 무통괄사요법의 뒤로 긁기로 경락위주의 방향으로 30
　　　　회씩 긁어 준다.

일반적으로 정력精力을 애기할 때 성性적인 측면만을 생각하는 경우가 많은데, 정精은 모든 호르몬을 함축하여 표현한 단어이기 때문에 정력은 신체 기능의 모든 힘을 통틀어 일컫는 말이라 할 수 있다. 따라서 '정력이 넘친다'거나 '정력적인 사람'이라고 할 때는 성 기능은 물론 활동력도 강하다는 뜻이다.

양방에서는 체력 저하나 당뇨 등과 같은 기질적 질환으로 인한 발기 불능이나 조루를 정력 약화라고 생각하는 경우가 많다.

한방에서는 주로 신장腎臟의 문제로 본다. 신장이 선천의 기氣인 원기를 저장하고 있고 몸의 모든 호르몬 대사를 조절하는 장부이기 때문이다. 그래서 대부분의 한방 정력제는 신음腎陰과 신양腎陽을 길러 주는 약들이다.

요즘은 양방약들이 효과가 좋아 많이 사용하고 있으나 장기적인 관점에서 봤을 때는 사실 매우 위험하다. 발기부전 치료제로 양방에서 사용되는 약들은 실제 체력을 올려 주거나 호르몬대사를 활성화시켜 주는 것은 아니다. 단지 성기로 가는 모세혈관에 혈액량을 늘려 주어 강제로 발기시키는 것이기 때문에, 체력이 약하거나 심장병이나 고혈압이 있는 환자에게는 매우 위험하다. 또 정상인이라도 장기 복용했을 때는 오히려 성기능 감퇴 등의 부작용을 겪을 수 있다. 비교적 양생養生을 위주로 하는 한약이 부작용은 없으나 양방약처럼 반짝하는 맛이 없는 것이 흠이다. 중요한 것은 정력을 단순히 성적 능력으로만 보지 말고 몸 전체의 컨디션을 잘 조절하는 것으로 보아야 하는 것이다. 몸이 건강하고 활동적인 사람이 성기능이 약한 경우는 거의 없다.

정력 약화의 또 다른 원인 중 하나는 피가 맑지 못하고 걸쭉하거나, 탁해서 성기로 가는 모세혈관이 막혀 있거나, 신장 기능이 나빠져 있는 경우이다. 이럴 때 무통괄사요법을 해 주면 피를 맑게 해서 효과를 볼 수 있다. 또 허리, 엉덩이, 사타구니, 성기를 직접 무통괄사해 주면 각 기관들을 활성화시키고 어혈을 제거하여 성기로 가는 혈액의 공급을 원활하게 해 줄 수 있기 때문에 정력 증진의 효과를 볼 수 있다.

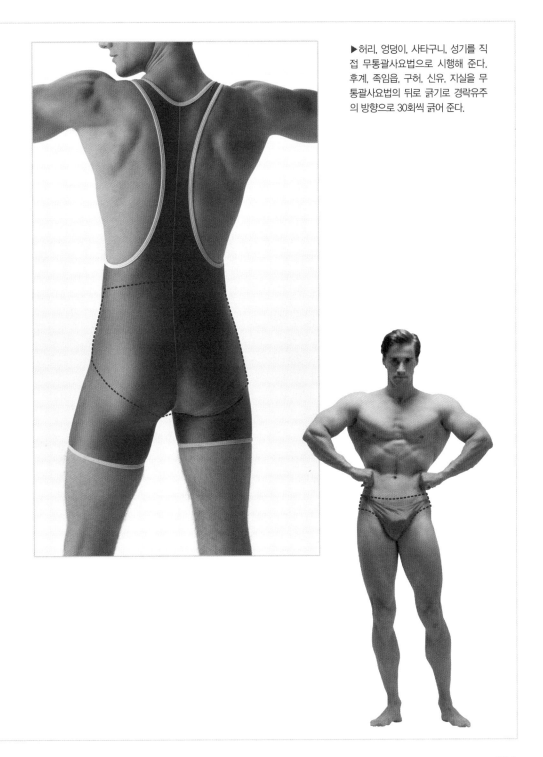

▶허리, 엉덩이, 사타구니, 성기를 직접 무통괄사요법으로 시행해 준다. 후계, 족임읍, 구허, 신유, 지실을 무통괄사요법의 뒤로 긁기로 경락유주의 방향으로 30회씩 긁어 준다.

생리 불순

개요   여성의 생리 주기가 고르지 않을 때

처방   ① 아랫배와 삼각골을 포함한 엉덩이 전체를 무통괄사요법으로 시행해 준다.

② 삼음교, 지기를 무통괄사요법의 뒤로 긁기로 경락유주의 방향으로 30회씩 긁어 준다.

여성의 생리 주기가 일정치 않거나, 생리를 아예 하지 않거나, 정상치보다 생리량이 많거나 적은 경우를 생리 불순이라고 한다. 여성의 생리는 여성의 몸 상태를 알려주는 지표와 같다. 몸이 건강해야 정상적인 주기로 적당량의 생리를 하게 되는 것이다. 생리는 뇌에 있는 시상하부, 뇌하수체와 난소에서 호르몬의 균형이 제대로 이루어졌을 때 일어나는 것이다. 따라서 어느 한곳이라도 호르몬 균형이 깨지면 제대로 생리를 할 수 없다. 생리 불순의 원인으로는 스트레스나 과로, 심리적인 상태, 생활 습관 등과 연관성이 많으며, 갑작스러운 체중 변화나 갑상선 질환이 있어도 생리가 불규칙하게 된다.

한방에서의 생리 불순의 원인은 매우 다양하다. 먼저 피가 부족하면 생리의 양이 적게 나오고 생리가 늦어지는 경우가 많다. 다음으로 혈열血熱이 있으면 생리의 양이 많고 생리를 일찍하게 된다. 또, 어혈瘀血이 있으면 생리가 늦고 생리통이 있을 수 있다. 자궁이 냉해도 생리가 늦다. 간의 기운이 울체되어 있으면 생리가 불규칙하다. 신장의 기능이 약해도 생리에 영향을 받는다. 한방에서는 이 모든 경우를 고려하여 치료를 해야 한다.

무통괄사요법으로 아랫배와 엉덩이를 잘 괄사해 주면 어혈을 제거할 수 있다. 혈열을 내리면서 아랫배는 따뜻하게 해 주면 역시 큰 효과를 볼 수 있다.

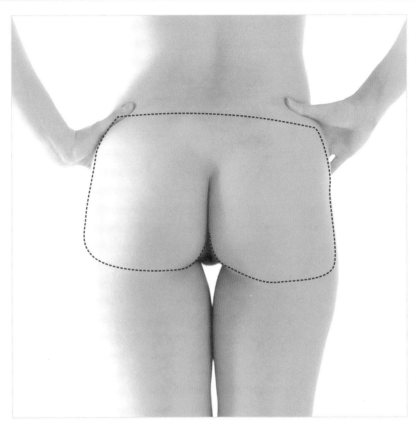

▶아랫배와 삼각골을 포함한 엉덩이 전체를 무통괄사요법
으로 시행해 준다. 삼음교, 지기를 무통괄사요법의 뒤로 긁
기로 경락유주의 방향으로 30회씩 긁어 준다.

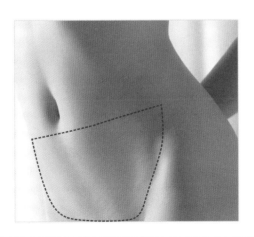

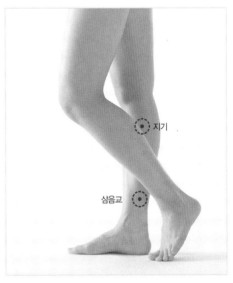

지기

삼음교

생리통

개요　여성이 생리 주기 때 통증을 느낄 때

처방　① 아랫배와 허리, 엉덩이를 무통괄사요법으로 시행해 준다.

　　　　② 격유, 간유, 삼음교, 지기혈을 무통괄사요법의 뒤로 긁기로 경락유주의 방향으로 30회씩 긁어 준다.

생리통은 골반에 기질적인 병이 없는 원발성과, 기질적인 병이 있는 속발성으로 나눌 수 있다. 대부분의 생리통은 원발성인 경우이고, 통증은 보통 생리가 시작되기 몇 시간 전에 발생한다. 통증은 주로 경련성이나 진통과 같은 성격이며, 하복부와 치골면에 통증이 오고, 경우에 따라서 아랫배와 다리까지 아프다. 주로 생리의 양이 많아지면 통증이 없어지기도 하지만 통증이 심할 때에는 요통, 오심, 구토, 피곤, 어지럼증, 설사, 식욕부진, 두통, 신경과민 등을 동반한다. 이러한 증상들은 대체적으로 나이가 들거나 출산을 경험하게 되면 저절로 호전되는 것이 보통이다.

생리통의 원인은 아직까지 정확하게 알려져 있지 않지만, 원발성인 경우 생리 시에 분비되는 프로스타글란딘이라는 물질이 생리통이 없는 여성보다 많이 분비되기 때문으로 추측한다. 이 물질은 근육을 수축시키는 역할을 하는데, 생리 시 자궁근을 수축시켜 생리혈을 밖으로 내보내는 일을 한다. 그런데 이 물질이 정상인보다 많이 분비되면 자궁근이 축소되어 국소 빈혈을 일으키고 그 결과로 통증이 오는 것이다. 또한, 자궁 내막 동맥의 경련에 의한 자궁근의 경련도 생리통을 유발하는 원인 중 하나로 본다. 치료는 대체로 진통제를 많이 처방한다.

한방에서는 자궁의 어혈瘀血과 간의 기운이 뭉치거나 차가운 기운이 자궁에 응체되어서 생리통이 온다고 본다. 치료는 주로 간기肝氣와 어혈을 풀고 자궁과 신장을 따뜻하게 해 주는 방법을 많이 쓴다.

무통괄사요법으로 아랫배와 허리, 엉덩이, 간유, 격유, 삼음교, 지기혈을 괄사해 주면 효과가 아주 좋다.

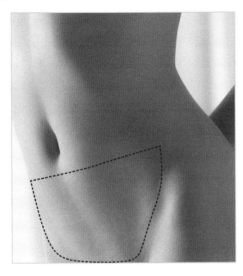

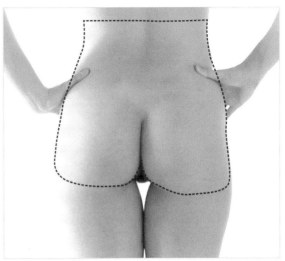

▶아랫배와 허리, 엉덩이를 무통괄사요
법으로 시행해 준다. 격유, 간유, 삼음교,
지기혈을 무통괄사요법의 뒤로 긁기로
경락유주의 방향으로 30회씩 긁어 준다.

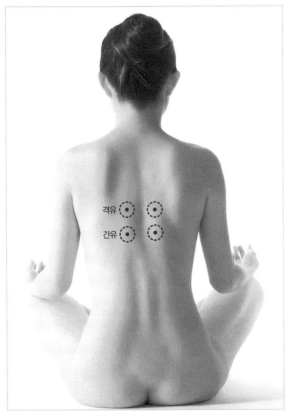

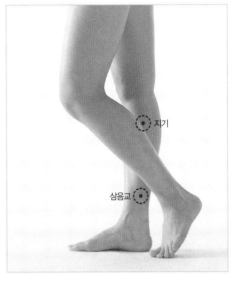

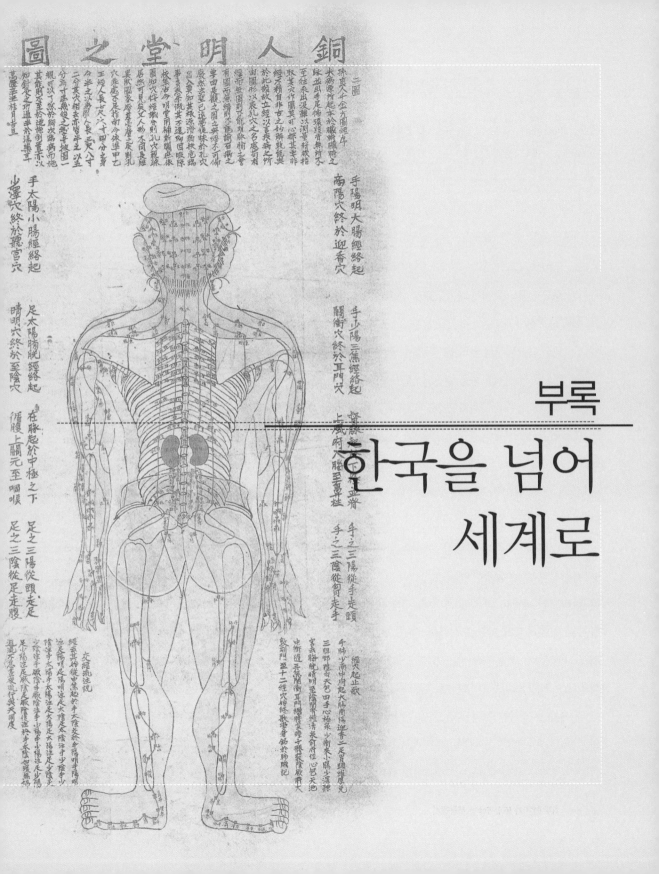

한국을 넘어
세계로

Chinese Spoon Massage
중국 스푼 마사지

중국 전통 의학에서 나온 것으로, 스트레스를 해소하고 몸을 정화하는 요법이다(한자로는'괄사 刮痧'라고 한다).

중국 음식점에서 흔히 볼 수 있는 끝이 뭉툭한 사기 스푼으로 능숙하게 척추를 눌러서 긴장과 독소를 제거한다. 종종 발진이 생기기도 하지만 이는 샤痧, 즉 독소가 몸 밖으로 배출되는 표시이다. 우리는 이 마사지요법도 침술처럼 미국의 주류 문화 속으로 파고들 것이라고 생각한다. [Chinese String Facial(중국 실 미안술), Massage Menus(마사지 메뉴) 참조]

위의 글은 페이스 팝콘Faith Popcorn과 애덤 한프트Adam Hanft가 쓴〈미래생활사전〉 (2003년 10월 10일 을유문화사)에 소개된 괄사요법에 관한 글이다.

고급 세단이 주류를 이루던 시절에 레저 여행용 '4륜구동 자동차'와 '가정 배달업'의 유행을 예견한 것으로 유명한 페이스 팝콘은, 일시적인 '유행'과는 다른 '트렌드'에 주목했다. 그는 트렌드란 사람이 마음을 움직이는 방향이며 적어도 10년간 유지되는 것이라는 인식을 바탕으로 비즈니스의 지표로 삼아야 한다고 주장해 왔다. 74년 설립한 컨설팅 회사 '브레인 리저브Faith Popcorn's Brain Reserve'는 10대 소녀부터 대기업 총수까지 5000여 명의 튀는 사람들의 라이프 스타일을 확보한 '탤런트 뱅크Talent Bank'를 바탕으로 운영하고 있다.

뉴욕대를 졸업한 그녀는 뉴코크의 참패를 예고한 유일한 인물로,〈포춘〉지로부터 '마케팅의 노스트라다무스'라 칭송받았고,〈뉴욕타임스〉로부터 '최고의 트렌드 제조기'라는 찬사를 받은 바 있다. 국내에서도〈클릭! 미래 속으로〉,〈클릭! 이브 속으로〉가 발간되어 두터운 독자층을 확보한 그녀는 본서에서 통계에 바탕을 둔 저자 특유의 놀라운 직관과 풍부한 상상력의 나래를 통해 새로운 밀레니엄을 제시하고 있다.

마케팅계의 노스트라다무스로 칭송받고 있는 페이스 팝콘이 괄사요법이 침술과 마찬가지로 미국의 주류 문화 속으로 파고들 것이라 생각한 것이 무척 흥미롭다. 필자 역시 마찬가지 생각이다. 일반 괄사요법이 아니라 한층 더 업그레이드된 무통괄사요법이면 미국뿐 아니라 전세계 어디에서도 통용될 것이라 생각한다. 배우는 데 수년의 시간이 걸리는 것도 아니고, 어려운 한자를 알아야 하거나, 복잡한 경락, 경혈도를 다 외워야 하는 것도 아니다. 누구나 쉽게 하루 2시간씩 15회 정도만 배운다면 무통괄사요법사가 될 수 있다.

어느 정도 공부를 해 본 사람들은 알겠지만, 명리학命理學, 풍수지리風水地理, 천문天文, 관상觀象, 한의학韓醫學 중 어떤 것을 공부하든지 동양 학문의 정점에는 결국 선도仙道가 자리하고 있다. 그 선도의 핵심이 결국은 기수련氣修練이다. 또한 한국의 선도는 불교와 결합되어 사실상 구분이 많이 모호해졌다.

필자는 종교인이나, 특히 한의학을 하는 사람이라면 반드시 기수련氣修練을 해야 한다고 생각한다. 왜냐하면 한의학의 처음과 끝은 결국 기氣이기 때문이다. 기氣를 느끼지 못하면서 한의학을 한다는 것은 어불성설이다. 의도醫道를 이루기 위해서는 반드시 기氣를 알아야 한다. 한의학이라는 학문으로써 사람을 치료하는 것은 어느 정도의 의술醫術은 될 수 있지만 의도醫道를 이루기는 요원하다. 한의학을 공부하면서 한의사들을 대상으로 "기氣를 진짜로 믿느냐?" 혹은 "정말 기가 있다고 생각하느냐?"라고 물었을 때 80% 이상이 "잘 모르겠다."고 대답하는 것을 보고 놀라지 않을 수 없었다. "그러면 어떻게 침 치료를 확신하고 할 수 있느냐?"라는 질문에 "그냥 배운대로 놓으니까 어느 정도 효과가 있더라."고 대답하거나 양방에서 말하듯이 호르몬이나 신경 운운하는 것을 보고 참으로 많은 실망을 했다.

필자는 다행히 운이 좋게도 훌륭한 스승님들을 많이 만날 수 있었기에 꽤 뛰어난 기공사氣功士가 될 수 있었다.

필자는 사람 몸에 손을 대지 않고도 기氣를 환자의 몸에 넣어서 웬만한 병은 다 치료할 수 있다. 사람을 보면 그 기운을 느껴서 어떤 장부가 어떻다든가 하는 느낌이 들어온다. 필자의 제자 중에는 실제로 사람의 인체를 투시하고 기운을 직접 눈으로 보는 제자들도 있다. 예전에 어떻게 한의학이 발생했을까를 생각해 보면 이런 선도仙道 수련을 하신 선인仙人들이 직접 경락을 보고 느끼면서 경혈도經穴圖를 만들지 않았을까 하는 생각이 든다.

중국의 편작이 벽 넘어로 지나가는 사람을 보고, 인체를 투시했다는 얘기가 있다. 요즘 사람들은 이 말이 단순히 편작을 신격화하기 위해서, 또는 업적을 높이기 위해서 후세 사람들이 지어낸 말이라 생각하지만, 실제 그런 일들을 겪고 있는 필자는 당연히 믿을 수 밖에 없다.

침을 놓을 때는, 침을 따라 침을 시술하는 사람의 기운이 주입된다. 그 기운의 좋고 나쁨도 병을 치료하는 데 중요한 요인으로 작용하는 것도 알아야 한다. 그래서 똑같은 침자리를 자침해도 어떤 사람은 환자가 잘 낫고, 어떤 사람은 잘 낫지 않는 것이다. 기공사가 침을 놓을 때는 침 끝에 기운이 모여서 에너지가 돌고 있음을 볼 수 있다. 미국 뉴저지에서 혈액암의 일종인 선암腺癌을 치료할 때 침을 꽂아 놓고 기를 넣었더니, 침이 마치 안테나 역할을 하는 것처럼 기의 흐름과 강도가 3배 이상 세지는 경험을 한 적이 있다. 그 경험은 마치 원시인이 불을 발견한 기쁨에 비할 만큼 나에게 신선한 충격으로 다가왔다.

기수련氣修練을 해보지 않은 사람은 필자가 갑자기 무슨 뜬금없는 소리를 하냐고 할 수도 있을 것이다. 그러나 워낙 중요한 내용이고 꼭 알리고 싶은 말이기에 지면을 할애하여 말하는 것이다. 어차피 수련을 해 보면 다 알 수 있는 일이다.

또 기수련을 7년 했다, 10년 했다, 심지어 20년 이상 했다는 분들도 간혹 만날 수 있었는데, 그토록 오랫동안 수련을 하고도 본인의 건강하나 챙기지 못했거나 수련 세월에 비해 기공 능력이 미미한 분들이 많아 안타까웠던 적이 있다.

나중에 다시 책으로 알리겠지만 가장 중요한 수련 비결은 스승이 직접 경맥개혈經脈開穴 과정에 개입하여 경락을 타동시켜 주는 것이다. 중국의 4대 기공사 중의 한 명인 엄신에게 어떤 사람이 "당신은 어떻게 해서 그렇게 젊은 나이에 그런 능력을 가질 수 있었습니까?"라고 물어본 적이 있다. 그때 엄신의 대답이 "전 어렸을 때부터 스승님이 직접 개혈 과정에 개입을 하셨고, 어느 정도 몸이 열린 후 여러 가지 수련공법들을 같이 익혔습니다. 스승님의 개입이 가장 큰 도움이 됐다고 생각합니다."였다. 필자 역시 이런 방식으로 수련을 받았고 또 같은 방식으로 제자를 가르치고 있다.

스승이 직접 기氣를 넣어서 경락을 타동시키는 수련을 일주일에 한두 번씩 1시간 수련만으로 3개월이면 손이 열려 손으로 기를 감지하고 풍수를 볼 수 있고, 6개월 정도면 웬만한 자신의 병은 고칠 수 있으며, 1년이면 기를 발공하여 사람을 치료할 수 있는 기공사의 반열에 들 수 있다.

예가 적절할지 모르겠지만 무협지의 예를 들면, 1갑자의 내공을 쌓기 위해서는 좋은 내공 심법內攻心法으로 대략 60년을 수련해야 한다. 그러나 어떤 기연으로 3갑자 고수가 1갑자를 직접 넣어 주면 단숨에 1갑자의 공력을 얻을 수 있는 것과 유사하다.

수련을 하여 활용하는데 10년에서 20년이 걸린다면 무슨 의미가 있겠는가?

물론 도道를 얻기 위해서 좀더 영적인 차원을 수련하는 것은 제외하겠다. 도道란, 이생에서 못다 이루면 다음 생 또한 기약할 수 있는 것이니 말이다.

필자의 두 번째 저서 〈청월스님의 New 시크릿 염력혁명〉에서 기공에 관한 많은 이론과 이야기들과 수련법을 밝혀 놓았다. 진정 뛰어난 무통괄사요법사가 되길 원하는 사람은 꼭 읽어 보기를 권하는 바이다.

경제 현실을 보여주는 언론보도

대학생 5만명 대부업체에 진 빚 800억원
비싼 등록금·취업난으로 1년새 40% 증가

우리나라 대학생 5만여명이 대부업체에 800억원의 빚을 지고 있다는 조사결과가 나와 주목된다. 대부업체 대학생 대출의 대부분은 학자금과 생활비 마련 목적인 것으로 조사돼 비싼 등록금과 취업난이 대학생들을 채무자로 몰아가고 있다는 분석이 나온다. 특히 대부업체의 대출은 이자율이 높은 데 반해 대학생들의 상환능력은 부족해 결국 신용불량자로 전락하는 등 또 다른 사회문제를 야기할 수 있다는 우려도 제기된다.

◆연체율 15% 육박 = 금융감독원은 대부업체 40곳의 대학생 대출 실태를 전수조사한 결과 지난 6월말 현재 4만7945명이 794억6000만원의 빚을 지고 있는 것으로 집계됐다고 4일 밝혔다.

1인당 평균 160만~170만원씩 돈을 빌린 셈이다.

이번에 전수조사 대상에 오른 업체는 개인 신용대출을 주력으로 하는 곳으로, 전체 대부업체 신용대출 시장의 80~90%를 차지하고 있다.

대부업체에서 대출을 받은 대학생 수는 지난해 6월말 3만494명에서 1년만에 57.2%나 늘었다. 대출금액도 565억8000만원에서 40.4% 증가했다.

이처럼 대부업체에서 대출을 받는 대학생이 증가하고 있는 것은 값비싼 등록금과 극심한 취업난 때문으로 풀이된다. 통계청에 따르면 2005~2010년 대학과 대학원 등록금 상승률은 30% 안팎으로 같은 기간 소비자물가 상승률의 2배에 육박했다. 하늘 높은 줄 모르고 치솟는 대학 등록금을 마련하기 위해 어쩔 수 없이 대부업체에 손을 내미는 대학생이 늘고 있다는 분석이다.

이번 조사에서도 학자금 목적의 대부업체 대출은 1년새 251억5000만원에서 336억8000만원으로 34% 증가한 것으로 나타났다. 생활비 용도의 대출도 같은 기간 158억8000만원에서 196억8000만원으로 24% 늘었다. 학자금과 생활비 용도의 대출은 대학생이 대부업체에서 받은 전체 대출의 67%를 차지한다.

문제는 대부업체의 금리 수준이 대학생이 감당하기에는 턱없이 높다는 점이다. 대부업체 대출금리 상한선은 지난해 7월부터 연 49%에서 44%로 인하됐고, 지난달 39%로 하향 조정됐다. 대학생의 경우 일정한 소득이 없어 대부업체가 적용하는 금리가 상한선인 40% 안팎에 달할 것으로 추산된다.

실제 대부업체 대학생 대출 중 원리금을 제대 갚지 못해 연체된 대출금은 118억1000만원으로 연체율은 14.9%에 달했다. 이는 1년전 11.8%보다 3.1%p 상승한 것으로 대부업체 전체 연체율 7.2%의 2배를 넘는 수준이다.

대부업체 대출 원리금 가운데 일부라도 제때 갚지 못하면 개인신용정보평가(CB)사에 신용불량자로 등록된다. 연 40%대의 고금리를 무는 대학생 대출자 약 5만명 가운데 상당수가 신용불량자로 등록됐을 가능성을 보여주는 대목이다.

지난해 기획재정부 국정감사 자료에 따르면 대학생 신용불량자는 지난 2007년 3785명에서 2008년 1만250명, 2009년 2만2142명, 2010년 2만6000명 등으로 지속적으로 증가하고 있다.

고질적인 채무에 시달리는 대학생도 증가하고 있는 것으로 나타났다. 대학생들이 차환대출(돈을 빌려 다른 대출을 갚는 것) 목적으로 대부업체에서 빌린 돈은 55억5000만원으로 1년전 27억9000만원에 비해 2배 가량 증가했다.

◆대학생 대출시 보증 요구 = 금감원은 대학생 대출과 연체자가 급증하자 최근 대부업계에 지도공문을 보내 대학생 대출을 최대한 자제하도록 주문했다. 적지 않은 대학생들이 빚 때문에 졸업과 동시에 사회의 '낙오자'로 찍히는 데는 상환능력을 고려하지 않고 마구잡이로 대출을 늘린 대부업체의 책임도 있다는 판단에서다.

금감원은 이에 따라 대학생 대출을 자제하되 굳이 대학생에게 대출해줄 경우 부모 등 채무변제 능력이 있는 보호자의 보증을 받을 것을 주문했다. 또 대출을 상환하지 못한다는 이유로 제3자 대위변제를 강요하지 못하도록 했다.

금감원 관계자는 "대부업체의 대학생 대출이 증가하면서 사회문제가 발생할 수 있는 만큼 대출 과정이나 사후관리 등을 집중 점검해 무분별한 대출이나 불법 추심 행위 등에 대해 엄격하게 조치할 방침"이라고 말했다.

〈내일신문 2011-08-04, 구본홍 기자 bhkoo@naeil.com〉

디폴트' 면한 미국, 이번엔 '더블딥'이… 세계경제 '비상'

미국의 연방 상·하원이 국가부채상한 증액안을 통과시킴으로써 일단 급한 불은 껐다. 지구촌 최강국이 국가부도라는 사상 초유의 사태는 일어나지 않게 됐지만 이를 계기로 미국은 경기후퇴국면으로 접어들게 됐다는 것이 상당수 전문가들의 진단이다.

국가채무증액안이 하원에 이어 상원에서도 통과된 2일(현지시간) 뉴욕증시는 호재에도 불구, 다우존스지수가 전날대비 무려 150포인트나 떨어지는 등 거의 폭락세를 보이고 있다. 미국경제에 대한 신뢰가 이번 사태로 추락했기 때문이다.

의회를 통과한 합의안은 부채상한선을 2조1,000억 달러 이상을 증액해주는 대신 향후 10년간 최소 2조1,000억 달러에서 최대 2조4,000 달러의 지출을 삭감하는 내용을 담고 있다.

이에 따라 미국 연방정부는 서비스의 감축은 물론 공무원의 대량해고로 이어져 현재 거의 10%에 육박하고 있는 실업률을 더욱 악화시킬 것으로 예상된다. 일부 전문가들은 정부의 지출 삭감으로 20만명이 넘는 공무원들이 일자리를 잃을 것으로 전망하고 있다.

경기부양을 위해 양적완화조치를 발표한 정부의 경기활성화 정책도 집행이 사실상 불가능해 기업들은 자금확보에 더욱 어려움을 겪게 됐다.

가장 심각한 것은 정부의 디폴트(채무 불이행)가 아니라 GDP(국내총생산)의 제자리 걸음이다. 올 1분기 미국의 GDP 성장률은 0.4%에 그쳐 미국경제의 엔진은 동력을 잃고 사실상 멈춰있다고 봐도 무방하다. 2분기에는 1.4%로 나왔지만 통상 2%미만의 성장에선 기업이 이윤을 낼 상황이 아니다.

엎친데 덮친 격으로 경제활성화의 젖줄인 부동산시장도 내년 20% 더 폭락할 것이라는 예측이 나왔다.

상황이 이러니 소비자들이 지갑을 열 기미는 보이지 않는다. 갤럽의 최근 여론조사가 이를 뒷받침해준다. 거의 70% 이상이 경기회복을 믿지 않을 뿐더러 오히려 더 나빠질 것이라고 응답해 미국의 체감경기는 갈수록 악화되고 있다.

또다른 악재는 세금이다. 정부는 수입증대를 위해 당장은 아니더라도 세금인상을 하려 들 것이 불보듯 뻔하다.

연방정부의 긴축재정으로 가장 큰 타격을 입는 곳은 주정부다. 중앙정부로부터의 지원금이 대폭 깎여 각종 판매세(sales tax)의 인상으로 부족분을 메우려 할 것이 틀림없다.

전문가들은 이 같은 세금인상러시는 일반국민들의 소비심리를 꽁꽁 얼어붙게 해 경기를 더욱 위축시킬 우려가 크다고 지적하고 있다.

국가부도사태는 막았다지만 이번 사태로 미국정부의 신용등급은 AAA에서 한계단 떨어질 것으로 점쳐지고 있다. 향후 글로벌 경제에 엄청난 파국을 몰고 올 수도 있는 대목이다.

미국의 최대 채권보유국인 중국과 일본, 유로존 국가들이 더 이상 달러를 세계 유일의 기축통화로 인정할 수 없다며 반발하면 사태가 걷잡을 수 없이 악화된다.

성장이 멈춘 경제는 실업률의 고공행진, 소비자신뢰지수의 하락 등으로 이어져 일부에선 벌써부터 '더블딥'(경기회복 후 다시 침체국면으로 빠지는 상황)을 우려하고 있는 실정이다.

뉴욕타임스도 부채한도 타결은 향후 정부지출이 줄어들면서 안그래도 저성장과 고실업률에 시달리고 있는 경제가 더욱 안좋은 역향을 받게 될 것으로 분석했다.

〈유코피아 2011-08-03, 박현일 기자 ukopia.com〉

간단히 두 개의 기사를 스크랩해 보았다. 위 기사에서 보듯이 현재 한국과 세계 경제 상황은 매우 심각하다. 특히 사회에 나와 가장 활발하게 활동하고 우리 경제를 이끌어 나가야 할 청년들의 반수 이상이 실업자이다. 청년 실업 문제는 사회가 가장 빨리 해결해야 할 시급한 과제이다.

이 책의 마지막 장의 제목을 '한국을 넘어 세계로'로 잡아 보았다.

지금부터 그 이유를 말하겠다.

앞부분에 무통괄사요법과 한의학적 변증론과 기수련에 대해 언급을 한 것은, 물론 그 자체만으로도 독자들에게 도움을 주기 위해서이지만 필자의 진짜 의도는 이 마지막 장이라 할 수 있다.

바로 우리 민족의 가장 뛰어난 문화유산인 무통괄사요법, 한의학과 수기요법, 기공을 배워서 세계로 진출하자는 말을 하고 싶은 것이다. 현재에도 세계 각국에서는 우리의 한의학으로 국위를 선양하고 성공적인 이민 생활을 하는 사람들이 많이 있다. 실력만 있다면 어디서든 대우를 받을 수 있는 것이 의술이다. 그중 한의사야 말로 현대 의학의 한계에 부딪친 서양에서 가장 대우받을 수 있는 직업이다.

한국에서 한의사가 되는 길은 어렵다. 학과과정 6년을 마치고도 임상과정에 대학원까지 마치면 거의 10년이 걸린다. 일반인이 지금 한의학에 관심이 있다고 해도 다시 대학시험을 준비하거나 편입을 준비하는 것은 정말이지 어렵다. 또 막상 어렵게 입학을 해서 공부를 하고 개업을 하였는데도 현재 경영난을 겪고 있는 한의원이 3분의 2정도라고 한다. 앞으로는 의료 시장 개방으로 미국이나 중국과 FTA를 통해 외국 한의사가 국내에 들어올지도 모른다. 개방이 안 된다 할지라도 지금도 국내 시장은 포화상태라는 말을 많이들 한다. 또 심심하면 한번씩 터지는 중국산 한약재 문제와 한약의 원가 공개 등으로 많은 한의원들이 경영난을 겪고 있다. 한약에 대한 수요가 준 대신, 상대적으로 거대해진 건강보조식품 시장의 성장 역시 경영난을 가중시키고 있다. 또한 앞으로 피부미용사제도가 국가기능사로 인정이 되면서 현재 한의원에서 시행하고 있는 피부 비만 치료 부분에서도 막대한 타격을 입을 것이다. 이런 상황에서 군이 국내 한의사를 고집할 필요는 없지 않을까? 예전에 한국에서 한의원을 경영하다가 미국으로 이민을 와서 사우스베일로 한의과대학에서 강의를 하셨던 한 교수님의 말씀이 생각난다. "한의학의 미래는 밝다. 그러나 한국 한의학의 미래는 어둡다."

세계가 지금 한국 침구인들을 기다리고 있다. 황우석 박사가 한국인 만큼 손기술이 정교한 민족은 없다고 말한 적이 있다. 세계에서 쇠젓가락으로 콩을 집을 수 있는 민족은 우리 민족밖에 없다. 그런 타고난 손재주와 수천년을 핏속에 이어져온 우리 민족만의 영성靈性은 세계 최고의 한의사가 될 수 있는 자질을 부여한 것이다. 특히 한의학은 직관의 학문이기 때문에 공부를 잘 하는 사람보다는 소질이 있고 영성이 뛰어난 사람이 더 잘 할 수 있는 학문이다. 벌써 이 책에 관심이 있고 침구 공부를 해 본 사람이라면 그런 자질이 충분한 사람이라 생각한다.

여담이고 개인적인 체험이지만 머리말에서 잠깐 언급했듯이, 필자는 미국 세도나에서 명상 중에 약사여래 부처님과 합일되는 체험을 하고 난 뒤 승려가 되기로 결심을 했다. 그때 머릿속에 선명하게 떠오르는 말이 '의도醫道를 통해 상불商佛이 되어라.'였다. 그러면서 든 생각이 한국에 한 5년 정도는 꼭 있어야겠다는 생각이 들었다. 그때는 왜 그런 생각이 들었는지 이해가 되지 않았다. 단순히 마음에서 울린 우연한 생각인 줄 알았다. 이 말이 나의 화두가 되었다. 마침 미국에서 자리도 잡혀 가고 좋은 기회들도 많이 생겼고 제자들도 늘고 있던 시기라 한국에 오는 것은 쉽지 않은 결정이었다.

이제 한국에 들어와서 선원禪院을 개원하고 한국사회교육원 김정구 원장님과 뜻을 합해서 같이 일을 하다 보니 어느 정도 부처님의 뜻을 알 듯하다.

아마도 외국에서보다 한국에서 먼저 그동안 배운 것들을 많은 이들에게 알리고 가르쳐서 세계로 내보내라는 뜻인 듯하다. 그들이 세계에서 무통괄사요법과 청심도 기공, EPH 수기요법, 한국 침구술을 알려 나간다면 태권도보다 수십 배 강한 힘으로 국위를 선양할 수 있을 것이다.

세계의 한의사 제도

앞에서도 말했듯이 무통괄사요법만으로도 전세계 어디든 각광받을 수 있으리라 생각한다. 하지만 더욱 깊은 공부를 하고 싶은 분들을 위해서 이번 장을 마련해 보았다. 많은 대체요법사들 중에서 침구를 공부한 분들이 많고, 또 이 분들이 무통괄사까지 겸비를 한다면 그야말로 세계로 웅비할 수 있으리라 생각된다.

미국, 중국, 한국을 제외한 많은 나라로 이민을 가서 특별한 자격 없이 침구를 직업으로 삼을 수 있다. 특히 20개국이 넘는 중남미와 유럽, 필리핀, 베트남 등이 그러하다.

필자가 운영하는 청심선원 안에는 지성 한국사회교육원이 같이 있다. 선원에서는 기공수련과 기문둔갑 등의 명리학을 강의하고 한국사회교육원에서는 따주기와 침구학, EPH 수기요법을 강의한다. 한 1년 과정이면 전부 배울 수 있도록 과정을 짜 놓았는데, 물론 어떤 정식 학위가 주어지는 것은 아니기 때문에 외국에서의 정식 학교와 과정이 궁금한 분들이 있을 거라는 생각에서 정보를 모아 보았다.

1) 미국

필자가 공부한 곳도 미국인데, 최근에 FTA로 국내 한의 시장 개방 문제가 쟁점화되면서 한국 한의사가 미국 한의사를 침구사로 폄하하는 일이 자주 있다.

일단 한국에 비해서 미국 한의대가 입학이 쉬운 것은 사실이다. 그러나 졸업 후 하는 일에는 전혀 차이가 없다. 한국 한의원과 똑같다고 생각하면 된다. 그런데 한국에서 미국 한의사의 영어 표기가 'Li-censed Acupuncturist'로 되어 있어서 글자 그대로 해석을 해서 '침구사'라고 비하를 하는 것 같은데, 미국 사정을 잘 몰라서 하는 말이다. 예를 들어서 미국에서는 정형외과 의사를 'Orthopedist', 치과 의사를 'Dentist', 피부과 의사를 'Dermatologist', 마취과 의사를 'Anesthetist', 방사선 전문의를 'Roentgenologist', 산부인과 전문의를 'Uterologist' 등으로 표시한다. 그 외에도 각 전문분야 의사 대부분이 '-ist'로 되어 있다. 그런데 미국 한의사가 'Acupucturist'라고 이를 두고 '침구사'라고 표현하는 것은 어불성설이다. 그보다 Acupuncturist가 하는 업무 범위를 살펴보아야 할 것이다. 캘리포니아 한의사위원회California Acupuncture Board에서 규정한 미국 한의사의 업무 범위는 다음과 같다. 침Acupuncture, 전기침Electric Acupunture, 부항Cupping, 뜸Maxa, 한약Herb Formural, 미네랄Mineral, 비타민Vitamin, 지압Acupressure, 마사지Massage, 단전호흡Breathing Exercise, 명상Meditation 등이다. 위에서 알 수 있듯이 미국 한의사가 단순히 침과 뜸만 하는 것은 아니다. 한국 한의사가 미국 한의사를 무시하는 것은 서울대 영문과 학생이 지방의 수능 점수가 낮은 대학의 영문과 학생을 무시하는 것과 비슷하다. 그러나 졸업하면 어차피 같은 학사이고, 또 서울대 영문과를 나왔다고 해서 영어를 지방대 학생보다 더 잘하는 것은 아니다. 개인의 적성과 노력이 실력을 말해 주듯이 미국 한의사도 마찬가지이다. 예전에 TV에서 유명한 한의사 한 분이 자신이 학교 다닐 때는 한의학과를 다니는 게 창피해서 미팅도 못 나갔다고 말씀하신 적이 있다. 한의대 입학 경쟁률이 높아진 것은 불과 얼마되지 않았다. 그럼에도 지금의 기득권 때문에 계속 해외 한의사들을 비하하는 것은 결국 누워서 침 뱉기임을 알아야 한다. 어차피 포화 상태인 국내 시장에서 살 길을 찾으려면 자신들도 해외를 겨냥해야 함이 자명하기 때문이다.

다음의 내용들은 여러 가지 자료들 중에서 특히, 〈김세영 미국 한의사 CA/NCCAOM 제도 분석과 유형별 합격가이드(김영사)〉를 많이 참고하였다. 미국 한의사 제도에 더 많은 관심이 있는 분들은 이 책을 사서 보면 도움이 될 듯하다.

(1) 미국의 한의학 현황

미국에 한의학이 소개된 시기는 대체로 약 150년 전에 대륙횡단 철도공사를 위해 미국에 도착한 중국인들에 의해서라고 추정된다. 체계적인 정착은 1972년 미국과 중국이 수교를 이루면서 시작되었다. 중국에서 침으로 마취하여 뇌수술을 성공시켜 미국 의사들을 놀라게 한 후 침자마취가 많은 관심을 받게 된 것이 미국에 침술이 들어온 결정적인 계기가 되었다. 1973년에 네바다주에서 한의사 면허가 합법화되었고, 이어서 1975년에는 캘리포니아주와 하와이주가 한의사 면허를 합법화하였다.

처음 설립된 미국 한의대는 스티브 로잔블러트가 세운 에큐펑쳐 칼리지Acupucture College이다. 처음에는 이렇게 시작되어 오늘날에는 미국 전역에 60여 개에 가까운 한의대가 설립되었다. 한국인이 많이 사는 LA 주위에만 현재 9개의 한의대가 있고, 한의원은 2000여 개나 된다. 최근에는 미국 이민을 온 국내 한의사들도 많이 늘어서 현지 개원을 하거나 미국 한의대에서 교수로 활동하는 경우도 많이 있다.

세계 건강보조식품 시장 1위가 미국이다. 미국인은 벌써부터 수술이나 양약 등과 같은 인위적인 의료에 많은 염증을 느끼고 있다. 최근 들어서는 패스트푸드 같은 인스턴트 식품의 부작용이 많이 알려져서 채식주의자들도 급격하게 늘고 있다. 또 대체의학에 대한 관심도 무척 늘어나 꽤 많은 지원금이 대체의학을 연구하는 학교에 지원되고 있다. 현재 미국에는 대체의학의사Naturepathy Doctor도 있어서 양방의를 MD라고 하듯이 이들을 ND라고 부른다. 그 만큼 미국은 현재의 양방 위주의 의료 체제를 개선하기 위해서 많은 노력을 하고 있다. 한의학 역시 미국에서 가장 주목 받고 있는 대체의학 중 하나이다. 미국 한의사이기도 한 UC IRVINE캘리포니아 얼바인주립대의 해부학과 교수인 서창석 박사는 주 정부의 많은 지원하에 '침술이 인체에 미치는 영향' 등 수많은 논문을 발표하고 있다. 이뿐 아니라 미 전역에서 침술에 대한 연구는 수백만 달러의 지원금하에 이루어지고 있다. 이런 연구들에 한국인 출신 미국 한의사들이 주도적인 역할을 하고 있다는 것이 괄목할 만하다. 또한 지금까지 배출된 미국 한의사는 미국 전역을 비롯하여, 캐나다, 호주, 영국, 스페인, 터키, 필리핀 등 여러 나라에서 활발한 의료 활동을 하고 있다. 이것은 한국을 제외한 대부분의 나라에서 미국 한의사가 인정받고 있다는 얘기다. 미국 보건부 자료에 따르면, 지난 1995년 미국 전체 인구의 3분의 1이 한방을 포함한 대체의학 치료를 받은 경험이 있다고 한다. 미국 인구를 약 2억5000만 명으로 추정할 때 7000만 명 정도의 국민이 한방 관련 대체의학을 신뢰하고 있다는 사실을 암시해 주는 대목이다. 또한 FDA미국 연방 식품의학국는 1996년 3월 침을 3등급 연구대상 치료기구에서 2등급 자격 있는 전문의료인이 시술할 수 있는 치료기구로 인정했다. FDA의 이같은 결정은 곧바로 미국 의학계의 관심을 끌었고, 한의학이 건강보험의 부분적 혜택을 받을 수 있게 하는 계기가 되었다. 현재 캘리포니아주 한의사 면허 소지자는 1만 5000명이 넘는다. 여기에 1만 3000명이 넘는 미국연방 침구사 · 한약사인 NCCAOM 자격 소지자까지 합하면 3만 명에 가까워진다. 현재 미국은 한의사 자격증을 가지고 활동할 수 있는 법적 시스템이 잘 보장되어 있다. 한의사란 직업은 미국 3만여 개의 직업 중 100대 유망 직종에 들만큼 인기를 얻고 있다. 한의학에 대한 관심이 갈수록 늘어나고 있는 추세여서 시장의 성장성도 무척 밝다. 최근 들어서는 캘리포니아주 면허인 CA면허와 NCCAOM 자격증을 영어권 나라에서 부분적으로 인정하고 있기도 하다. 특히 캐나다, 영국, 뉴질랜드, 멕시코 등의 특정 주에서는 간단한 절차와 시험을 통해 면허 사용을 허가해 주고 있다. 미국 한의사의 세계 진출과, 그로 인한 국제 한의사로서의 역할이 증폭되고 있는 실정이다.

(2) 미국의 한의사 시험 제도

① 캘리포니아 주 한의사 면허CA: California Acupuncture

CA 면허는 캘리포니아주 한의사 위원회California Acupuncture Board에서 주관하는 캘리포니아 주만의 독자적인 면허이다. NCCAOM 자격이 있더라도 캘리포니아에서 한의사로 활동하기 위해서는 CA 면허를 취득해야 한다.

엄밀히 말하면 NCCAOM 자격은 민간 자격증Certificate이고, CA 면허는 말 그대로 주 정부에서 인정한 자격증License이기 때문이다. NCCAOM 응시자격은 CA 면허에 비해 상대적으로 낮고 시험도 쉬운 편이다. CA 면허는 까다로운 자격 제도와 엄격한 심사 기준 등으로 인해 미국 한의학 발전의 축을 형성하는 대표적인 한의사 제도이다.

② 미국 연방 침구사, 한약사 자격NCCAOM: The National Certification Commission for Acupuncture and Oriental Medicine

NCCAOM 자격증은 침구와 한약 전문가로서 국제적 표준을 갖추었음을 인정하는 것이다. 캘리포니아, 네바다, 뉴저지주를 제외한 미국 대부분의 주에서 사용된다. 최근 국내의 많은 한의사와 중국의 중의사가 NCCAOM 자격시험을 볼 만큼 실질적으로 미국 내에서 광범위하게 사용되는 한의사 자격증이다. 또한 캐나다, 호주, 남미의 일부 국가에서도 NCCAOM 자격이 통용되고 있다. 현재 미국을 비롯한 세계 각국에 1만 3000여 명의 NCCAOM 자격증 소지자들이 한의사로 활동하고 있다. NCCAOM 자격증을 취득한 한국인은 약 300여 명 정도이며, 이들 중 상당수는 미국과 캐나다에서 한의원을 개원하여 한의사로 활동하고 있다. 이렇게 NCCAOM 자격증을 취득한 한국인이 적은 이유는 별도의 면허제도를 유지하는 캘리포니아주에서는 NCCAOM이 통용되지 않기 때문이기도 하고, 응시료가 CA면허보다 훨씬 비싸기 때문이기도 하고, NCCAOM은 민간단체로 한의사의 권익보호보다는 자신들의 돈벌이에 더 관심이 있다는 우려 때문이기도 하다.

캘리포니아, 캔자스, 켄터키, 앨리배마, 미시간, 미시시피, 노스타코타, 사우스다코타, 오클라호마, 와이오밍 주를 제외한 41개 주와 위싱턴 D.C.에서는 NCCAOM의 자격이 통용된다.

2) 중국

(1) 중의대 현황

중국 내 중의대학의 숫자는 대체로 한국의 특별시, 직할시에 해당하는 지역에 1~2개, 그리고 한국의 도에 해당하는 각 성에 1~2개 정도가 있다.

그중 유명대학으로는 상해, 북경, 남경, 광주, 성도 중의대 등이 있으며, 기타 다른 대학들도 나름대로의 장점과 특성이 있기 때문에 어느 대학이 더 낫다고 말하기는 힘들다. 무엇보다 중요한 것은 중국 내 모든 학교들이 적극적으로 유학생의 유치를 원한다는 것이다. 유학생에게는 일반적으로 자국 학생보다 훨씬 높은 학비가 책정되기 때문이다. 중국 중앙정부에서도 중의학 분야를 전망 좋은 산업으로 책정하고 몇몇 대학들에 대하여는 막대한 재정 지원을 아끼지 않고 있다.

(2) 입학 및 조건

고등학교 졸업 이상의 학력을 갖춘자로서 HSK한어수평고사 6급 이상이어야 하는 것이 기본이고, 학교에 따라서는 신입생의 연령 제한도 하는데, 대체적으로 상한 연령이 40세이다. 그러나 중국 학생에게는 이러한 연령 제한이 엄격하지만 외국인에게는 거의 적용을 하지 않고 있는 실정이다.

(3) 학제

중국에서 중의사 제도는 여러 가지 제도가 공존하고 있다. 3년 전과제의 조리사 제도가 있는가 하면 7년 석사의 중中, 서의西醫 결합의사醫師 제도도 있다. 기타 다른 제도들도 있지만 보편적으로는 5년이 기본학제로서 졸업 후 중의사 고시에 합격하면 중의사가 될 수 있다.

5년 학제에서는 4년간 이론 과목을 이수하고 1년간 임상을 함으로써 졸업을 하게 되는데, 졸업증서와 의학사 자격이 부여된다.

특기할 것은 외국 유학생에 대해서는 5년 졸업은 같으나 1년 더 임상을 하여야만 중의사 고시를 볼 수 있다는 것이다. 따라서 외국 유학생은 학제가 6년이라고 해야 할 것이다.

(4) 중의사(中醫師) 시험

학제에서 언급했듯이 이론 과목 이수 4년, 임상 2년 후에 중의사 고시에 응시할 자격을 준다. 시험은 1차와 2차로 구분하여 시행되는데, 확정된 일자는 아니지만 1차 시험은 대체적으로 6월 중에, 2차 시험은 9월 중에 시행되며 합격자 발표는 12월 중에 한다. 1차 시험은 실기와 이론이 병행되며, 2차 시험은 이론만으로 시험을 보게 된다. 시험 과목은 중의내과, 방제학, 서의내과, 침구학 등 임상에 꼭 필요한 13과목으로 구성되어 있고 나머지 1과목은 의료법규이다. 합격선은 총 600점 만점에 370점 정도면 합격 가능하다.

그러나 절대평가가 아니고 상대평가여서 응시년도에 따라 합격선이 조정되기 때문에 대체적으로 380점이면 안정권이라 할 수 있다.

(5) 중의사의 향후 전망

일단 국내에 중의사 제도가 FTA를 통해서 개방이 될지는 확실치 않다. 그러나 가능성은 많은 것 같다. 왜냐하면 중국 정부가 동북공정을 비롯한 여러 가지 정치·경제적 목적으로 한국의 의료시장 개방을 강력히 원하기 때문이다. 미국 같은 경우는 미국 내 한의사들이 국내 개방을 어느 정도 원하는지 국가 차원에서는 큰 필요성을 느끼지 않는다. 또 미국에서 자리를 잡은 한의사들이 굳이 국내에 들어오려고도 하지 않는다. 그러나 중국의 경우는 일단 환률 차이가 많이 나는 등 수익적인 측면에서 중의사들도 한국 진출을 강하게 원하고 있다. 중국은 한국 시장 개방을 염두에 두고 이미 한국과 비슷한 학제를 맞추어 놓고 있다. 또 중의사가 있음에도 불구하고 조의사朝醫師 제도를 따로 만들어 얼마 전에 1회 조의사 시험까지 치뤘다. 조의사란 '조선 의사'라는 뜻으로 중국 내에 있는 조선족들 중에서 한국 한의학을 이어가는 사람을 말한다. 벌써 그런 시험까지 실시하며 한국의 고대사부터 현재의 한의학까지 모두 흡수할 생각을 하고 있는 것이다. 이런 여러 가지 상황과 FTA 협정 등을 기초로 예측하면 한국의 의료 개방의 가능성은 매우 높다.

뉴질랜드 역시 금년에 이미 중국과 FTA 협정을 체결함으로써 의료 개방을 하였고, 중국과 FTA 협정을 추진하는 여타 국가 역시 마찬가지일 것이다.

FTA 협정이 아니더라도 이미 미국이나 유럽 국가 등에서 중의사가 개업을 하고 시술을 하는 것이 어제 오늘의 일이 아니다.

동양의학 중 중의 치료가 이미 전 세계의 80% 이상을 석권함으로서 중국에서는 중의학을 고부가 가치 산업으로 인정하고 몇몇 중의대와 그 부속병원들을 중점 육성시키 위해 막대한 재정을 지원하고 있다.

3) 캐나다

캐나다는 13개 주로 이루어져 있는데, 이중 벤쿠버와 앨버타주를 제외한 나머지 주에서는 특별한 한의사 면허 제도가 없어서 누구나 한의업을 할 수 있다. 벤쿠버와 앨버타주는 캐나다 한의대를 졸업해서 시험을 봐야 하며 자격 요건이 미국만큼이나 까다롭다.

4) 영국

미국의 한의대 영어 수업 교재 중 대부분이 지오바니라는 영국 사람이 저술한 책이다. 그만큼 유럽에서 한의학을 빨리 받아들인 나라가 영국이다. 영국에서는 17개의 대학교와 전문대학에서 정식 한의학 교육을 하고 있으며, 대체의학 관련 대학원 석사과정도 개설되어 있다. 그러나 아직 공식적인 한의사 제도가 없기 때문에 몇 가지 조건만 갖추면 한의원을 누구나 개업할 수 있다.

먼저 침구사협회에 회원으로 가입하고, 개설하고자 하는 관할기관에 우리나라의 사업자등록증과 같은 허가서를 교부받으면 된다.

5) 스페인

유럽의 다른 나라와 마찬가지로 아직 국가에서 주도하는 침구사 제도나 법규는 없다. 그러나 침술 자격이 있는 기술자는 스페인의 민간협회가 인정하는 추천서가 있으면 관할기관에서 허가를 받아 침술 활동을 할 수 있다.

스페인은 한국 재야 침구인들에게는 꿈의 국가라고도 할 수 있다. 조훈이라는 한국 분이 스페인에 진출하여 현재 대학도 설립하고 침구 방송국도 운영하고 있으며, 스페인 의사들을 상대로 침구 강의를 하고 있다. 침 시술 한번에 한화로 20만 원 정도를 받는데, 약 20년 만에 꽤 큰 부를 이루었으며 스페인에서는 굉장한 유명인사가 되었다. 국내 언론에도 여러번 소개된 적이 있다.

6) 브라질

브라질은 대부분의 남미 국가와 마찬가지로 아직까지는 일정 침구 교육을 받았다는 증명 서류만 있으면 누구나 한의원을 개업할 수 있다. 한국인, 중국인, 일본인 등 약 2,000여 명의 침구사가 벌써 브라질에 진출해 있는 등 브라질은 남미 국가 중 침구사들에게 가장 인기 있는 나라이기도 하다. 그러나 침구사법 제정에 관한 법안이 1995년 의회를 통과함으로써 앞으로는 정규 대학과정을 거쳐야만 침구원을 개설할 수 있을 것 같다.

7) 아르헨티나

따로 침구사 제도는 없으나 한국인들이 침구를 많이 하는 나라이기도 하다.
피부미용사를 취득하면 자유롭게 침구 활동을 할 수 있다. 학원 등록과 과정은 몇 개월 걸리지 않는 쉬운 과정이라 한다.

8) 터키

터키는 한국인에 대한 인식이 좋다고 한다. 6·25 전쟁에도 참가해서 우리나라를 도왔으며 우리나라를 형제의 나라라고도 부른다고 한다. 별도의 침구사 제도는 없으며 단, 현지인과 합작을 하면 한의원을 개원할 수 있다고 한다.

9) 독일

독일에서는 침구 치료가 의사와 간호사 등 일반 의료인들에게 널리 활성화되어 있다. 독일 의사들이 특히 관심을 많이 가지고 직접 약초를 재배하는 등 한의학에 굉장한 열의를 보이고 있다. 실제 어떤 병원에서는 한방을 공부한 양방 의사가 환자가 처음 방문하면 병증을 진찰하고 병증에 따라 양방 치료나 한방 치료를 결정해 준다고 한다. 침구사에 대한 정식 제도는 아직 없지만 국제학술대회에 논문발표 등 아주 왕성한 활동이 이루어지고 있으며, 침술에 대한 보험 제도 역시 비교적 잘 발달되어 있다. 미국 한의사나 중의사 면허를 가진 사람이 독일에서 의료행위를 하는 데에는 큰 어려움이 없으나 독일 내의 체류 문제를 해결하는 것이 가장 큰 문제이다.

10) 프랑스

프랑스는 명실공히 유럽 침구학의 맹주라 할 수 있다. 이침耳鍼의 발생지가 프랑스인 것만 봐도 알 수 있다. 1952년 프랑스 의학 아카데미는 침술을 현대 의학의 한 분야에 편입시키려는 노력도 했다. 단 아쉬운 점은 양의사만이 침술 의료 행위를 할 수 있도록 법제화하였다는 점이다. 침술에 대한 자격과 뛰어난 의술이 있어도 의사의 감독하에서만 부분적으로 의료 행위를 할 수 있다는 점이 무척 아쉽다.

11) 이탈리아

이탈리아의 침구학에 대한 관심 역시 뜨겁다. 양의사가 병원 개업을 할 때 침을 놓을 수 있느냐 없느냐가 개업 성공을 좌우하기도 한다. 그러나 양의사만이 침구 시술을 할 수 있기 때문에 외국의 한의사가 이탈리아에서 한의원이나 침구원을 개업하는 것은 사실상 불가능하다.

12) 러시아

　　러시아 역시 침구 시술은 양의사만이 할 수 있도록 법제화되어 있다. 중국과 가까운 지리적 여건 때문에 오래 전에 한의학이 전수되어 양의사들의 한의학에 대한 수준이 꽤 높은 편이라 한다. 러시아 의사는 6개월간 침구 이론 공부를 하고 임상 실습을 하면 침구 시술을 할 수 있다. 외국 한의사나 자격 있는 침구인의 경우는 러시아 의사의 지휘 감독하에 일정 부분 침구 치료를 할 수 있다.

　　지금까지 대략적으로 세계의 한의사 제도를 살펴보았다. 제도가 확고하여 바로 한의원을 개업하지 못하는 곳이나 양방 의사만이 침구 시술이 가능한 곳도 있지만, 20개국이 넘는 중남미 국가와 동남아시아 국가들과 아직 우리에게 잘 알려져 있지 않은 수 많은 유럽 국가 등은 여전히 기회의 땅이 될 수 있다. 무엇보다 중요한 것은 도전 정신이며, 실제 환자를 치료해 낼 수 있는 실력이다. 실력만 있다면 전 세계가 여러분에게 열려 있다. 이제는 한국인이라는 생각보다 지구인이라는 생각을 가져야 할 만큼 교통과 통신의 발달로 세상은 가까워지고 좁아졌다. 필자는 무통괄사요법과 침구술과 수기요법, 기공 능력 등을 같이 갖추어 세상에 나간다면 반드시 성공적인 삶을 살 수 있을 것이라 확신한다.

참고서적

1. 신비의 괄사요법 / 정규범 / (주)웅진씽크빅 / 2006.03.15
2. 괄사요법 1 (전문가용) / 이규형, 임정도, 송인종 / 장문산 / 2006.07.10
3. 괄사 요법 / 남산 스님 / 고요아침 / 2008.04.30
4. 101가지 증상별 괄사 배독 요법 / 김복영 편저 / 혜성출판사 / 2009.09.25
5. 중국전통 괄사건강요법 / 박성기 외 / 정문각 / 2002.07.15
6. 예뻐지는 성형괄사 / 노판수, 이경미 저 / 혜성출판사 / 2008.07.10
7. 수정괄사요법 / 박성기 외 / 광문각 / 2005.01.15
8. 괄사요법 / 김은기, 하태현 / 대성의학사 / 1999.7.20
9. 타통테라피 괄사 / 이호영 / 태웅출판사 / 2009.7.28
10. 핵심동의학 / 송기수 / 도서출판 정담 / 2005.12.15

인터넷자료

국제한의학교류센터 홈페이지
사암한방의료봉사단 홈페이지
다음카페 국제한의사 커뮤니티